全国中医药行业高等教育"十四五"规划教材

全国高等中医药院校规划教材（第十一版）

医患沟通技能

（新世纪第三版）

（供中医学、针灸推拿学、中西医临床医学等专业用）

主　编　王自润　殷　越

中国中医药出版社
·北　京·

图书在版编目（CIP）数据

医患沟通技能 / 王自润，殷越主编 . —3 版 . —北京：
中国中医药出版社，2023.8（2024.10重印）
全国中医药行业高等教育"十四五"规划教材
ISBN 978-7-5132-8227-7

Ⅰ.①医… Ⅱ.①王… ②殷… Ⅲ.①医药卫生人员—
人际关系学—中医学院—教材 Ⅳ.① R192

中国国家版本馆 CIP 数据核字（2023）第 108246 号

融合出版数字化资源服务说明

全国中医药行业高等教育"十四五"规划教材为融合教材，各教材相关数字化资源（电子教材、PPT 课件、
视频、复习思考题等）在全国中医药行业教育云平台"医开讲"发布。

资源访问说明

扫描右方二维码下载"医开讲 APP"或到"医开讲网站"（网址：www.e-lesson.cn）注
册登录，输入封底"序列号"进行账号绑定后即可访问相关数字化资源（注意：序列号
只可绑定一个账号，为避免不必要的损失，请您刮开序列号立即进行账号绑定激活）。

资源下载说明

本书有配套 PPT 课件，供教师下载使用，请到"医开讲网站"（网址：www.e-lesson.cn）认证教师身份后，
搜索书名进入具体图书页面实现下载。

中国中医药出版社出版

北京经济技术开发区科创十三街 31 号院二区 8 号楼
邮政编码　100176
传真　010-64405721
河北省武强县画业有限责任公司印刷
各地新华书店经销

开本 889×1194　1/16　印张 11.25　字数 296 千字
2023 年 8 月第 3 版　2024 年 10 月第 2 次印刷
书号　ISBN 978-7-5132-8227-7

定价　45.00 元
网址　www.cptcm.com

服务热线　010-64405510　　微信服务号　zgzyycbs
购书热线　010-89535836　　微商城网址　https://kdt.im/LIdUGr
维权打假　010-64405753　　天猫旗舰店网址　https://zgzyycbs.tmall.com

如有印装质量问题请与本社出版部联系（010-64405510）

全国中医药行业高等教育"十四五"规划教材
全国高等中医药院校规划教材（第十一版）

《医患沟通技能》
编 委 会

全国中医药行业高等教育"十四五"规划教材
全国高等中医药院校规划教材（第十一版）

专家指导委员会

名誉主任委员

余艳红（国家卫生健康委员会党组成员，国家中医药管理局党组书记、局长）

王永炎（中国中医科学院名誉院长、中国工程院院士）

陈可冀（中国中医科学院研究员、中国科学院院士、国医大师）

主任委员

张伯礼（天津中医药大学教授、中国工程院院士、国医大师）

秦怀金（国家中医药管理局副局长、党组成员）

副主任委员

王　琦（北京中医药大学教授、中国工程院院士、国医大师）

黄璐琦（中国中医科学院院长、中国工程院院士）

严世芸（上海中医药大学教授、国医大师）

高　斌（教育部高等教育司副司长）

陆建伟（国家中医药管理局人事教育司司长）

委　员（以姓氏笔画为序）

丁中涛（云南中医药大学校长）

王　伟（广州中医药大学校长）

王东生（中南大学中西医结合研究所所长）

王维民（北京大学医学部副主任、教育部临床医学专业认证工作委员会主任委员）

王耀献（河南中医药大学校长）

牛　阳（宁夏医科大学党委副书记）

方祝元（江苏省中医院党委书记）

石学敏（天津中医药大学教授、中国工程院院士）

田金洲（北京中医药大学教授、中国工程院院士）

仝小林（中国中医科学院研究员、中国科学院院士）

宁　光（上海交通大学医学院附属瑞金医院院长、中国工程院院士）

匡海学（黑龙江中医药大学教授、教育部高等学校中药学类专业教学指导委员会主任委员）

吕志平（南方医科大学教授、全国名中医）

吕晓东（辽宁中医药大学党委书记）

朱卫丰（江西中医药大学校长）

朱兆云（云南中医药大学教授、中国工程院院士）

刘　良（广州中医药大学教授、中国工程院院士）

刘松林（湖北中医药大学校长）

刘叔文（南方医科大学副校长）

刘清泉（首都医科大学附属北京中医医院院长）

李可建（山东中医药大学校长）

李灿东（福建中医药大学校长）

杨　柱（贵州中医药大学党委书记）

杨晓航（陕西中医药大学校长）

肖　伟（南京中医药大学教授、中国工程院院士）

吴以岭（河北中医药大学名誉校长、中国工程院院士）

余曙光（成都中医药大学校长）

谷晓红（北京中医药大学教授、教育部高等学校中医学类专业教学指导委员会主任委员）

冷向阳（长春中医药大学校长）

张忠德（广东省中医院院长）

陆付耳（华中科技大学同济医学院教授）

阿吉艾克拜尔·艾萨（新疆医科大学校长）

陈　忠（浙江中医药大学校长）

陈凯先（中国科学院上海药物研究所研究员、中国科学院院士）

陈香美（解放军总医院教授、中国工程院院士）

易刚强（湖南中医药大学校长）

季　光（上海中医药大学校长）

周建军（重庆中医药学院院长）

赵继荣（甘肃中医药大学校长）

郝慧琴（山西中医药大学党委书记）

胡　刚（江苏省政协副主席、南京中医药大学教授）

侯卫伟（中国中医药出版社有限公司董事长）

姚　春（广西中医药大学校长）

徐安龙（北京中医药大学校长、教育部高等学校中西医结合类专业教学指导委员会主任委员）

高秀梅（天津中医药大学校长）

高维娟（河北中医药大学校长）

郭宏伟（黑龙江中医药大学校长）

唐志书（中国中医科学院副院长、研究生院院长）

彭代银（安徽中医药大学校长）

董竞成（复旦大学中西医结合研究院院长）

韩晶岩（北京大学医学部基础医学院中西医结合教研室主任）

程海波（南京中医药大学校长）

鲁海文（内蒙古医科大学副校长）

翟理祥（广东药科大学校长）

秘书长（兼）

陆建伟（国家中医药管理局人事教育司司长）

侯卫伟（中国中医药出版社有限公司董事长）

办公室主任

周景玉（国家中医药管理局人事教育司副司长）

李秀明（中国中医药出版社有限公司总编辑）

办公室成员

陈令轩（国家中医药管理局人事教育司综合协调处处长）

李占永（中国中医药出版社有限公司副总编辑）

张峘宇（中国中医药出版社有限公司副总经理）

芮立新（中国中医药出版社有限公司副总编辑）

沈承玲（中国中医药出版社有限公司教材中心主任）

前　言

　　为全面贯彻《中共中央 国务院关于促进中医药传承创新发展的意见》和全国中医药大会精神，落实《国务院办公厅关于加快医学教育创新发展的指导意见》《教育部 国家卫生健康委 国家中医药管理局关于深化医教协同进一步推动中医药教育改革与高质量发展的实施意见》，紧密对接新医科建设对中医药教育改革的新要求和中医药传承创新发展对人才培养的新需求，国家中医药管理局教材办公室（以下简称"教材办"）、中国中医药出版社在国家中医药管理局领导下，在教育部高等学校中医学类、中药学类、中西医结合类专业教学指导委员会及全国中医药行业高等教育规划教材专家指导委员会指导下，对全国中医药行业高等教育"十三五"规划教材进行综合评价，研究制定《全国中医药行业高等教育"十四五"规划教材建设方案》，并全面组织实施。鉴于全国中医药行业主管部门主持编写的全国高等中医药院校规划教材目前已出版十版，为体现其系统性和传承性，本套教材称为第十一版。

　　本套教材建设，坚持问题导向、目标导向、需求导向，结合"十三五"规划教材综合评价中发现的问题和收集的意见建议，对教材建设知识体系、结构安排等进行系统整体优化，进一步加强顶层设计和组织管理，坚持立德树人根本任务，力求构建适应中医药教育教学改革需求的教材体系，更好地服务院校人才培养和学科专业建设，促进中医药教育创新发展。

　　本套教材建设过程中，教材办聘请中医学、中药学、针灸推拿学三个专业的权威专家组成编审专家组，参与主编确定，提出指导意见，审查编写质量。特别是对核心示范教材建设加强了组织管理，成立了专门评价专家组，全程指导教材建设，确保教材质量。

　　本套教材具有以下特点：

　　1.坚持立德树人，融入课程思政内容

　　将党的二十大精神进教材，把立德树人贯穿教材建设全过程、各方面，体现课程思政建设新要求，发挥中医药文化育人优势，促进中医药人文教育与专业教育有机融合，指导学生树立正确世界观、人生观、价值观，帮助学生立大志、明大德、成大才、担大任，坚定信念信心，努力成为堪当民族复兴重任的时代新人。

　　2.优化知识结构，强化中医思维培养

　　在"十三五"规划教材知识架构基础上，进一步整合优化学科知识结构体系，减少不同学科教材间相同知识内容交叉重复，增强教材知识结构的系统性、完整性。强化中医思维培养，突出中医思维在教材编写中的主导作用，注重中医经典内容编写，在《内经》《伤寒论》等经典课程中更加突出重点，同时更加强化经典与临床的融合，增强中医经典的临床运用，帮助学生筑牢中医经典基础，逐步形成中医思维。

3.突出"三基五性",注重内容严谨准确

坚持"以本为本",更加突出教材的"三基五性",即基本知识、基本理论、基本技能,思想性、科学性、先进性、启发性、适用性。注重名词术语统一,概念准确,表述科学严谨,知识点结合完备,内容精炼完整。教材编写综合考虑学科的分化、交叉,既充分体现不同学科自身特点,又注意各学科之间的有机衔接;注重理论与临床实践结合,与医师规范化培训、医师资格考试接轨。

4.强化精品意识,建设行业示范教材

遴选行业权威专家,吸纳一线优秀教师,组建经验丰富、专业精湛、治学严谨、作风扎实的高水平编写团队,将精品意识和质量意识贯穿教材建设始终,严格编审把关,确保教材编写质量。特别是对32门核心示范教材建设,更加强调知识体系架构建设,紧密结合国家精品课程、一流学科、一流专业建设,提高编写标准和要求,着力推出一批高质量的核心示范教材。

5.加强数字化建设,丰富拓展教材内容

为适应新型出版业态,充分借助现代信息技术,在纸质教材基础上,强化数字化教材开发建设,对全国中医药行业教育云平台"医开讲"进行了升级改造,融入了更多更实用的数字化教学素材,如精品视频、复习思考题、AR/VR等,对纸质教材内容进行拓展和延伸,更好地服务教师线上教学和学生线下自主学习,满足中医药教育教学需要。

本套教材的建设,凝聚了全国中医药行业高等教育工作者的集体智慧,体现了中医药行业齐心协力、求真务实、精益求精的工作作风,谨此向有关单位和个人致以衷心的感谢!

尽管所有组织者与编写者竭尽心智,精益求精,本套教材仍有进一步提升空间,敬请广大师生提出宝贵意见和建议,以便不断修订完善。

国家中医药管理局教材办公室
中国中医药出版社有限公司
2023年6月

编写说明

　　《医患沟通技能》是全国中医药行业高等教育"十四五"规划教材之一。本教材是根据《中医药发展战略规划纲要（2016—2030年）》，中共中央、国务院《关于促进中医药传承创新发展的意见》《"十四五"中医药发展规划》等精神，在国家中医药管理局教材办公室的宏观指导下，以促进高质量中医药人才培养、积极与医疗卫生实践接轨、强化临床服务为目标，依据中医药行业人才培养规律和实际需求，由国家中医药管理局教材办公室组织建设的，旨在深入推进中医药院校教育，强化中医思维培养，坚持以育人为本，重视发挥教材在人才培养中的基础性作用，挖掘并用好思想政治教育元素，完善医患沟通课程思政建设体系，体现中医药学科的人文特色和"读经典，做临床"的实践特点。

　　本教材主要供高等中医药院校中医学、针灸推拿学、中西医临床医学、中医康复学、中医骨伤科学等专业学生使用。

　　生物－心理－社会医学模式是20世纪70年代以后建立起来的一种全新的医学模式。这种医学模式从生物、心理、社会的水平上认识人的健康和疾病，在更高层次上实现了对人的尊重。新的医学模式对医师的职业道德也提出了更高的要求：医生不仅要关心患者的躯体，还要关注患者的心理；不仅要关心患者个体，还要关心患者的家属、亲友及其后代，同时还要关心社会。"以人为本""以患者为中心""医患平等"等理念的实施及对医学自然和人文双重属性的再认识，促使人们重新审视与反思传统的医学教育模式，明确提出了知识、技术、态度同等重要，医学生必须要知识、能力、素质协调发展的要求。

　　中医学理论和实践体系中蕴含着非常丰富的人文精神，"德医并重""以德为先""医乃仁术"是中医学的优良传统。中医学的人文精神和医生的职业道德贯穿在包括临床接诊与医患沟通在内的医疗服务的全过程之中。以"疾病为中心"的理念和"重知识、重技术、轻态度"的现象，在很大程度上影响了中医学人文精神的继承与发扬。从全国多所中医医院或综合性医院中医科中发生的医患纠纷来看，固然有来自社会与患者的原因，但是不可否认的是，有很多纠纷是医生态度与医患沟通技能不良造成的，因此，加强改善医生态度、医患和谐关系的教育，提高医生医患沟通的能力已经成为中医学教育的当务之急。

　　本教材由王自润、殷越拟就编写大纲并负责全书统稿。教材共分十五章，第一章绪论由王自润、白振军编写；第二章医患沟通的理论基础中的公共关系学基础由夏萍编写，心理学基础由唐清华编写，伦理学基础由包玉颖编写，应遵守的法律法规由李丽编写；第三章医患沟通的基本原则由李潇编写；第四章医患沟通中医生应具备的道德与职业素养由杨春辉编写；第五章中医医患沟通由程绍民编写；第六章询问由杨娟编写；第七章倾听由谢冬梅编写；第八章医患沟通中的非语言沟通由李岩琪、余炼编写；第九章医疗告知由许亚梅、樊建楠编写；第十章接诊流程由张振贤编写；第十一章医生与患者家属的沟通由谢芳编写；第十二章医疗团队间的沟通由杨芳、林丰兰编写；第十三章社区医患沟通由姜海燕、杨建波编写；第十四章医患沟通与医疗保险知识由唐成林、金娟编写；第十五章医患沟通技能的考核与评价由殷越编写。全书融合出版数字化资源由学术秘书邓亮总负责。

天津中医药大学周桂桐教授对本教材的编写提出了建设性的意见和建议，同时本教材也得到了全国中医药高等教育学会教材建设研究会和中国中医药出版社的指导和支持，各参编院校选派了优秀的教师参加编写工作，在此一并表示感谢。

尽管编写团队竭尽全力，努力编出高质量的教材，但限于学识，不足之处请读者提出宝贵意见和建议，以便进一步修订提高。

《医患沟通技能》编委会

2023 年 6 月

目　录

第一章

绪　论

扫一扫，查阅本章数字资源，含PPT、音视频、图片等

学习目标

1. 能够理解医患沟通的重要意义。
2. 能够说明中医医患关系的特点与医患关系的主要类型。
3. 能够说明中医学对医患沟通问题的认识。
4. 能够说明中医医患沟通的特点。

案例导学

　　某三甲综合医院2005～2016年的医疗纠纷档案共获得过失性医疗纠纷资料328例。经梳理，导致医疗纠纷发生的原因，表现在医患沟通缺陷方面的（包括：病情说明、风险告知、疑问解释）占35.00%，诊疗操作行为差错方面的（包括：错误诊治、漏诊、适应证不当、手术操作）占46.96%，职业责任行为过错方面的（包括：病情观察疏忽懈怠、忽视早期危急体征、处置草率、值班脱岗惰岗、延误诊治抢救）占24.70%，其他（包括：基础病、药物反应、医院感染、护理）占22.26%。

案例反思

　　从此案例中可以看出，在总共328例医疗纠纷中，医患沟通等非技术性因素所导致的医疗纠纷占了1/3以上。这一调查数字虽然反映的是一家医院的情况，但是从全国各地越来越多的医患纠纷报道来看，基本上可以认为反映了当下医院医疗与医患关系的实际情况。

　　*非技术性因素包括医学职业道德、医患沟通等。

　　非技术性因素导致的医患纠纷不断出现，促使医学教育者开始反思一直以来的"重技术，轻人文"的教育方式，开始重新思考医学人文与自然双重属性的重要价值，强化医生职业道德教育，加强医患沟通技能教学，医患沟通技能课程也逐步进入了中医药院校医学生的培养目标与教学计划。

第一节　医患关系与中医医患关系的特点

　　医患沟通建立在医疗卫生保健活动中，是医生与患者之间的交流活动，从而形成一种最基本和最重要的关系，即医患关系。因此，探讨医患关系对于运用医患沟通技能进行有效医患沟通具有非常重要的意义。

自古以来，中西医学就对医患关系的问题进行了探讨并形成了多种医患关系理论。

一、中医学对医患关系的认识

中医学的医患关系是在多元文化的交汇融合过程中形成的。作为中国传统文化重要组成部分的佛教、道教和儒家思想，都对传统医患关系产生了影响。儒家提倡医学的仁爱与孝道精神，道教和佛教宣扬的行医施药、行善积德说，都对中国医学伦理道德思想的形成和发展产生了重要影响。当然，由于儒家思想一直占据主导地位，所以中医学形成了以儒家思想为核心的伦理价值观，这种价值观决定了传统的医患关系是建立在"仁爱"的基础上并以道德为主要约束形式的。

古代中医，主要以"坐堂""游方""个体""家庭"的形式行医。医生与患者及患者家属有更多的接触机会，从而可以通过了解更多患者的基本情况、生活习惯、居处环境、家庭背景等来对患者做出诊治方案。因此，当时的医患关系是相对和谐稳定的。

在中国医学史上，许多医家提出过一些伦理准则和规范，但是在以农业为主的经济生产形态下，中医学未能形成一个共同遵守的医学伦理准则，也未形成一个普遍认同的医患关系理论与学说。

进入新时代，国家高度重视中医药的作用和价值，提出"中西医并重""中西医结合"等大政方针。党的二十大报告提出，促进中医药传承创新发展。对中医药教育发展的顶层设计和制度安排不断完善，不断提升中医药服务能力，建设以国家中医医学中心、区域中医医疗中心、中国中医科学院名医堂工程为龙头，各级各类中医医疗机构和其他医疗机构中医科室为骨干，基层医疗卫生机构为基础，融预防保健、疾病治疗和康复于一体的中医服务体系，更好地满足广大群众"方便看中医、放心吃中药、看上好中医"的健康需求。这种变化要求我们必须重新思考中医医患关系的特点，继承和发扬传统中医医患关系的优势，建立中医学新发展形势下的和谐稳定医患关系。

二、西医学对医患关系的认识

西方医学对医患关系的探索经历了早期宗教影响下的医巫不分，到以道德为基础的《希波克拉底誓言》，再到1946年讨论患者知情同意权的《纽伦堡法典》等多个阶段。其中对医患关系的类型、模式进行了多次分类研究，提出了多种学说。1956年美国学者萨斯（Szase）和荷伦德（Hollander）提出了三种类型的医患关系模式（表1-1），他们把医患关系分为主动 - 被动型医患关系、指导 - 合作型医患关系和共同参与型医患关系。这种分类方法更加符合现代医学模式，并且对临床指导价值较大，因而得到世界医学界的广泛认同。

（一）主动 - 被动型医患关系

该医患关系模式是普遍存在于医学实践中最传统的关系模式。其特征是医生处于主动位置，对患者实施单向作用。在医疗实践中，医生完全把握医疗的主动权、决策权，患者无法参与医疗决策。这种模式的优点是能充分发挥医生纯技术的优势，缺点是忽略了患者的个人意愿。这种医患关系类似父母与婴儿的关系，一般适用于急症、重伤、麻醉等意识丧失情况下的抢救医疗。

（二）指导 - 合作型医患关系

医生仍占有主导地位，患者能有条件、有限度地表达自己的意志，但必须接受医生的解释并执行医生的治疗方案，即患者"被要求与医生合作"。它的特征是：告诉患者做什么。因为有互动的成分，它能较好地发挥医患双方的积极性，提高疗效、减少差错，有利于医患之间的信任与合作。这种医患关系类似父母与青少年（子女）的关系，一般运用于急性病或垂危病但意识清醒的患者。

（三）共同参与型医患关系

听取并尊重患者的想法，医患双方共同制定并积极配合实施医疗方案。它的特征是：帮助患者自我治疗。这种医患关系有助于医患双方的理解沟通、融洽关系，类似成人之间的关系，适用于慢性病患者，也适用于有一定医学知识的患者。

表 1-1 萨斯－荷伦德医患关系模式表

类型	医生地位	患者地位	适用范围	类似关系
主动－被动	有权为患者做什么	无权选择做什么	重急症等意识丧失状态	父母与婴儿
指导－合作	告诉患者要做什么	被要求与医生合作	急性病但有意识者	父母与青少年（子女）
共同参与	帮助患者做什么	主动与医生成为伙伴关系	慢性病或略懂医学知识者	成人与成人

三、中医医患关系的特点

医患关系的特点是由就诊人群与其心理特征决定的。

在中医医院或综合性医院中医科、针灸科门诊中，就诊人群以慢性病、疑难病患者居多。从年龄分布上看，除中医儿科外，多以中老年患者为主。

从就诊人群的心理特征来讲，患者首先均具有普通患者共同的心理特征，如因疾病丧失或即将丧失某些生存、生活价值而感到焦虑、恐惧之外，还会因受病痛折磨而容易产生愤怒情绪，同时有对因生病去求助包括医务人员在内的陌生人而产生的不安、孤独感和不信任感。有些患者长期四处求医仍得不到预期效果，疾病治愈信心屡屡受挫，容易产生迷惘、消沉等负面情绪。

中医就诊人群以慢性病、老年病、疑难病患者居多，因此，接受各种治疗的经历较长。有些患者四处求医无效后求诊中医时往往带有很强的期待心理，还有些患者是抱着观望心理前来就诊，也有部分患者对针刺、艾灸、放血等治疗方法具有恐惧、怀疑心理等。

由此可以看出，中医医患关系的特点主要是医患共同参与类型的互动与伙伴关系，这就决定了中医必须更加重视医患沟通工作，更加强调对中医院校的医学生进行医患沟通技能的培养与训练。

第二节 中医学对医患沟通问题的认识

中医学理论体系中虽然没有"医患沟通"一词，也没有将与患者的沟通与交流技能单独列为医患沟通技能，但是，其理论与实践中却包含着丰富的人文精神、职业道德和医患沟通内容。概括起来，可以归纳为以下三点。

一、"医乃仁术"思想指导下的德医并重观

中医学根源于中国传统文化，其中，儒家之"仁爱"思想对中医学"医乃仁术"等医生道德规范的影响最为深远。

"仁爱救人""以德立医""普同一等"等是中医学医生职业道德的核心理念。唐代著名医家孙思邈在《备急千金要方·大医精诚》中言："凡大医治病，必当安神定志，无欲无求，先发大慈恻隐之心，誓愿普救含灵之苦。若有疾厄来求救者，不得问其贵贱贫富，长幼妍媸，怨亲善友，华夷愚智，普同一等，皆如至亲之想，亦不得瞻前顾后，自虑吉凶，护惜身命。见彼苦恼，若己有之，深心凄怆，勿避险巇、昼夜、寒暑、饥渴、疲劳，一心赴救，无作功夫形迹之心。如此可为苍生大医，反此则是含灵巨贼。"清代名医吴鞠通在《医医病书》中说："天下万事，莫不成于才，莫不统于德，无才固不足以成德，无德以统才，则才为跋扈之才，实则以败，断无以成。"近代名医冉雪峰谓："士先器识而后文章，医先品德而后学问。"上述所论，均集中体现了医患平等、医德为先的观念。

在"医乃仁术""德医并重"价值取向的指导下，中医学历来重视与患者建立友好、信任的关系，把尊重患者、平等待人、专注病情、体贴关爱作为医生义不容辞的职责，从而明确了医生在接诊中与患者沟通时应遵守的基本道德规范。

二、"必一其神"原则指导下的医患互信观

赢得患者信任是医患沟通的基础，而赢得患者信任的前提是医生必须全身心地为患者服务。《灵枢·终始》中"必一其神，令志在针"，《素问·宝命全形论》中"如临深渊，手如握虎，神无营于众物"的论述，即指出了针灸医生操作时必须全神贯注、如临深渊、手如握虎般集中精神，才能"得气"而获得疗效。孙思邈在《备急千金要方·大医精诚》中"夫大医之体，欲得澄神内视，望之俨然，宽裕汪汪，不皎不昧。省病诊疾，至意深心；详察形候，纤毫勿失；处判针药，无得参差。虽曰病宜速救，要须临事不惑，唯当审谛覃思，不得于性命之上，率尔自逞俊快，邀射名誉，甚不仁矣！又到病家，纵绮罗满目，勿左右顾眄，丝竹凑耳，无得似有所娱，珍馐迭荐，食如无味，醽醁兼陈，看有若无。所以尔者，夫一人向隅，满堂不乐，而况患者苦楚，不离斯须。而医者安然欢娱，傲然自得，兹乃人神之所共耻，至人之所不为，斯盖医之本意也"的论述，更是对医生诊治患者提出了详细的要求。

"必一其神"是建立医患信任关系的基础，医生只有倾听患者诉说，精心、耐心为患者治疗疾病，才能赢得患者的信任与配合，才能提高治疗效果，才能为建立医患和谐关系打下良好的基础。

医者的言行、举止、神情对患者的心理也有着重要影响。《素问·疏五过论》说："医不能严，不能动神，外为柔弱，乱至失常，病不能移，则医事不行。"医者在治病过程中若能神情严肃，举止谨慎，言恳意切，可以产生良好的心理效应。反之，如果"医不能严"，举止轻浮，或言语不慎，都会给患者带来不信任感及对疾病恢复缺乏信心等不良心理反应，使患者不能积极配合治疗，甚至产生"恶于针石"或者"病不许治"等不良后果，导致"病必不治"（《素问·五脏别论》）。因此，医患间的良好交流，可以使患者增加对医生的信任感和医治的信心，从而积极配合治疗。

三、"治病求本"原则指导下的医患互动观

"治病求本"是中医学的基本治疗原则。标本理论在有效指导中医临床实践的同时，也对医患沟通具有很强的指导价值。《素问·汤液醪醴论》中"病为本，工为标，标本不得，邪气不服"的论述，即指出了患者为本，医生为标，若医生的诊察不能得到患者的信任与积极配合，就会出现"标本不得"的情况。

同时，医患交流也是减少医患纠纷的重要方法。《灵枢·师传》中"人之情，莫不恶死而乐生，告之以其败，语之以其善，导之以其所便，开之以其所苦，虽有无道之人，恶有不听者乎"的论述，即说明了医生将治疗的方案、风险与疗效坦诚地告诉患者，让患者主动参与治疗方案的讨论，征求患者的意见，由患者自己决定是否接受治疗。这些方法都会产生良好的沟通效果，对于减少纠纷具有重要的意义。

第三节 中医医患沟通的特点与意义

一、中医医患沟通的特点

在中国传统文化背景下，中医学丰富的人文精神以及整体观、辨证论治思想指导下，中医医患沟通除了一般医患沟通的作用与特点之外，还具有很多自己的特点，主要表现为以下几个方面：

1. 以人为本，注重人文关怀 以人为本即是尊重人性、尊重生命。中国传统文化中，很早就有"人是天地所生万物中最灵、最贵者"的思想。如《尚书·泰誓》中说："惟天地，万物之母；惟人，万物之灵。"《孝经》则借孔子的名义说："天地之性，人为贵。"宋人邢昺解释说："性，生也。言天地之所生，惟人最贵也。"

中医学秉承了这种"贵生"的人文精神，在医患沟通中强调医者应尊重、关心患者，想患者之所想，以解除患者疾苦为己任。如《医灯续焰·医范》说："病情之来历，用药之权衡，皆当据实晓告，使之安心调理。不可诬轻为重，不可诳重为轻。即有不讳，亦须委曲明谕。病未剧，则宽以慰之，使安心调理。病既剧，则示以全归之道，使心意泰然。"这充分体现了中医诊疗过程中的人文关怀精神。

2. "天人合一"，注重全面整体 "天人合一"是中医学理论的基础，中医把人的生命及其健康和疾病的问题纳入"天文、地理、人事"这一整体之中，人的生老病死等问题不只是生物学问题，同时还与社会、心理、人伦及文化、环境等众多因素相关。这要求医生必须"上知天文，下知地理，中知人事"，在医患沟通中强调对疾病影响因素的全面把握。

如对胃脘痛的患者，除了要询问疼痛的部位、性质、程度、时间、诱发或缓解的症状、伴随症状外，还要了解患者的饮食及行为方式，了解患者的工作、家庭、经济状况等以判定有无情绪失常等心理因素的影响，了解发病时的季节气候特点及其影响等，以期对患者的病情有一个全面整体的了解。综合考虑"天、地、人"三要素后，再加以针对性的辨证施治，或以药物，或以针灸，结合言语开导、饮食治疗、养生调护等来达到治愈疾病并增进健康的效果。

3. 三因制宜，注重个性差异 "因时、因地、因人制宜"是中医学的基本治疗原则。在这一原则指导下，中医力图对每位患者实施个性化的辨证论治，因此在医患沟通过程中，对患者的解释与告知自然也要考虑个体之间在病情、性格、地位、经历、文化及健康观念上的差异。

正如明末医家李中梓在《不失人情论》中所述："所谓病人之情者，五脏各有所偏，七情各有所胜……性好吉者危言见非，意多忧者慰安云伪，未信者忠告难行，善疑者深言则忌，此好恶之不同也；富者多任性而禁戒勿遵，贵者多自尊而骄恣悖理，此交际之不同也；贫者衣食不周，况乎药饵？贱者焦劳不适，怀抱可知，此调治之不同也；有良言甫信，谬说更新，多歧亡羊，终成画饼，此无主之为害也；有最畏出奇，惟求稳当，车薪杯水，难免败亡，此过慎之为害也；有境遇不偶，营求未遂，深情牵挂，良药难医，此得失之为害也；有性急者遭迟病，更医而致杂投，有性缓者遭急病，濡滞而成难挽，此缓急之为害也；有参术沾唇惧补，心先痞塞，硝黄入口畏攻，神即飘扬，此成心之为害也；有讳疾不言，有隐情难告，甚而故隐病状，试医以脉，不知自古神圣，未有舍望、闻、问，而独凭一脉者，且如气口脉盛，则知伤食，至于何日受伤，所伤何物，岂能以脉知哉？此皆患者之情，不可不察者也。"

4. 医理易解，注重医患接触　中医学始源于数千年的临床实践，在其产生与发展的过程中，深受中国文化的影响，也深深扎根于民众的日常生活之中，因此，在中国传统文化背景下形成的中医学理论，更加贴近自然、接近生活与生产实践，也更容易被患者所理解与接受。当然，中医在医患沟通中也受到很多因素的影响。例如，由于患者越来越多地接受现代医学的病名，导致对中医如淋证、心肾不交、肝肾不足、肾不纳气等证候名称难以理解等。又如，一些年轻患者由于对中国传统文化了解不多，导致对中医理论理解不深或存疑等。

脉诊、腹诊、穴位诊断等及针灸、推拿、按摩等中医特殊的诊断与治疗方法，使得医生与患者的接触时间较长，并且这些诊治方法都会通过触摸患者皮肤而使患者放松并产生精神上的安慰。这种建立在触摸基础上的非语言沟通手段，非常有利于医生与患者建立信任关系，从而有利于医患之间的交流。

5. 善治未病，注重健康教育　中医学从《黄帝内经》开始就把养生防病作为主导思想，提倡"上工治未病"。将未病先防、既病防变、病后防复的治疗方针，贯穿于疾病隐而未显、显而未成、成而未发、发而未传、传而未变、变而未果的全过程；强调从四时阴阳、饮食起居、精神情志等方面全面调节，将治病与养生保健融为一体。因此，中医医患沟通诊治疾病的过程，也是对患者进行健康教育的过程。

二、中医医患沟通的意义

随着现代化中医医院的快速发展，生物－心理－社会医学模式不可避免地渗透并指导着中医医生的医疗活动，因此，中医医生要善于与患者沟通已经成为医生个人发展与医院建设的重要内容。此外，随着中医学在治疗疾病与养生保健、心身康复等领域服务人群的不断增多，医生与患者、医生与患者家属、医生和社区的联系也在不断增多。因此，掌握医患沟通技能，与患者进行有效沟通，提高诊疗效率与效果，已经成为中医医生必须面临的课题。

近年来，中医医生包括实习医生由于不懂医患沟通技能而出现的医患纠纷，也向中医学教育提出了加强医患沟通技能培养的要求。因此，加强中医医患沟通技能教学，对于继承发扬中医人文精神、减少医患纠纷、建立和谐的医患关系具有非常重要的意义。

开设医患沟通技能课程，对于促进中医药国际化具有重要意义。长期以来，中医药院校没有开设医患沟通课程，学生普遍存在着医患沟通意识不强与医患沟通能力不足等问题，尤其是一些学生由于缺乏与不同国家、不同文化背景、不同信仰患者的沟通技能，在国外行医期间，出现了与患者无法沟通或患者信息收集不全、不准确，难以取得患者信任等问题，在很大程度上影响了中医药在国外的普及与发展。因此，中医药院校的医学生通过医患沟通技能的学习，可以更加意识到与不同国家、不同文化背景、不同信仰患者沟通的重要性，较好地理解当地文化与患者的不同信仰对诊治疾病的影响，较好地运用沟通技能与患者进行有效沟通，从而可以全面、准确收集患者信息，提高中医药诊疗效果，扩大中医药在国外的影响，加快中医药国际化的步伐。

知识链接

通天地人曰儒，通天地不通人曰技，斯医者虽曰方技，其实儒者之事乎。班固序《艺文志》称：儒者助人君，顺阴阳，明教化，此亦通天地人之理也。又云：方技者，论病以及国，原诊以知政，非能通三才之奥，安能及国之政哉。

——《针灸甲乙经》

所有医生必须学会交流和处理人际关系的技能。缺少共鸣（同情）应该看作与技术不够一样，是无能力的表现。

——世界医学教育联合会（world federation for medical education，WFME）

1989 年，日本福冈

扫一扫，查阅本章数字资源，含PPT、音视频、图片等

学习目标

1. 能够说明医患沟通公共关系的主要传播模式及其主要特征、传播效果，以及不同层级之间的逻辑关系。

2. 能够说明人际关系及其影响因素、患者及医护人员的心理需要等医患沟通中心理学基础的相关内容。

3. 能够理解医患沟通中伦理学基础的相关概念、医患关系中的伦理问题等内容。

4. 能够运用医患沟通的相关理论分析、解决临床沟通问题。

第一节　医患沟通中的公共关系学基础

案例导学

《心术》于莺莺的困惑

几年前一部医患伦理剧《心术》红遍大江南北，其中第32集有一位濒临死亡的患者，因为怕插管时间太久会引起感染，剧中的霍思邈让新来的医学博士于莺莺去把患儿的引流管拔掉。患儿处于深度昏迷状态，于莺莺进入重症监护室后便拔掉了患者头上的引流管。患儿家长见状不理解，于莺莺仅仅解释了插管时间久了会引起感染的情况。可是引流管拔下后，患儿忽然出现了呼吸减弱的症状。于莺莺问患儿家长到底是抢救还是放弃，患儿父母立刻对于莺莺打骂起来，幸好得到了霍思邈等其他医生的拦阻。

案例反思

于莺莺博士面对的对象是昏迷的患儿，患儿家长本就处于精神高度紧张的状态，再加上拔除引流管措施在非专业人士看来是一个非常危险的、直接关系到患者生命健康的行为，因此医务人员仅仅根据自身的专业知识和职责进行单方面的操作是不稳妥的。面对不能开口或无法清晰流畅沟通的患者、情绪焦躁的家属，在特定的环境和状态下，医务人员需要在信息、态度、情感、行为等多个层面采用特定和合适的方法和对方进行沟通，粗放、原始、简单的沟通则会给原本紧张和脆弱的医患关系埋下隐患。

来源：电视剧《心术》

一、公共关系概述

（一）公共关系的基本含义

公共关系（public relations）可以解释为社会公共服务机构同民众之间产生的一种活动状态，是一门组织和民众之间增进了解和信赖的科学与艺术。任何一个社会公共服务机构为了达到与公众之间和谐共存的状态都需要付出有目的、有计划的持久努力。

现实生活中，医患关系作为社会公共医疗服务提供方的医疗机构组织同患者之间的活动关系，从一定程度上也可以被认定为是公共关系的一种存在形式。医疗机构作为一种为民众提供卫生保健服务的公共组织，其公共关系的根本目标是服务公众利益。因而，公众利益既是医疗机构公共关系政策制订的前提、公共行动实施的准则，也是评价公共关系工作成败的标准。而传播和沟通是公共关系工作的主要方法和技能。改善组织与公众的关系离不开有效的互动，通过一定的传播与沟通媒介，可以把组织与公众联系起来，形成有效的双向信息交流与沟通，这也是公共关系工作方法的核心。良好的公共关系离不开组织与公众建立共识、分享意义的参与式传播，而沟通是公共关系的主要内容。

公共关系的基本实现途径是传播，而在医疗机构，医患交流的存在形态则是沟通。这也是医疗机构医患公共关系工作的主要方法和技能。改善医患之间的公共关系离不开双方有效的互动，通过一定的传播与沟通媒介可以把医疗方与患者方联系起来，形成有效的双向信息交流与沟通，这也是医患公共关系工作的核心。良好的医患公共关系离不开医务工作者与患者群体建立共识、开展有意义的参与式传播。

（二）公共关系的基本原则

医患沟通活动作为公共关系活动在医疗领域的体现，其处理关系、进行沟通传播也需要依循公共关系的一些基本法则和价值取向。这些法则和价值取向就是公共关系的基本原则，制约着公共关系行为的目标、手段、行为，是促进公共关系活动理性和有序活动的依据。

1. 依法和道德原则　任何形式的公共关系活动的开展必须遵守国家法律法规，接受相关组织和法律的指导和监督，任何超越法律和法规规定的行为都是不被允许的。同时，活动的开展不能违背思想道德素质、文化艺术素质、身体健康素质的要求。

2. 言行一致原则　赢取大众的信任只停留在语言层面是不够的，现代人的务实性更要求体现在外在的行为层面。医疗行为的过程中决定患者态度的除了一定的沟通技巧以外，更重要的是医疗服务行为的质量。"说归说，做归做"的方式难以获得患者的认可，医生代表医院这个组织的任何行为都是一种信息，因而行为必须与沟通的内容保持前后连贯、一致。

3. 双向沟通原则　全面、准确和客观地掌握信息，是公共关系活动开展的基础。这就需要通过诸多不同的沟通渠道和方式收集信息，并且对每一个信息都要做到传播和反馈两个步骤，从而使信息得到确认。这一原则需要医生除了对受众传递信息之外，还要从他们身上收集最真实的想法、需求和个人状态，从而以信息反馈指导对症处理，促进医患双方的信任与理解。

4. 平等坦诚原则　平等是传播沟通的手段，相互尊重、相互和谐的对等沟通模式是公共活动的理想模式。组织从事公共关系活动时要实事求是地通过合理的手段与方式传递信息，应竭力避免任何隐瞒、夸大或缩小、造假的情况。在日常医患沟通中医生平等、坦诚地对待患者，能够从心理层面增进双方的信任，也在客观事实上避免纠纷。

二、医患沟通中公共关系的传播模式

医患沟通的"互动原则"体现的是公共关系所强调的沟通双向性，这就需要借助一定的公共关系技巧传递改善医疗方和患者群体间关系的信息。医患沟通的整个公关过程是综合运用双向传播手段向患者传递表达医务人员信息的过程。从传统公共关系学概念来说，其是由传播者到受传者再回到传播者的过程，主要包括五个要素：医患沟通的传播者、医患沟通的传播内容、医患沟通的传播渠道、目标公众及医患沟通的传播效果。

医患沟通的传播者即医务人员，主要负责医患交流信息的采集、交换，是医患公共关系的主体，代表医疗机构进行传播与沟通任务并主导整个传播与沟通过程。医患沟通的传播内容是由医患沟通的传播者即医务人员发出或收集的有关目标公众的疾病信息，一般可以分为告知性内容和劝导性内容。医患沟通的传播渠道是指医患双方信息进行公共关系传播和沟通的途径和载体媒介，其主要使用的是用人际传播的手段进行个体与个体之间或者个体与群体之间的信息交流，表现形式既可以是面对面的传播，也是可以是非面对面的传播。目标公众即指与医疗机构提供医疗服务有着关联的特定公众——患者。医患沟通的传播效果是医患公共关系中的目标公众对于双方信息传播与沟通的反馈效应和受影响程度。

上述要素构成了医患公共关系传播模式的基本元素。这些基本元素根据不同的情境和需求进行不同的组合，也就形成了不同的传播模式。医患沟通公共关系的传播模式主要有拉斯韦尔的5W模式、奥斯古德 – 施拉姆模式和受众选择"3S"论。

（一）拉斯韦尔的5W模式

拉斯韦尔的5W模式是1948年由拉斯韦尔提出的经典传播学研究模式，即通常所说的5W模式。该模式的基本原理在于将传播的研究内容根据社会信息的原始传播方式分成五个部分，即控制研究、内容分析、媒介选择、对象分析和效果评价。

五个英语首字母代表了五个不同部分和阶段。谁（who）是医患沟通的传播者，医患沟通中的主体——医务人员承担诊疗信息的收集、加工和传递任务；表达内容（say what）是沟通的具体信息，可以由语言和有意义的字符组成；传播媒介（which channel）是沟通内容传递所需要的中介或所借助的物质载体，如术前谈话、病历等；对象（to whom）是医患沟通的目标公众；产生效果（with what effects）是经过沟通和传播后，对象认知、情感、行为产生的反应。这一模式的缺点在于忽略了传播沟通的反馈问题，过高地估计了传播与沟通的效果，这实际上是一个直线性的单向传播模式。

（二）奥斯古德 – 施拉姆模式

奥斯古德 – 施拉姆模式是一种循环性的传播模式，是1954年由奥斯古德和施拉姆共同提出的一种基于复杂内容的传播模式，在这一模式中传播者和受传者双方具有相同的功能且互为影响，并存在一定的反馈循环。这种模式下，医患沟通的双方都是主体，双方对于信息的接收与发送处于不断互动的状态中，形成了一种双向传播功能。在该模式下医患双方处于完全平等的关系，参与医患互动沟通过程的一方依次承担交流信息的译码、解释和编码的功能，并随之交替。这与日常医患沟通的形式较为接近，但忽视了医患间信息的不对称性。

（三）受众选择"3S"论

公共关系中的医患沟通过程存在着患者受众对于信息的选择性特征。受众选择"3S"论属于单向传播方式，认为信息的接受方选择传播媒介和采集的信息具有较大不确定和主观性，这一带有主观的选择过程一般可以分为三个阶段，俗称"3S"。

1. 选择性注意　患者在接受有关医务传播者信息传递的过程中，面对诸多纷繁复杂的病情信息，只会根据自身的知识结构和认知对部分信息进行选择性注意，无法对所有信息做出反应。这一类型的患者信息收受模式在临床医患沟通中比较常见。因而，医务人员在沟通过程中为了突出相关信息的重要地位可以通过对比、强度、位置、重复和变化等方式，提高有关信息的竞争和反应力，从而获得患者正确的选择。

2. 选择性领会　医患沟通中不同的人对同一信息可能作出不同含义的解释和理解。在临床医患沟通的过程中，患者自身的需求、对疾病的态度和情绪是主要影响因素，直接关系到患者对信息的理解和意会，也直接影响到医患沟通的质量。

3. 选择性记忆　医患沟通过程中，患者由于避害性心理会只选择接受有利于自身的信息或者内心认可的信息，而其他有关自身的重要信息可能在心理作用下被忽略。对于这一类型的医患沟通，医务人员可以利用患者受众的自身需求、简化相应的信息、适度重复、形象具体化、促进患者受众理解等因素影响信息的选择。

三、医患沟通中公共关系的传播效果

医患公共关系的传播效果是指沟通信息的发送方所发出的信息引起接受方的响应效果和对沟通传播信息产生的应答。不同的传播效果取决于不同医患公共关系的传播目的。按照传统公共关系学的分类可以将传播效果分为信息、情感、态度和行为四个不同层级。

（一）信息层级

信息层级的传播目的是实现医患诊疗信息的交流，这也是医患沟通的基本功能。医患沟通的传播发起方把相关沟通信息传递给信息的接收方，接收方通过自身理解后再把信息反馈给传播方，让传播者了解。整个层级的最终目的是让接受对象了解传播者的意图。该层级上的医患沟通只要实现信息的互相传送，双方获得彼此的信息，就具备了效果。

（二）情感层级

情感层级的医患沟通交流的根本目的在于通过双方之间信息的传播与沟通，使得传播者获得与信息接收者之间的情感共鸣，但这种情感共鸣具有正负性。只有正向积极的情感共鸣才能减少双方的不信任，增加双方的吸引力和信任感，以利于医疗行为的进行。

（三）态度层级

态度层级已经超越了医患沟通双方的感性认识层面，进入了相对理性的层面。该层次的沟通活动的首要任务是改变通常意义上医患信息传播者与接收者之间的彼此认识态度，即沟通的目的是双方建立一种合作态度，双方在平等的基础上互相理解，对于疾病寻找共同的认知，彼此达成治疗的默契。当然，每一个医务工作者作为医患信息的传播者，要善于敏锐地把握住患者对象的态度，特别是消极因素，采用积极合理的沟通方式去消除患者对象不利于自身的态度。

（四）行为层级

该层次位于医患沟通活动的顶层，所有的其他层级活动都是为实现该层级的沟通目标而服务。其目标是通过医患沟通传播主动发起方的理性和感性认知改变，促进产生有利于传播者自身的医患沟通行为。这也说明了开展医患沟通的一系列技巧和活动的目的是最终应达到医患间和谐、健康、有序的互动诊疗行为。

此外，医患沟通作为公共关系的传播活动，和社会环境、具体场合、情景和氛围等宏观因素是紧密联系的，由此产生的诸如物质环境、社会环境、心理环境、时间把握等沟通和传播过程的客观要素，对于传播效果也具有重要作用。

第二节　医患沟通中的心理学基础

医患沟通属于人际关系和人际沟通的范畴。在社会心理学中，人际关系是指人与人之间通过交往与相互作用而形成的相对稳定的、可觉察到的心理上的关系，如亲子关系、同事关系、同学关系、师生关系、医患关系等。对于任何一个人来讲，正常的人际关系和良好的人际沟通是个体心理正常发展、个性保持健康和生活具有幸福感的必要前提。

医患沟通是医患双方在医疗活动过程中形成的一种特殊人际关系过程，了解医患双方在人际交往中不同的心理活动特点，对于医患双方提高沟通效率是非常必要的。它有助于医患双方对医患交往，甚至医患冲突中的人际事件进行预测、调控和疏导，也有利于医生和患者对自身心理活动的理解；可以使人们明确医患关系中的种种心理、行为发生的条件和情景，了解人与人之间心理上的关系和心理上的距离，使个人需要与他人需要、社会需要互相协调。它是临床处理医患关系的基础，会直接影响医疗服务态度和医疗服务质量。

一、人际关系及其影响因素

人际关系（interpersonal relationship）是人类社会关系的基本成分。人际关系是在社会交往过程中所形成的、建立在个人情感基础上的人与人之间相互吸引与排斥的关系，反映人与人之间在心理上的亲疏远近。个体对待人际关系的态度涉及认知、情感和行为等心理活动过程，个体的感情，如喜欢、依赖、接近、厌恶、回避或仇视等，往往会在认知、情感和行为等方面表达出来。

人际关系无论对于个体还是群体都相当重要，良好的人际关系可以为个体创造一个使自己各方面都得到顺利发展的氛围，从而促进工作的进行、家庭的和谐及个体的身心健康。不良的人际关系则会给个体的社会生活和家庭生活造成障碍，有时甚至还可以带来灾难性的后果。社会性是人的高级属性，个体的发展总是离不开群体，处理好人际关系是每个个体所必须面临的问题，它与个体的个性、社会经验、阅历、认知水平等多种因素有关。

（一）人际关系的理论基础

1. 认识理论（认知平衡论）　该理论强调人际关系的和谐取决于双方对客观事物的认识水平、组合结构及文化结构水平。

（1）平衡的认知　某人（P）与接触者（O）相互持肯定的态度，对第三者（X）的认识、态度一致，关系和谐。

（2）不平衡的认知　某人（P）与接触者（O）相互持肯定的态度，对第三者（X）的认识、态度不一致，情绪消极，可导致人际关系破裂。

（3）无平衡的认知　某人（P）与接触者（O）联系不大、情感淡漠，不存在对（X）的关系。

临床上医患双方对诊疗活动取得一致的意见是医患关系和谐的基础之一，医务人员应采取多种措施与患者进行有效的沟通，使患者从科学的、理性的角度去认识疾病的诊断和治疗，同时也应重视患者所反映的病情和要求，减少医患之间的矛盾。

2.相互作用理论　人际相互作用，指人与人之间通过一定的方式发生交互作用、交互影响的过程。人际相互作用理论认为，人际关系的协调和交往双方的相互作用与人际吸引力有密切的关系。相互作用是一个逐渐产生和发展的过程。交往的双方从没有接触到产生单方面印象，并通过初步的接触，逐渐产生相互亲近的情感。"远亲不如近邻"就是因为邻里之间的交往比较多，彼此了解，超过了不常往来的亲戚。

在临床医疗活动中，只有加强与患者的接触和交往，才能相互认识与了解，才能逐渐建立和谐的医患关系。

3.强化理论　强化理论（也称强化情感理论）认为人际交往的双方能否在交往中引起积极的情感反应至关重要。交往双方如果在交往过程中，能够产生愉悦的情感体验，将有助于交往的深入，正所谓"酒逢知己千杯少，话不投机半句多"。医务人员在临床实践中，应注意自己的言谈举止，并且关心体贴患者，多给予精神支持和鼓励，使患者在与医务人员的交往过程中感到心情舒畅，这种积极的情感反应有助于促进患者的合作，也有助于建立良好的医患关系。

（二）人际关系的行为模式

不同的人际关系心理表现出不同的人际行为模式，即一方的行为会引起另一方相应的行为。一般的人际关系行为模式的规律是：一方表示的积极行为会引起另一方相应的积极行为。反之，一方表示的消极行为会引起另一方相应的消极行为。关于这方面的研究有：

1. F.李瑞（T.F.Leary）的研究　李瑞从人际心理调查报告中归纳出八类行为模式：指挥与服从、支持与信任、友好与协助、求援与帮助、服从与控制、反抗与惩罚、不友好与敌对及炫耀与自卑。人际关系心理受许多社会因素的制约，单纯的行为模式是很少发生的。

2. C.舒兹（W.Schutz）的研究　舒兹指出，在人际交往中每个个体都有建立一定的人际关系的需要。他将需要分为三类：人与人之间的"包容""控制"和"感情"需要。三种需要都可以主动或被动地转化为动机，因而可组合成六种人际关系心理的行为模式。

3.霍尼（L.P.Horney）的研究　霍尼根据个体对他人的态度将人际关系心理的行为模式分成谦让型、进取型和分离型三类。

根据以上理论，可以看出主动与他人交往，主动表示友爱、谦让、进取等特点总是有利于建立良好人际关系的行为模式。

（三）人际关系的交往原则

1.平等原则　在人际交往中总要有一定的付出或投入，交往双方的需要和这种需要的满足程度必须是平等的，平等是人际关系中交往的基本原则。人际交往作为人们之间的心理沟通，是主动的、相互的、有来有往的。人都有友爱和受人尊敬的需要，都希望得到别人的平等对待，人的这种需要，就是平等的需要。

2.相容原则　相容是指人际交往中的心理相容，即指人与人之间的融洽关系，与人相处时的容纳、包涵、宽容及忍让。要做到心理相容，应注意增加交往频率，寻找共同点，谦虚和宽容；为人处世要心胸开阔，宽以待人；要体谅他人，遇事多为别人着想，即使别人犯了错误，或冒犯了自己，也不要斤斤计较，以免因小失大，伤害相互之间的感情。

3. 互利原则　建立良好的人际关系离不开互助互利。它表现为人际关系的相互依存，通过对物质、能量、精神、感情的交换而使各自的需要得到满足。

4. 信用原则　信用即指一个人诚实、不欺骗、遵守诺言，从而取得他人的信任。人离不开交往，交往离不开信用。要做到言而有信，不轻许诺言。与人交往时要热情友好，以诚相待，不卑不亢，端庄而不过于矜持，谦逊而不矫饰作伪，要充分显示自己的自信心。一个有自信心的人，才可能取得别人的信赖。处事果断、富有主见、精神饱满、充满自信的人就容易激发别人的交往动机，博取别人的信任，产生使人乐于与你交往的魅力。上述这些人际交往的基本原则，是处理人际关系不可分割的几个方面。运用和掌握这些原则，是处理好人际关系的基本条件。

（四）影响人际吸引力的因素

人际关系中的心理活动由三种相互联系的心理成分组成：认知、情感和行为。其中，情感这一心理成分表现为人与人之间的喜爱或不喜爱，即表现为人际吸引。人与人相互吸引的程度是人际关系心理的主要特征。不同类型的人际关系心理反映了人与人之间相互吸引的程度，心理上的距离越近，反映人们之间的吸引程度越高，反之则反映双方越缺乏吸引力。因此，人际吸引力对于人际交往既可以产生积极的促进作用，也可能会产生消极的影响而阻碍人际关系的建立。

1. 增进人际吸引的因素

（1）接近性吸引　空间上的距离越小，双方越接近，往往容易成为知己。研究表明接近性是增进陌生人早期交往的重要因素，但随着时间的推移，它所发挥的作用越来越小。

（2）相似性吸引　在个人特性诸如态度、信念、价值观、年龄、性别等方面，双方若能意识到彼此的相似性，则容易相互吸引。双方越相似则越能相互吸引，产生亲密感。在相似性因素中，态度是最主要的因素。

（3）互补性吸引　当双方的需要及对对方的期望正好成为互补关系时，就会产生强烈的吸引力。互补因素增进人际吸引，往往发生在感情深厚的朋友、特别是在异性朋友或夫妻之间。

（4）个性吸引　个人比较突出的能力与特长也是影响人际吸引力的因素，这种能力和特长本身就有一种吸引力，使他人对之发生敬佩感并欣赏其才能，愿意与之接近。

（5）个人仪表吸引　个人的长相、穿着、仪态及风度等都会影响人们彼此间的吸引，尤其是在初次见面时。由于第一印象的作用，仪表因素占有重要的地位，但随着交往的时间推移，其作用越来越小，吸引力将会从外表逐渐转入个人内在的品质。

2. 阻碍人际吸引的因素

（1）人际知觉的偏见因素　人际知觉是指对人的知觉，即对人的印象。人际知觉实质上是个体推测与判断他人的心理状态、动机和意向的过程。在人际关系行为中，必须先有人际知觉，后有人际吸引。由于受到主客观条件的限制，常常会造成歪曲的人际知觉，也就是产生一些偏见，这些偏见就会阻碍良好的人际关系的建立，妨碍人们之间的吸引力。几种常见的人际知觉偏见是第一印象、近因效应、晕轮效应和定势效应。所有这些偏见心理都势必阻碍对人的真实了解，对人际关系造成不良的影响。

（2）自我认知的偏颇因素　自我认知是人们对自己的认识和评价。正确恰当的自我认知是协调人际关系不可缺少的一个主观因素。由于人们在自我认知时，除了受认识因素影响外，还受到动机、需要、愿望等其他心理因素的影响，因此对自己的认识和评价很难做到恰如其分，很容易过高或过低估计自己。如果一个人对自己的认识与评价和他人对自己的客观评价距离过于悬殊，那么就会使自己与他人之间的关系失去平衡，从而阻碍人际关系的发展，降低人际吸引的程度。

可见，人际吸引是人与人之间在情感上的表现。人际吸引的研究有助于个人的自我修养和建立良好的人际关系。

总之，医护人员职业的重要内容之一就是与患者之间建立良好的医患关系。良好的人际关系是建立良好医患关系的要素之一，只有站在患者立场上去关心患者、善待患者，在工作中求真务实，把关爱行为贯穿到日常服务工作中，在服务中增加人际交往的情感的含量，使患者感到对他的关爱，才能建立起良好的医患关系。

二、患者的角色及心理需要

美国心理学家马斯洛将人类的需要概括为五个层次，即生存需要、安全需要、接纳与被接纳的需要、尊重与被尊重（爱和被爱）的需要及自我实现的需要。人的需要往往是动态的、由低级向高级逐步扩展及变化的，各种需要通常相互交织和相互影响。在不同的环境下，人的需要表现出极强的时代特点和个性特点，不能机械地、静止地看待它。

对于患者而言，患病本身就是负性的生活事件，它使当事人陷入心理应激，引发一系列心理行为的变化，并由此对疾病过程产生不良的影响。因此，客观地认识患者的角色和了解患者的心理需要，对医患关系的良好发展具有非常重要的意义。

知识链接

"角色"（role）是戏剧学上的术语，指演员扮演的剧中的人物。美国社会学家米德（Mead G. H）将"社会角色"（social role）从戏剧学中引入社会心理学领域，意指与个体社会地位、社会身份相一致的权利、义务及行为模式的总和。当一个人接受了某一社会角色，他人和群体就会依据社会认同的角色标准对他的行为产生期待（角色期待），当个体的行为与角色期待相一致时，我们说他与个人扮演的角色是相称的，否则就会被认为是不合适的或不恰当的。

（一）患者的角色

患者（patient）通常指患有病痛的人，在英语中它由忍耐（patience）一词变化而来，也就是说患者是忍受着疾病痛苦的人。当一个人被社会视为患者，获得了患者身份时，我们说他取得了患者角色。患者角色是多数人在一生中的某一阶段不可避免地体验过的特殊的社会角色。它同其他社会角色一样，也存在着角色的转换、角色的期待和角色的适应问题，处理不当，将构成患者的心理问题。

患者角色最初由美国社会学家帕森斯（Parsons T）于1951年提出。他认为患者角色的概念应该包括以下四个方面：①患者可以从常态的社会角色中解脱出来，免除其原有的社会责任和义务。②患者对陷入疾病状态是没有责任的。疾病是超出个体自控能力的一种状态，也不符合患者的意愿，患者本身就是疾病的受害者，他无须对此负责。③患者应该努力使自己痊愈，有接受治疗和努力康复的义务。④患者应该寻求可靠的治疗技术的帮助，必须与医护人员合作，共同战胜疾病。我国学者汪勇认为，患者角色应该包括三点内容：①有生理或心理的异常或出现有医学意义的阳性体征。②应该得到社会的承认，主要是医生以有关医学标准确认其疾病状态。③处于患者角色的个体有其特殊权利、义务和行为模式。

人们期望患者在接受诊断、治疗和康复的过程中，其角色能随着治疗康复的进程，及时地实现从健康人到患者，再从患者到健康人的转换，这样才可以使治疗康复的过程事半功倍。这种角色转换过程一旦受阻，意味着角色适应不良，表现为当事人不能很好地履行与自己角色相应的责任和义务，从而阻碍疾病的康复过程。常见的患者角色转换问题如下：

1. 角色行为缺如　患者没有进入患者角色，主要表现为意识不到自己有病（精神病除外）。角色缺如的不良后果可能是拒医，贻误治疗时机，使病情进一步恶化。

2. 角色行为冲突　同一个体总是承担着多种社会角色，尤其是人到中年，当患病需要当事人从目前的角色转换为患者角色时，患者一时难以放弃原有的角色，左右为难，陷入角色的冲突之中。患者角色冲突多见于承担较多社会和家庭责任，而且责任感强、事业心重的人。

3. 角色行为减退　已经进入患者角色，但由于其他更加重要的需要，不顾病情而从事力所不及的活动，表现出对自己的病情不够重视，从而影响治疗。

4. 角色行为强化　随着躯体的康复，患者角色行为也应向正常角色行为转化。如果这种转化发生阻碍，就是患者角色行为强化。角色强化常出现在病程后期，在长期的治疗过程中，患者已经习惯了患者的行为模式，不愿意从患者角色行为中解脱。

5. 角色行为异常　患者患病后不能接受患病的现实，夸大疾病的影响和可能的严重后果，对治疗悲观失望，对医护人员有攻击性言行，病态的固执、抑郁、厌世甚至自杀。

6. 角色认同的差异　医护人员通常从理性的角度看待患者，强调患者应该履行患者角色赋予的义务，行为要符合患者的身份。而患者则往往较多地强调自己的权利，忽略自己应该承担的义务，因此很容易与医护人员发生冲突。

（二）患者的心理需要

患者作为特殊的社会成员，与健康的社会成员相比，患者的生存需要受到影响、安全需要受到威胁、归属与爱的需要被部分或完全剥夺、尊重的需要可能受到伤害、自我实现的需要感到无望，正因为患病后这些需要难以满足，会变得比平时更加强烈。了解患者的心理需要变化，是医护人员提高医疗服务质量的重要前提。患者的心理需要大致包括七个方面：

1. 生命安全需要　人患病后，疾病或损伤直接威胁到患者的生命安全，患者的安全需要就升级为第一需要。患者和家属最期盼脱离死亡的缠绕，获得早日康复。在医疗过程中，医务人员的任何言行都会敏感地触及患者生命安全的需要。积极的言行能使患者及家属友好地配合与支持，大大有利于伤病的康复；消极的言行则使患者和家属产生抵触和对立情绪，自我保护心理的亢进不利于伤病的痊愈。

2. 特别生理需要　患者由于伤病，身体和心理处于一种非正常的应激状态，生理需要格外强烈，但生理需要有着个性化特点。一般来说，患者对饮食、睡眠、休息、排泄、温度等都要求很高，个人根据病情的不同有特殊需要，如少吃多餐、卧床休息、防寒保暖等。满足患者的这些需要，不仅是对患者生理和家属心理需要的满足，最重要的意义在于能使患者的伤病更快更好地康复。

3. 伤病相关信息需要　对于患者和家属来说，不知晓伤病相关的准确信息是相当担忧和焦虑的。因此，患者和家属非常迫切地需要知道伤病的诊断结论、治疗方案、预后结果、康复指导、医疗费用等翔实的信息，以便做好充分的心理和相关准备。及时、准确地告知患者和家属这些信息，既是对患者知情权的尊重，也有利于开展医疗工作及避免医患纠纷。

4. 关爱和归属需要　身体的伤病往往伴随着心理的脆弱或异常，患者从原自主自立的强势状态跌入身不由己的弱势状态中，特别需要获得亲友和别人的体贴、同情及关心，还需要在医院有归属感，渴望得到医护人员和病友的认同、友谊及情感，建立融洽的人际关系，以便更好地诊治伤病。患者对这些心理需要相当敏感，正常人不经意的言行举止，或是爱的温暖，或是情的冷漠，都会给患者产生心理冲击，使信心大增或精神萎靡。

5. 尊重需要　一个现实社会的人，对尊重的需要始终是强烈的，这是他人生价值的最重要的体现。患病后，患者在身体上和心理上，都有严重受挫感，常感到成为别人的负担或累赘，自信心降低，对尊重的需要往往会高于健康人。因此，患者既需要来自亲友和同事的尊重，还需要来自医务人员的尊重，后者尊重的意义更大，这是医患建立合作信任关系的前提和基础。

6. 高质量生存需要　近些年来，随着经济社会的进步，人们的生活水平和质量得到显著提高，故在不断丰富的需要中强化了健康需要，确切地说，是高质量的健康生存需要。患者和家属已不满足于医生仅仅控制了或一般治愈了疾病，而是需要预后能够高质量地生活，使患者能参加社会交往和活动，或能显著减轻疾病造成的痛苦等。尽管这是不易实现的需要，但毕竟是社会进步的表现。它要求医务人员把治疗、预防、康复及保健有机地结合起来，同时要求患者和家属配合治疗、早防早治、预防为主，还要有一定的经济基础来保障。

7. 合理支出需要　市场经济条件下，医疗与开支紧密联系是社会发展的必然。个体看病该花多少钱合适？这是一个全球至今尚未解决的重大课题。我国绝大多数患者的认识，已从过去的"看病不应花钱"转向"看病应花合理的钱"（即就医中产生"合理支出"的需要认知）。

（三）患者的心理特征

疾病状态，以及由此引发的患者内外环境的改变，作为患者大脑反映的客观现实，必然带来患者心理上的变化，我们称之为患者的心理反应。在心身疾病研究中，注重"心－身"；而临床上，躯体疾病也可以导致心理反应，即存在着"身－心"。"身心反应"不仅影响患者的社会生活功能，而且成为继发的躯体障碍的原因。

1. 患者常见的心理反应

（1）行为退化、依赖性增强　患者的情感反应和行为表现往往显得幼稚，好似孩童。如明明可以忍受病痛，但还是要呻吟、哭泣，以引起周围人的注意，唤起关心和同情；明明可以克服困难照料自己，但还是要依赖他人的帮助；在亲人面前常常表现出孩子般的激动和娇气。

（2）情绪不稳、易激惹　患病后常给人脾气不好的感觉，变得挑剔，稍不顺心便大发雷霆，有时将怒火发泄于自身，自罪自责。

（3）感觉过敏、异常感觉增多　患病后患者社会活动大大减少，注意力从外部转向自身，从而使感觉过程增强。大部分患者过于敏感，若有疼痛、牵拉、挤压、肿胀等躯体不适感，其感受的程度常与躯体改变的程度不相符合。有的患者过分关注躯体功能，甚至能感受到心跳、胃肠蠕动等正常的内脏活动。患者对周围环境的刺激也有感受性的变化，例如，对正常的声音、光线、温度等刺激过于敏感。有的患者出现时间知觉上的变化，感到度日如年。个别患者甚至还会出现幻觉、错觉，例如，截肢后患者出现的"幻肢痛"，感到已经不复存在的肢体有蚁行感、牵拉感、疼痛感等异常感觉。

（4）记忆减退　除脑器质性病变所致的记忆力减退以外，许多躯体疾病都可能伴发明显的记忆减退，如慢性进行性肾功能衰竭、糖尿病、慢性气管炎、恶性肿瘤等。

（5）敏感多疑　急重患者及久治不愈的患者容易盲目猜疑，对他人的表情、行为等特别敏感多疑。别人低声细语，认为可能在议论自己的病情；医生查房次数变化，可能被认为病情发生变化；亲人探视不及时或次数减少，可能被认为不关心自己、嫌弃自己等。

（6）紧张、恐惧　这是患病初期普遍的情绪反应。如害怕做痛苦的检查和治疗，害怕检查出恶性结果，害怕治疗过程中出现意外。患者表现为紧张不安、不思进食、夜不能寐，严重时出现肌肉紧张、血压升高、呼吸急促等情况，干扰诊治过程。

（7）焦虑　这是患病中后期普遍的情绪反应，是对潜在的、可能的威胁产生恐惧。焦虑状态下，可伴随明显的生理反应，如由于自主神经系统活动增强、肾上腺素分泌增多，引起血压升高、心率加快、呼吸加深加快、出汗、面色苍白、口干、大小便数等。如果这种状态持续下去，将会对消化功能和睡眠产生不良影响。焦虑的这些心理生理反应容易和躯体疾病相混淆，在临床工作中应注意鉴别。焦虑伴随的生理反应有相应的焦虑体验，而且会随着焦虑情绪的缓解而消失，但躯体症状一般不具有这种特点。

（8）抑郁　这也是患病中后期普遍的情绪反应，是一组以情绪低落为特征的情绪状态。轻度的抑郁可能表现为心境不好、悲观失望、自信心降低、兴趣减退等，严重的抑郁可能表现为睡眠障碍、无助、冷漠、绝望、回避、食欲性欲减退、兴趣丧失甚至轻生。抑郁状态使患者活动减少、进食减少，从而阻碍患者的康复进程。

（9）孤独、寂寞　孤独感也叫社会隔离。患者离开原来熟悉的环境来到陌生的医院，在忍受疾病折磨的同时还要与陌生的医护人员、病友沟通，单调、刻板的住院生活日复一日，特别是长期住院的患者，常有度日如年的感觉。严重的孤独感会伴有凄凉、被遗弃之感，可能会使老年患者变得冷漠、退缩。

（10）失助感　当患者感到病势凶猛、治疗效果不好时，可能会对疾病完全失去信心，自我价值感丧失，对前途感到绝望，自认为已经无力回天，陷入深深的失助状态之中。这是一种无能为力、无所适从、听之任之、极端消极被动的情绪反应。

（11）愤怒　愤怒是个体在实现目标的道路上一再受挫时产生的情绪反应。疾病作为一种严重阻碍因素，会使当事人原有的追求、理想、抱负难以实现，所以，在疾病过程中的某一阶段，愤怒是一种十分普遍的情绪反应。严重的愤怒可以导致攻击行为，被攻击的对象可以是家人、医护人员甚至是自身。遇到这种情况，医护人员应该冷静对待，避免与患者发生争吵，要通过关心与耐心解释，平息其愤怒的情绪。

（12）自我概念变化与混乱　自我概念是人格的基本构成要素，它包括自我认识、自我体验和自我控制。人生的重大变故都会导致个体对自己的重新认识和评价，最终使自我概念发生改变。如恶性肿瘤、难以治愈的慢性病、严重的外伤等，可能会降低患者原有的学习、工作、生活能力，改变患者原有的一些思维模式和行为方式，使患者个性发生改变。所以，人在罹患严重疾病或受到重大身体伤害时，自我概念的变化甚至混乱是常见的心理变化。这是个体患病后发生人格改变的重要心理机制。

2. 疾病各期的心理特征　患者的心理活动虽有一定的规律，但因年龄、性别和病情的不同，心理活动也不同，在疾病发展的不同阶段所表现的躯体症状或心理特征也不同。

（1）疾病早期　患者患病后对疾病缺乏正确的认识而忧心忡忡，就诊时表现为焦躁不安、恐惧感，希望有经验的老医师为自己看病，及时做出诊断和提出治疗方案，争取早日治愈。医院是特殊的生活环境，患者住院后由于暂时不能适应这种陌生的生活环境，其心理变化是复杂的。心理特征表现为希望尽快受到医护人员及同室病友的重视，要求尽快熟悉周围环境包括规章制度，需要尽快得到精心治疗和护理。

（2）疾病高峰期或危重期　当疾病处于高峰期，病势凶猛，发展迅速，给患者带来沉重的心理压力，故患者多有紧张、焦虑、烦躁等情绪。同时患者常常变得敏感多疑，试图通过医生、护士的表情、姿势、言语、行动来揣测所患疾病的轻重程度及后果。

国外对重症监护室（ICU）患者的心理研究表明，这种病房的患者的心理问题除疾病本身的影响外，环境因素也参与其中。重症监护室对患者来说是一个非常特殊的环境。在这里，各类医务人员紧张而繁忙地工作着，没有白天黑夜之分，白天也常亮着灯，患者身体上插着各种管子，各种复杂的诊断治疗仪器摆满其中，医护人员变动频繁且表情严肃，患者亲属常常不允许探视，有时还会看到同病室的病友因抢救无效死亡，病房内刺激单调，常有感觉被剥夺的体验。这种特殊的环境及疾病本身带来的痛苦，有时可以使患者的意识状态发生改变，引起认知缺陷（如定向障碍、记忆和判断力受损、注意力减退）和情绪波动（焦虑、恐惧、抑郁），甚至出现幻觉、妄想及冲动行为，这种现象称为 ICU 综合征。

（3）康复期　康复期是患者经过治疗逐步回到正常生活活动中去的过程。这时期患者的心理变化是多样的。如手术后有肢体残缺的患者思想顾虑多，心理活动复杂，特别是年轻人致残，会考虑婚姻、学习、前途等问题，有的患者因致残而被迫放弃原来感兴趣的工作，产生烦躁、愤怒、忧伤，甚至绝望感及轻生念头，有的患者可产生神经衰弱症候群如失眠、头昏、虚弱、无力等。护士应主动与患者接触，了解其思想动态与困难，鼓励他们树立信心，克服消极情绪。

（4）临终期　按照美国库柏乐·罗斯（Kubler Ross）的观点，临终期患者的心理特征大致分为 5 个阶段：

否认期：患者不承认自己病情严重，幻想着治疗上出现奇迹将病治愈。这几乎是所有患者认识到自己已经进入疾病晚期时常见的心理反应，这是否认的心理防御机制在起作用。暂时的否认可以起到一定的缓冲作用，以免当事人心里过分痛苦。但过分的否认，不利于患者积极主动地配合医生的治疗。

愤怒期：患者认为自己的病不能治愈，是自己倒霉，怨天尤人，烦躁不安，容易激动，常常会感到愤怒。这种愤怒可以表现为对亲人和医护人员及医院环境的不满和挑剔。这时患者的家属非常为难，他们不理解，也不知道如何处理患者的这种愤怒，同时患者也不理解自己的心理反应。

协议期：处于痛苦中的晚期患者为了减轻疼痛、延长自己的生命，有时会有条件地同意配合治疗或承受任何检查。患者以做一个服从治疗的"好患者"为条件，来换取痛苦的暂时解除。这时患者常常会出现这样的念头，"假如能让我多活几年，我将认真地做……"，"如果能使我少受些折磨，我将……"。这阶段患者的情绪一般较为平稳。

忧郁期：有人将这类抑郁叫作"准备性抑郁"。抑郁出现于患者将自己与世界分开的准备过程中，是晚期濒死患者的心理反应。患者悲伤，不愿多谈话，又不愿孤独，希望亲朋好友在床旁陪伴，但相对无言。

接受期：当患者渡过前几个阶段后，就为自己的死亡做好了准备，进入濒死过程的最后阶段。此时，患者通常对死亡有充分准备，比较平静、安宁，不希望外人来看望，但却非常希望亲人能在自己的身边陪伴自己渡过生命的最后时刻。有的患者因疾病折磨想迅速死去，也有的留恋人生，愿接受治疗，争取延长寿命。

3.影响患者心理反应的因素

（1）对疾病的认知评价　患者对疾病的认知评价结果直接影响其情绪反应的性质和强度。患者根据自己已有的关于疾病的知识和经验，对所患疾病进行认知评价，当被评价为危及生命的重病时，必然唤起严重的情绪反应；反之，则可能引起轻度的情绪反应。

（2）心身障碍　　心身障碍是指由心理社会因素导致的躯体疾病或障碍。这类躯体疾病，在躯体症状出现之前，心理问题就已经存在，当躯体症状发展时，心理反应会变得更加严重。

（3）性格特征　　不同性格的人对待疾病的态度和出现的心理反应也不相同。例如，性格开朗、乐观、抱有积极生活态度、意志坚强的人，患病后能正视现实，心理反应较轻，容易从消极的情绪状态中摆脱出来；反之，性格懦弱、意志薄弱、神经质性格的患者，患病后心理反应较重，并且持续时间很长。

（4）人际关系　　医患关系、病友关系、亲友关系及社会支持良好时，可能会减轻患者的心理反应；反之，将加重心理反应。

（5）强化因素　　患者患病后得到了一系列平时难以得到"好处"，如充分的休息、配偶的体贴、饮食上的改善、经济上的赔偿等，这些强化因素的存在，使患者长期陷入患者角色，难以自拔。

三、医护人员的角色及心理需要

（一）医护人员的角色

医护人员角色（role of medical personnel）是一种社会角色，与患者角色相反。社会对于医护人员角色的界定在不同的社会背景或不同的历史时期内容有所不同。当前社会对医护人员角色的看法大同小异，其职责有三方面：一是诊断和治疗的责任。这种诊断和治疗的责任不仅是对于个体，也可以针对整个群体。二是预防和保健的责任。预防的责任所强调的是应对各种可能发生的疾病提前做出防御性反应。保健的内容更广泛一些，首先是对群体进行健康教育，此外也包括对个体进行躯体和心理的保健工作，如健康体检、对于工作和生活起居的建议、对于不同年龄组饮食结构的建议、进行保健性的心理咨询等。三是为社会提供安全感。这是这一行业存在的重要价值之一，医院及医护人员的存在为现实中的群体健康提供了生理上、心理上的安全保证。

（二）医护人员的心理需要

1. 医护人员的生存需要　　医护人员以治病救人为天职，社会对生命越重视，对医护人员的需求也越关注。与一般的行业不同，医护人员的职业角色决定了这一行业被赋予更多的责任与义务。虽然医护人员也像其他行业一样，通过临床医疗工作给予患者诊断和治疗而获得相应的报酬，从而满足自己的生存需要，但人的生命价值和社会对医护人员角色的期望使得医护人员在实际工作中往往需要具备更强的责任感、付出更多的精力。一方面，医疗技术的掌握需要不断在实践中积累经验，医护人员只有通过自己的辛勤工作才能真正掌握医疗技术；同时临床医学的发展过程中不断有新技术的引入，医护人员需要不断学习新知识、掌握新技术才能胜任自己的职业工作，因而这一职业的性质决定了医护人员是一个需要终生学习的职业。另一方面，现代社会对医疗服务的要求是医护人员不仅能够提供高质量的临床诊疗技术，还需要关注患者及家属的心理问题，能够提供高质量的心理支持。因而医护人员需要努力把自己锻炼成为高素质、高技术、高情感的专业技术人员，才能满足当今社会的需要。

医护人员作为一种职业是以特殊的劳动形式服务于社会，这种劳动往往风险与责任同在，辛勤与尊重并存。医护人员在给患者解除病痛的同时会承担相应的风险，疾病能够激发医护人员挑战的勇气与探索的兴趣，患者寄希望于医护人员，则要求其能够承担相应的责任。不敢冒险、懒于探索、害怕责任的医护人员就没有生存的余地。

2. 接纳、被接纳及尊重、被尊重的需要　医护人员在医疗行为中对接纳与被接纳、尊重与被尊重的需要体现在两个方面，一方面是需要同行的接纳和尊重，另一方面是需要患者的接纳与尊重。前者主要是指需要同行对自己个体的接受及对自己医疗水平的认可。

有这样一个例子，某位年轻医生平时工作非常努力，希望尽快积累经验，成为患者和同行都尊敬的医学专业人员。他在实际工作中进步很快，领悟能力很强，在工作半年以后就有一批患者指名要其诊治。某一天在门诊坐诊的时候，他很快处理完了医院规定数量的患者，这时一位患者进门对他说，其他的诊室非常拥挤，他这里反正没有事情，能否顺便诊治一下。他没有直接拒绝，而是要求患者去将所挂的号换成自己诊室的。当患者去挂号室以后得知这位医生的号已经挂完而要求加号的时候，被他坚决拒绝。他说自己已经完成了诊断任务，不愿意再诊治患者，使得患者很不愉快。

这个例子是医生在患者面前接纳及尊重的需要没有得到满足后所出现的情感反应，而这种反应又反过来影响医疗行为中的人际关系。医生之所以产生较为强烈的反应，并且在有条件给患者诊治的情况下拒绝给患者诊治的关键在于患者在要求给予诊治的时候对其所说的"反正没事""顺便看一下"等话，使医生感到这些话是患者没有真正重视自己和承认自己能力的表现。该医生做出的反应是先不直接拒绝，而是让患者去挂号，表面上看，是要求患者履行就诊手续，无可挑剔，实际上是让该患者知道还是有许多患者愿意找自己求治的。当该患者发现医生的号已经挂完而要求加号的时候，这位年轻医生坚决拒绝的行为，希望向对方传递的是自己虽然资历浅，但也是有"分量"的，不是拿"顺便"就可以打发的。

此外，在医疗行为中，有的医护人员之间在医疗行为中的相互嫉妒和诋毁，以及有的下级医生不愿听取上级医生的正确意见，或对于自己所出现的差错采取回避的态度等，除了有执业道德、行为规范等诸多因素以外，对于同行的不接纳与不尊重也是重要的原因之一。

3. 自我实现的需要　任何人均有自我实现的需要，医护人员当然也不例外。自我实现主要是个体需要体现自己的存在对别人、对社会的价值。医护人员自我实现的需要主要体现在通过治愈患者来证明自己存在的价值，正是这种需要促使医务人员不断地从医疗实践中去探索，不断地去积累经验，而使医疗水平不断地提高。这本来是很自然的事情，但在某些情况下，也可以出现偏差，如为了追求治疗某种疾病成功的体验而忽略患者的感受，或者忽略患者的综合情况，或无视患者的权利等，最终可能会危及患者的利益及患者的健康。

（三）医护人员的心理特征

1. 优越感　医护人员在患者及其家属面前的优越感是显而易见的。这种优越感来自两个方面，一方面，是来自健康人对于患者的优越感，这种优越感往往会从和患者及其家属的一般交流中不经意地流露出来，有时甚至不为本人所察觉，但却可以明显地影响到患者一方的心态。例如在询问病史或进行治疗性谈话的时候，通过对于疾病症状的评论，或通过与自己优越情况的比较，或通过对于一些事件的惋惜，或对于患者及亲属对于医学常识的不足所提出的"无知"问题的感叹等均表现出这种优越感。

另一方面，是作为专业人员的优越感，这种优越感更为突出。产生这种优越感的前提是医生提供了患者所急需的医疗服务，而这种服务对于患者方面来说是一种强制或被迫的需要，所以容易使医方有一种高于患者方的感觉。在这种感觉的影响下，即使患者是以对等的方式与医方交流也会使医生产生不好的感受，只有在患者自觉地将自己的位置降到从属地位的时候，医方才容易与患者接近，而以这种情况作为建立医患关系的基础又和共同参与模式框架内进行的医疗行为格格不入。

2. 主宰欲和控制欲　医护人员的主宰欲和控制欲是以自身的优越感作为基础的，主要表现为在医疗行为中希望自己有绝对的权威，希望患者及其亲属完全服从自己。当门诊或住院患者没有按照或者没有完全按照医生的指令行事，部分或完全没有遵从医嘱，或根据自己所了解的医学知识提出自己的疑问和看法的时候，有的医护人员，特别是有的颇有名望的医生会感到非常恼火，甚至非常愤怒，出现训斥患者及亲属或扬言不再为该患者进行诊治等现象。这种现象的表面似乎是为患者着想，为患者的固执、"不听话"而可能造成的病情延误而担心，在许多情况下，这种反应为患者和亲属所理解，但深入反省，此乃是医生的权威受到挑战所产生的情感反应。

3. 自卑和心理防御机制　每个人都存在自卑，不可能在任何人或任何事情面前都表现得完全自信，而问题的关键是应该及时领悟到自己在医疗行为中的自卑问题，才能够更好地调整和患者及其亲属的关系。有的医护人员的自卑表现得很明确，如对于社会地位特别显赫的患者，或者对于"财大气粗"的患者所表现出的过分谦卑，以及作为反差对于社会地位较低的患者，或者对于"穷困"的患者所表现出的过分地"不屑一顾"的态度；有的自卑则表现得相当隐晦，或者是以其他的方式表现出来。

有位患者在入院以后，因为觉得医院的膳食不好，亲属希望带患者外出就餐，但由于病情的原因，医护人员未能同意，此时其亲属向医护人员说明自己是该院上级主管行政部门的领导干部，希望能够给予照顾。本来此事很简单，只要医护人员向其亲属交代不能让患者离院是为患者的健康和安全考虑，同时也是自己的责任就行了，但当时医生的反应相当激烈，认为这位亲属是利用自己的地位"摆谱"，搞特殊，于是发生了争吵。这反映了医护人员的自卑，因为如果不将对方表明身份理解为"摆谱"，而是理解为寻求沟通的通常途径，结果就会完全两样。设想该亲属的身份不是主管单位的干部，而是医护人员的同行或者与医疗行业完全无关的普通人，医护人员就不会出现这样的反应。自卑可以发生在每个人身上，重要的问题是在具体事件发生后的自我反省，只有这样才能做到自我的不断完善。

此外，在医疗行为中医护人员的心理防御机制也随处可见。当同事之间有矛盾和不愉快事件发生的时候，当家里遇到烦心事情的时候，或当出现差错受到上司指责或训斥的时候，医护人员可能在自己的执业行为中，出现对患者的冷漠或不耐烦的情况，这是替代。

当诊断和治疗遇到困难或受到挫折的时候，而这种困难或挫折实际上可能是医生的诊疗水平有限或受到当前医学界认识或技术的局限，有些医护人员很容易抱怨患者的不合作或不理解，甚至毫不犹豫地将诊疗中遇到的挫折或失败的主要责任归于患者一方，这是投射。

当遇到一个求医的患者不合作、不遵医嘱，而这种不遵医嘱直接造成了治疗的目的不能够顺利达成，医护人员的治疗意图不能够顺利贯彻。此时，按理性来说，医护人员应该首先使患者与自己很好地合作，从而使自己的专业技术水平能够得以很好的发挥，因为使患者具有良好的治疗依从性也是医护人员综合素质的重要体现。而有些医护人员在自己的治疗意图不能很好地被贯彻，从而使自己的治疗水平不能很好体现的情况下做出了愤怒的反应，甚至可能对患者或亲属扬言自己不再愿意为患者治疗，理由是患者或亲属"不听话"，这就是退行，即无意识地采用发育早期的行为方式来应对目前所出现的危机。

在医疗行为中，医护人员承受着很多压力和冲突，出现心理防御现象理所当然，而防御的方式与医生的神经类型、经历、教育背景甚至幼年时期的生活模式等多种因素有关。在医疗行为中，值得注意的问题是经常的自我反省，才能够不断地提高。

第三节 医患沟通中的伦理学基础

医学与社会伦理道德常常会发生冲突，一方面医学为患者消除病痛并提供康复的机会，另一方面医学又不可避免地会给患者带来健康损害的风险。究竟该以怎样的原则去维护患者的利益？怎样处理医学及其新技术应用带来的一系列伦理问题？面对社会的传统道德，究竟什么才是我们的行为准则？在高新生命科学技术不断应用的时代背景下，我们该怎样应对和处理医疗领域中日益复杂的伦理关系？

一、伦理学概述

伦理学（ethics）是哲学的一个分支学科，是关于人的道德规范与行为准则的科学，因而有人称之为道德学、道德哲学或道德科学。在西方，伦理学一词源自希腊文"ethos"，意为风俗习惯、精神面貌、社会风气等，其起源可以追溯到古老的史诗与神话时代。古希腊哲学家亚里士多德从气质、性格的意义上，首先把它作为一个形容词 ethos，赋予其"伦理的""德行的"意义。后来，他又构造了 ethics 一词，即伦理学。在中国，伦理最早见于秦汉之际成书的《礼记·乐记》，"凡音者，生于人心者也；乐者，通伦理者也"。"伦"有类、辈分、顺序、秩序等含义，"理"有治玉、条理、道理、治理等含义。大约西汉初年，人们开始广泛使用"伦理"一词，以概括人与人之间的道德原则和行为规范。在语源意义上，"伦理"和"道德"是相通的。

1. 伦理与道德的概念 伦理一词包含了"伦"和"理"。"伦"，即人伦，引申为人与人之间的关系，"理"意为事理、道理、规则，"伦理"即"人与人之间关系的原理"，也就是"人伦之理""做人之道"。

3000多年前，商代甲骨文中已有"德"的记载，但其含义十分笼统。直至西周大盂鼎铭文中的"德"才具有"按规范行事有所得"之意，至此"德"的伦理学意义有了萌芽。东汉刘熙有解，"德者，得也，得事宜也"，即人际关系处置得当，共同享用其得，"内得于己，外得于人"。"德"有一"心""双人"，人与人，心心有约，默契和合，天下太平。道德二字连用，始见于荀况《劝学》篇，"故学至乎礼而止矣，夫是之谓道德之极。""道"是事物发展变化的规律，"德"是立身根据和行为准则，指合乎道之行为。道德说明人的品质、原则、规范与境界。

"伦理"与"道德"二词的英文词语分别是"ethics"及"morality"。但是，"ethics"是个多义字，它除了指某种规范系统之外，亦指对于这类规范的研究。就前一意义而言，可译为"伦理"，而就后一意义来说，则应译为"伦理学"。"morality"一字较单纯，它仅指某种规范系统，相关的研究即称为"道德哲学"。因此严格说来，伦理学包含的范围要比道德哲学更广泛。

"伦理"和"道德"是内涵相通、词义相近的两个概念，都是指行为应该如何规范，并在一定程度上起到调节社会成员之间相互关系的作用。因此，在日常生活中，"伦理"和"道德"这两个词语常常一起出现，而且常常被混为一谈。然而，二者又有一定的区别，道德的含义侧重于个体行为和道德实践，伦理的含义偏向于社会公理和道德理论。简单地说：伦理是对人们行为应当怎样的理由给予说明，而道德则是告知人们行为应当怎样地表达；伦理表述的是行为的基本原则，即"你必须这么做"，而道德表达的是行为的最高原则，即"你最好这么做"。

2. 伦理学的性质与任务

（1）伦理学的性质　伦理学是以道德现象为研究对象，对人类的道德活动进行系统探索和研究的学科，其内涵包括道德意识（如个人的道德理念和情感等）、道德表现（行为）和道德规范等。伦理学将道德现象从人类活动中区分开来，探讨道德的本质、起源和发展，道德水平同物质生活水平之间的关系，道德的最高准则和道德评价的标准，道德规范体系，道德的教育和修养，人生的意义、价值和生活态度等问题。

伦理学是以为人们提供基本的行为规范和指导性准则为主要任务的学科。人类的行为方式和规范明显受社会发展、社会意识和物质生活水平的制约，因而不同的社会制度和经济生活水平会产生不同的行为规范体系和行为评价标准。伦理学试图从理论层面建构一种指导行为的规范体系或准则，即"我们应该怎样处理此类处境""我们为什么、又依据什么这样处理"，并且对其进行严格的评判，借以回答何为正当行为或应当怎样行动的问题。这种道德性行为规范，不同于法律等社会行为规范，它不是依靠强制力量所维系和推行的，而是强调内心的自觉、内在的信仰和主体的自律，因此它是一种较为深刻、较为高层次的基本行为规范。

伦理学是以引导社会理念、倡导社会价值为宗旨的实践性学科。它来源于人们的社会实践，又指导人们的社会实践，通过扬善抑恶的特殊功能，起着协调人与人、人与社会、人与自然的关系，维护正常的人际交往和社会秩序，促进个体全面发展和社会文明进步的重要作用。

（2）伦理学的任务　依据社会主义的理论与科学相统一、理论和实践相统一、社会道德和个体道德相统一等原则，我国现阶段的伦理学的主要任务具体归结为以下三个方面：

首先，揭示和论证道德的社会本质及其发展的客观历史过程，即从道德与社会物质生活条件、社会上层建筑和其他社会意识形式的辩证关系，揭示道德的起源、本质和社会职能，并通过全面考察各种道德类型及其相互关系，揭示各类道德形成和发展的历史必然性和客观规律性，为解决各种具体道德问题奠定一般理论基础，为现实的道德生活提供根本性的指导依据。

其次，概括并阐释社会主义道德的规范体系，即在考察历史和现实的基础上，着眼于现实的最高价值标准和更高社会形态对全体成员进行道德要求，提炼社会主义道德的原则、规范及其他道德行为准则，并按其内在联系，构成严谨的理论和规范体系。同时通过广泛深入的传播、教育等途径，使这些社会法则或规则转化为个人自觉的道德意识和行为。

最后，探讨社会主义道德的构成和培养社会道德的途径。在总结先进人物高尚品德和成长历程的基础上，探讨社会倡导的人生观、价值观、道德理想、道德修养、道德评价等，正确阐释这些方面所涉及的理想和现实、个人和集体、必然和自由、行为和环境、理智与情感、目的与手段、动机与效果等理论问题，为引导新的社会道德理念提供理论依据。

二、医学伦理学概述

医学伦理学是建立在医学活动中医患各方权益基础上的，包括医方与患方、医方与医方、医方与社会，其中医患关系是核心。患者求医时通常需要依赖医务人员的专业知识和技能，患者自己常常不能判断疾病的影响因素和诊疗质量。患者为了获得优质的医疗，在医务人员面前不得不坦诚与疾病相关的隐私，这就给医务人员带来一种特殊的道德义务与责任：保护患者的尊严和隐私，并采取相应的措施维护患者的利益。

（一）医学与伦理学的关系

医学是真、善、美的统一，分别体现在它的科学性、艺术性、道德性等方面。首先，医务人员救死扶伤、治病救人，必须建立在对疾病与健康科学正确认识、正确治疗的基础上；其次，医学不仅维护和塑造人体美，而且要求医务人员在诊疗过程中要体现人文情怀，注重个性，因人、因病、因地、因时施治，讲求服务的方式与艺术；此外，医学还是最能体现道德性和人文精神的学科之一。

医学的道德性集中体现在医德之中，医德作为医学职业道德的核心成分首先体现在医学的性质、任务和目的之中。医务人员与患者的关系是医德表现的主要方面。医疗卫生工作必须为患者服务，医务人员的最高职责就是与疾病做斗争，保护和增进人们的身心健康。医德直接关系到患者的安危和健康。明代龚廷贤说："病家求医，寄以生死。"说明患者对医务人员托付生死，医务人员的职业行为关乎患者性命。医德是医务人员职业行为的准则，不讲道德的医学，人类是无法接受的，"没有医学伦理学，医生就会变成没有人性的技术员、知识的传播者、修理器官的匠人或者无知的暴君"（《西塞尔内科学》17 版前言）。

在数千年的医学发展历史长河中，医德思想源远流长，医德华章灿若星辰，医德风范千古传颂。仁爱救人、一视同仁、清正廉洁、严谨求实、精益求精、医道互敬、关心患者，是中外医学道德的优良传统。西方医学之父希波克拉底的《誓言》、中国古代医圣孙思邈的"大医精诚论"，以及当代一系列国际医德法典——《日内瓦宣言》《国际医德守则》《国际护士守则》等，均是医学界庄重的医德承诺；扁鹊、华佗、李时珍、巴士德、白求恩、李月华、赵雪芳、吴登云等，更是医务工作者的道德楷模。医学因为其"伦理性"而获得崇高的声誉和地位，伦理道德指引医学健康发展的道路，架设医学通往未来的桥梁。

（二）医学伦理学的概念

医学伦理学是运用一般伦理学理论和原则解决医疗卫生实践和医学发展过程中的医学道德问题和医学道德现象的学科，它是医学的一个重要组成部分，又是伦理学的一个分支。医学伦理学突出表现在临床医疗工作中医患关系的特殊性。患者对疾病的认知往往是模糊的，对医疗质量和治疗预后缺乏了解和判断，对疾病的影响因素和医疗的质量更是缺乏认识，因而求医时主要依靠医务人员的专业知识和技能作出决断。患者常会把自己的一些隐私告诉医务人员，这意味着患者要信任医务人员，也就要求医务人员把患者的利益放在首位，保护患者的尊严和隐私。行使规范的职业行为、使自己获得患者的信任是医护人员的基本职业守则之一。

医患关系的基本性质类似于信托模型：信托关系基于患者对医务人员的特殊信任，信任后者出于正义和良心会真诚地把前者的利益放在首位。医患关系涉及医学伦理学的许多基本问题，其中最重要的是患者的权利和医生的义务问题。公元前 4 世纪的《希波克拉底誓言》就明确提出医生应根据自己的"能力和判断"采取有利于患者的措施，保护患者的秘密。世界医学联合会通过的两个伦理学法典，即 1948 年的《日内瓦宣言》和 1949 年的《医学伦理学法典》，都发展了《希波克拉底誓言》的精神，明确指出患者的健康是医务人员首先关心的头等重要地位的问题，医务人员应无例外地保守患者的秘密，坚守医学传统。

（三）中西方医学道德的优良传统

中国悠久丰富的人文历史为医学的发展提供了不少值得自豪的元素，历经千年仍熠熠生辉的祖国传统医学（以中医学为主）是世界医学中的瑰宝之一。然而，中医的魅力与光辉并不仅仅来源于她神奇的疗效和独特的理论体系，还有一个很重要的原因就是历代中医大家们身上闪烁着人性光辉色彩的医德。中医学道德的优良传统中提到：医乃仁术，仁爱救人；博施济众，普同一等；以人为本，尊重患者；精勤不倦，博极医源；清廉淳正，行为端正。它随着中医独特的诊疗技术一起传承至今。纵观古今中医各家，但凡有所建树者，无一不是德艺双馨之医家，他们用自己的言行举止诠释着"医乃仁术"，用自己的心血汗水捍卫着医道尊严。

古希腊医学家希波克拉底在《希波克拉底誓言》中把"为病家谋利益"作为医师的最高准则。罗马医生盖伦指出"作为医生，不可能一方面赚钱，一方面从事伟大的艺术——医学"。阿拉伯医学家迈蒙尼提斯在《迈蒙尼提斯祷文》中提出："启我爱医术，复爱世间人，愿绝名利心，尽力为病人，无分爱与憎，不问富与贫，凡诸疾病者，一视如同仁。"公元前5世纪"印度外科鼻祖"妙闻指出医生要有四德，即"正确的知识""广博的经验""聪明的知觉"和"对患者的同情"。在公元前3000年末至前2000年初，巴比伦国制定了《汉谟拉比法典》，阐述了医生的行医准则，形成了比较系统的医德规范。17世纪，英国生理学家哈维提出了医学研究者应当追求真理、勇于怀疑、实事求是、客观公正等思想，这是近代医学伦理思想的奠基。18世纪，德国胡弗兰德提出了著名的《医德十二篇》，他指出："医生活着不是为了自己，而是为了别人，这是职业的性质决定的。不要追求名誉和个人利益，而要忘我地工作来救治别人，救死扶伤，治病救人，不应怀有别的个人目的。"19世纪，英国托马斯·帕茨瓦尔出版了《医学伦理学》一书，从此医学伦理学成为一门独立的学科。

三、医患关系中的伦理问题

（一）医患关系与伦理学

医患关系是指从事医学职业的人员与患者在临床医疗活动中发生的各种关系的总称，是医疗活动中形成的特定的人际关系，也是医疗实践中人与人之间的基本关系，各种伦理道德现象都是围绕这一基本关系发生发展的。对医患关系的研究，历来是医学伦理学所关注的焦点。

1. 医患关系中的伦理学特点　从伦理学的观点看待临床医疗活动中的医患关系问题是一种涉及生命、健康、尊严等生死攸关的责任问题，因而医患之间的伦理关系在医患关系中被赋予了最基本、最普遍、最核心的内涵。这种伦理关系的基本特点是：

（1）一致性与相容性　医患双方的目标一致、利益互存。患者求医，医生施治，双方都是为了恢复、维护、增进健康的目标而相互协作，且在共同实现目标的过程中，双方获得自身价值的满足。即医生运用自身的医学知识和技能为患者解除疾苦，实现了自身的价值，患者也在此过程中满足了自身对健康的需求，医患双方由此构成一个利益共同体。没有患者，医者的价值无从体现；没有医者，患者的健康缺乏保障。在这个互动、互利、互补、互助的过程中，医患双方彼此信任，互相合作，才能获得理想的结果。

（2）不平衡性与矛盾性　医患双方的人格是平等的，患者针对自身的医疗活动应该拥有参与权和自主权。然而，由于医疗活动的特殊性，患者实际上在医疗活动中难以获得充分的了解和把握。因此，医务人员的专业知识和权威地位往往主导着医疗活动，而患者总是处于被动、依赖、受人操纵的地位，遂使得双方地位不平衡。再加上医患双方信息不对称，各自对对方的期待不同，各人的价值观、生活阅历、认知态度也有差异，医患之间常常会出现隔阂、矛盾、冲突甚至纠纷，这就需要彼此加强沟通，并在沟通的过程中用道德规范等加以调解。

2. 医患关系中的伦理学观点　医患关系涉及医务人员行为规范的伦理学观念主要包括道义论和后果论。道义论认为，医务人员行动的是非善恶决定于其行为本身的性质，而不决定于其后果，医务人员应该把握好自身行为的规范而无须顾及其可能产生的后果。如某些医生认为应把病情严重的真相告诉临终患者，而不管可能引起的后果，因为"隐瞒""说假话"或"欺骗"这种行动本身是不应该的；又如有人认为医疗卫生是福利事业，不应成为商品而进入市场机制，这也是一种道义论的观点。反之，后果论则认为医务人员行动的是非善恶决定于其行为可能产生的后果，并不决定于其性质。如有的医生认为不应把病情严重的真相告诉临终患者，这样会产生消极后果。后果论要求在不同的治疗方案中做出评估和选择，最大限度地增进患者的利益，把代价和危机减少到最小程度。道义论和后果论在医学伦理学中都十分重要，但有时会相互冲突，难以取舍。

当今社会已经越来越注重个人权益的维护，因而在临床医疗活动中需要充分评估患者的健康水平与危急程度、精神状态与心理承受能力、行为责任能力等，并考虑在与监护人进行充分讨论的基础上做出选择。告知的方式包括直接告知、间接告知或通过监护人告知、分阶段告知或暂缓告知等。

对于医疗活动中医务人员的道德规范，过去的医学伦理学的文献包含有美德论和义务论两方面的内容。美德论讨论有道德的医务人员应具备哪些美德、哪些品质。许多文献都认为医生应具有仁爱、同情、耐心、细心、谦虚、谨慎、无私、无畏、诚实、正派等美德。义务论讨论医务人员应做什么，不应做什么。

现代医学伦理学出现了新的特点。其一，由于医疗卫生事业的发展，医学已经从医生与患者间一对一的私人关系发展为以医患关系为核心的社会性事业。作为一种社会性事业，就要考虑收益和负担的分配及分配是否公正的问题，尤其是卫生资源的公正分配和尽可能利用这些资源使大多数人得到最佳医疗服务等涉及卫生政策、体制和发展的战略问题。这构成了医学伦理学一个新的内容，即公益论。其二，以往的医学伦理学提出的医生的道德义务，或道德价值和信念都是绝对的，是一种"至上命令"，因为它们的权威被认为来自神圣的宗教经典，或来自不朽的医典。因此，不管是以法典还是案例体现的这些规范或价值无条件地适用于一切情况。但由于生物医学技术的迅速发展和广泛应用、医疗费用的飞涨，以及价值的多元化，现代医学伦理学更多地涉及患者、医务人员与社会价值的交叉或冲突，以及由此引起的伦理学难题。例如古代中、西医学的传统都不允许堕胎术，但当代妇女要求在生育问题上行使自主权，在应孕妇要求实施人工流产术时又要考虑手术对其健康的影响及胎儿的地位等，这些都对传统价值观念提出了挑战。

3. 医患沟通中的伦理学作用　医患沟通中的伦理道德不仅是一种理论，而且是一种指导医患双方行为的准则。对医务工作者而言，在医患沟通和医疗处置中应该遵循"举止端庄、尊重患者、谨言慎微、廉洁奉公、一丝不苟"的行为规范。在医患交往中，患者存在着被认识、被尊重、被接纳、被关爱及了解诊疗信息、早日康复等心理需求，他们十分需要来自医方的认知指导、感情支持和意志激励。因此，医患的沟通相当重要，它是协调医患关系的重要途径和手段。医患关系的伦理性质决定了伦理道德在医患沟通中具有以下几方面的重要作用：

（1）遵循行为规范，奠定沟通互信基础　伦理道德是调整和处理人际关系的行为规范，医务人员规范的行为对于建立信任，保证医患沟通的正常进行，具有重要意义。

（2）创设良好氛围，保障医疗服务质量　医德是调整医患关系、医务人员相互关系及医务人员与社会关系的行为规范，医务人员遵循医德、规范行事、尊重患者与提供优质的医疗服务有着密切的关系，患者的信任、理解和积极配合为高质量的医疗服务提供基本保障。

（3）协调医患关系，化解医患矛盾纠纷　医患和谐、相互理解、相互尊重，有利于消除误会，化解矛盾，减少冲突，避免纠纷。

（4）促进身心康复，推动医学科学发展　医生是医疗实践的主导者，患者是医疗活动的主体，二者之间相互真诚地协作不但能够获得各自需要的满足，还能推动医学科学的不断发展。

（5）构建和谐社会，加快精神文明建设　医患关系也是日常生活中各种社会关系的一部分，相互信任与和谐平等的医患关系有利于促进社会关系的良好发展。

（二）医学伦理学的特征与原则

1. 医学伦理学的基本特征　医学伦理学既是基于时代的医学思想的价值体现，又是一定时期医学道德精神在临床工作中的实践，其基本特征有：

（1）实践性　医学伦理学是与医疗实践密切相关的学科。医学伦理学的理论、规范来源于实践，是对医疗实践中的道德关系、道德意识、道德行为的概括和说明，是在长期的医疗活动中逐步形成和发展起来的，而来源于医学实践的道德原则、道德规范又对医学活动起着重大的指导作用。医学实践既是医学伦理学的基础和动力，又是医学伦理学的目的和检验医学伦理学理论正确性的唯一标准。

（2）继承性　弘扬伦理道德是医学进步的基本要素和重要标志，是贯穿医学发展史的一条总线。"救死扶伤""医乃仁术"等伦理道德原则为医学工作者自觉继承、恪守，并在医学事业的发展中被不断发扬光大。

（3）时代性　医学道德伴随着医学发展和社会进步而不断提高。医学的发展不仅表现为疾病诊治的技术进步，而且表现为医学道德的进步。与新的预防、诊断、治疗方法相对应的伦理原则的制定是医学道德进步的重要标志。任何时代的医学道德都与特定的社会背景相联系，都为解决该时代的具体问题而存在。在古代，为妇女堕胎被认为是违反道德的；在当代，为维护社会和妇女自身的利益开展的计划生育手术则是道德之举。医德原则、医德规范、医德评价、医德教育都是时代的产物，都不能脱离时代。反映社会对医学的需求、为医学发展导向、为符合道德的医学行为辩护是医学伦理学的任务。

2. 医学伦理学的基本原则　医学伦理学的基本原则是指调节医疗职业活动中各种伦理关系所应遵循的基本原则。国际医学伦理学界受美国生命伦理学家所著《生物医学伦理学原则》的影响较大，通常引用《生物医学伦理学原则》作为医学伦理学的基本原则，其主要内容包括：

（1）患者利益第一原则　是指医务人员的诊疗行为以保护患者利益、促进患者健康、增进其幸福为首要目的。医疗服务直接关系人的生命与健康，在生命安危与健康面前，只能让其他利益和考虑让路。医疗保健服务对象处于疾病状态中，不同程度地丧失了生活、行动和思考的能力，常处于任人摆布的状态中，如果医务人员将自身或其他利益放在首位，将可能造成不可想象的后果。只有在确认患者利益第一原则的前提下，才能理顺其他各种利益关系。

（2）不伤害原则　指医务人员医疗行为的动机与后果均应该避免对患者造成伤害。任何一项医疗技术本身都存在利弊两重性，在为患者带来一定的健康利益的同时，也存在着对患者造成伤害的可能性，潜在的医疗伤害与患者的健康利益是联系在一起的，医务人员的医疗实践工作要争取以最小的损伤代价获取患者最大的健康受益。医疗伤害的种类有技术性伤害、行为性伤害、经济性伤害。在医疗实践中为了避免对患者的伤害，医务人员要不滥施辅助检查、不滥用药物、不滥施手术等。

（3）尊重自主原则　是指医务人员要尊重患者及其做出的理性决定。首先是尊重患者的自主权利（即患者有权利就关于自己的医疗问题做出决定）。医务人员尊重患者的自主性绝不意味着放弃自己的责任，必须处理好患者的自主与医生之间的关系。尊重患者包括帮助、劝导，甚至限制患者进行选择。当患者充分理解了自己病情的信息后，患者的选择和医生的建议往往是一致的。当患者的自主选择有可能危及其生命时，医生应积极劝导患者做出最佳选择。当患者（或家属）的自主选择与他人或社会的利益发生冲突时，医生既要履行对他人、社会的责任，也要使患者的损失降低到最低限度。对于缺乏或丧失选择能力的患者，如婴幼儿和儿童患者、严重精神病和严重智力低下等患者，其自主选择权由家属或监护人代理。

（4）公正原则 系指社会上的每一个人都具有平等合理享受卫生资源或享有公平分配的权利，享有参与卫生资源的分配和使用的权利。在医疗实践中，公正不仅指形式上的公正，更强调内容上的公正。如在稀有卫生资源分配上，必须以每个人的实际需要、能力和对社会的贡献为依据。

我国有着优良的医学道德传统，以儒家思想"仁者爱人"为核心的"济世救人"理念一直影响着我国的医务人员。20 世纪 80 年代，我国的伦理工作者根据我国社会主义道德核心又提出了社会主义医学道德的基本原则：防病治病，救死扶伤，实行社会主义人道主义，全心全意为人民身心健康服务。

第四节　医患沟通中应遵守的法律法规

案例导学

2019 年 3 月 26 日，北京市第一中级人民法院向社会公开发布了《医疗损害责任纠纷审判白皮书》，其中的案例四"侵犯患者知情权构成医疗过错"，案情概要：

赵某在甲医院接受右侧主动脉狭窄支架形成术，术中医生在未告知的情况下为赵某放置了第二个支架。赵某出院诊断为右颈动脉狭窄，右颈内动脉直接植入术后（脑保护伞及导丝遗留、断裂等）。之后，赵某又在乙医院接受"导丝部分取出术"及"主动脉腔内异物取出术"。经鉴定，赵某构成伤残。

鉴定机构认为，甲医院的诊断及手术方式不违反医疗常规，保护伞未能取出为手术并发症。但其未与患方充分沟通治疗方案及风险利弊就放置第二个支架，并未及时告知，取得患方签字。故甲医院在患者知情权、选择权方面存在过错，与赵某的损害之间具有因果关系。

案例解析

裁判要旨：虽然医院对患方的疾病作出正确诊断，在手术方式的选择上不违反医疗常规，保护伞未能取出是手术并发症，但是知情权和选择权是患者在医疗诊治中的重要权利。知情权主要表现在患者对自身疾病、治疗方式、手术风险和利弊、预后结果有权利知悉，选择权在于患者有权利选择何种治疗方案。诉讼中，根据鉴定机构出具的鉴定结论，医院在术前沟通中对患者术中风险告知不足，术中放置第二个支架，未将此情况及时告知家属。医院的行为对患者知情权构成侵犯，视为存在过错，与损害结果之间有因果关系，应当按 10% 的责任比例承担赔偿责任。

一、医患沟通中应遵守的法律规范的概述

医患沟通是减少和预防医患纠纷、构建和谐医患关系的重要环节。在医患关系中依法履行自己的义务、尊重对方的权利是构建和谐的医患关系的前提和必要条件。在医患关系中，医师掌握医学知识，处于相对主动的地位，又享有法律赋予的特定权利（如对疾病的诊治权、处置权等），这不仅要求医师努力提高技术水平、恪守职责，更要履行法律义务、充分尊重和保护患者的权利。患者在享有知情同意权等权利的同时也要承担一定的义务，才能保证医疗工作的正常进行。

医师的执业和患者的就医都受法律的保护和规制，在法律的范围内享有各自的权利、履行各

自的义务。对患者而言，就医的权利受侵犯时患者及其家属有权诉诸法律，追究医疗机构或医务人员的责任；同时也要遵守相关的法律法规规定的义务。对医生而言，患者就医时侵犯了医生的权益，其违法行为同样应受到法律的制裁。

医患沟通中应当遵守的法律、法规、规章，不仅包括《中华人民共和国宪法》《中华人民共和国民法典》《刑法》《个人信息保护法》等法律，也包括《基本医疗卫生与健康促进法》《中华人民共和国医师法》《药品管理法》《中医药法》《医疗纠纷纠纷预防与处理条例》《医疗机构管理条例》《医疗事故处理条例》《护士管理条例》《医疗保障基金使用监督管理条例》《医疗机构投诉管理办法》《处方管理办法》《病历书写基本规范》《中医病历书写基本规范》《电子病历应用管理规范（试行）》《医疗机构病历管理规定》等专门的卫生法律、法规、规章，这些法律、法规、规章构成了医患沟通的法律基础，明确了医患双方各自享有的权利及应当履行的义务。

二、医疗活动中患者的权利和义务

医疗活动具有很强的专业性，医师掌握医疗技术，在一定意义上占据主动地位，而患者则相对处于弱势地位，那么患者在医疗活动中享有哪些权利，如何保护患者的这些权利？根据《中华人民共和国民法典》《中华人民共和国医师法》《传染病防治法》《中医药法》《医疗机构管理条例》《医疗机构病历管理规定》《医疗美容服务管理办法》《药物临床试验质量管理规定》等法律、法规和规章的规定，患者在医疗活动中享有下列权利。

（一）获得诊治、获得医疗救助的权利

公民因疾病到医疗机构就诊时，有获得医疗机构及其医务人员诊治的权利，尤其是疾病紧急、危重时，不因其身份、地位、职业、财产状况等的不同而不同，这是公民生命权、健康权的基础，是一项基本医疗权利。医疗卫生机构及其医务人员负有救死扶伤、诊治疾病的法定义务，不能因为患者没有支付能力而拒绝履行救治义务。我国的法律法规对此有明确的规定，如《基本医疗卫生与健康促进法》第四条规定：国家和社会尊重、保护公民的健康权。第五条规定：公民依法享有从国家和社会获得基本医疗卫生服务的权利。《中华人民共和国民法典》第一百一十条规定：自然人享有生命权、身体权、健康权、姓名权、肖像权、名誉权、荣誉权、隐私权、婚姻自主权等权利。《中华人民共和国医师法》第二十七条规定：对需要紧急救治的患者，医师应当采取紧急措施进行诊治，不得拒绝急救处置。《医疗机构管理条例》第三十条规定：医疗机构对危重患者应当立即抢救。对限于设备或者技术条件不能诊治的患者，应当及时转诊。

（二）知情权

医疗上的知情权，在我国习惯称之为"知情同意权"，是指患者在选择和接受诊疗过程中有权获得必要的医疗信息，并在理性的情况下做出决定的权利。知情同意的基本含义是，医师对患者进行医疗行为时，应将病情、治疗措施及可能存在的治疗风险、替代医疗方案等情况如实地告诉患者本人，并在此基础上取得患者的明确同意。医疗知情同意权的构成要件包括：①医疗信息的揭示。②医疗信息的理解。③患者自愿的同意。④患方同意的能力等。患者的知情同意权得以实现的前提是医师必须向患者提供足以让其做出同意与否决定的全面的、客观的、真实的医疗信息，但是在向患者告知这些信息时，应根据具体情况，选择适当的时机、恰当的方式以避免对患者疾病的治疗产生不利的影响。比如有肝癌等恶性肿瘤的患者，一般应首先告知其近亲属，再根据其近亲属的意见，采取适当的方式告知患者本人。在患者本人为限制民事行为能力人或无行为

能力人时，如实向其法定代理人告知病情。

我国《中华人民共和国民法典》第一千二百一十九条明确规定：医务人员在诊疗活动中应当向患者说明病情和医疗措施。需要实施手术、特殊检查、特殊治疗的，医务人员应当及时向患者具体说明医疗风险、替代医疗方案等情况，并取得其明确同意；不能或者不宜向患者说明的，应当向患者的近亲属说明，并取得其明确同意。医务人员未尽到前款义务，造成患者损害的，医疗机构应当承担赔偿责任。《中华人民共和国医师法》第二十五条也做了同样的规定。

知情同意权相关的权利就是知情选择权。知情选择权，是指当有不同的治疗方案、治疗措施时，患者有选择这一治疗方案或那一治疗方案的权利，比如手术治疗和非手术治疗。

知情同意权的例外。患者知情同意权是患者的一项重要权利，但这项权利的行使也存在着例外的情形。《中华人民共和国民法典》第一千二百二十条明确规定：因抢救生命垂危的患者等紧急情况，不能取得患者或者其近亲属意见的，经医疗机构负责人或者授权的负责人批准，可以立即实施相应的医疗措施。

同时，《最高人民法院关于审理医疗损害责任纠纷案件适用法律若干问题的解释》第十八条规定：因抢救生命垂危的患者等紧急情况且不能取得患者意见时，下列情形可以认定为民法典第一千二百二十条规定的不能取得患者近亲属意见：①近亲属不明的。②不能及时联系到近亲属的。③近亲属拒绝发表意见的。④近亲属达不成一致意见的。⑤法律、法规规定的其他情形。前款情形，医务人员经医疗机构负责人或者授权的负责人批准立即实施相应医疗措施，患者因此请求医疗机构承担赔偿责任的，不予支持；医疗机构及其医务人员怠于实施相应医疗措施造成损害，患者请求医疗机构承担赔偿责任的，应予支持。

依据上述规定，我们认为紧急情况下知情同意权的例外情形须符合以下条件。

第一，必须出现抢救生命垂危的患者等紧急情况。这里的"紧急情况"是指出现了患者生命垂危、客观上来不及取得患者或者其近亲属同意的紧急情形。这里的"生命垂危"是指如果不采取必要的医疗措施，患者很可能会失去生命。患者处于生命垂危的危急状态，必须得到医学上的普遍认可。除了生命垂危之外，其他如不采取相应措施将给患者造成难以挽回的损害的情形也属于"紧急情况"。

第二，不能取得患者或者其近亲属意见的。所谓"不能"是指因客观原因而无法取得患者或者其近亲属的意见。此处所说的不能取得意见，是指既不能取得患者的意见，也不能取得患者近亲属的意见。如果能够取得患方的意见，即使是急救，也应当要取得患方意见。

第三，经医疗机构的负责人或者授权的负责人批准。医疗机构的负责人一般是指医疗机构的行政负责人，授权的负责人是指由医疗机构负责人授权可以代表医疗机构做出紧急决策的人员。

患者知情权的另外一项重要内容就是获得记录疾病状况及其相关信息的病历资料。病历资料主要包括患者门诊病历、住院志、医嘱单、检验报告、手术及麻醉记录、病理资料、护理记录等病历资料。《中华人民共和国民法典》第一千二百二十五条第二款规定：患者要求查阅、复制病历资料的，医疗机构应当及时提供。

（三）隐私权

隐私权是自然人就自己个人私事、个人信息等个人生活领域内的事情不为他人知悉、禁止他人干涉的权利。隐私权是一个受文化和时间制约的权利，我们认为隐私权是指公民享有的私生活安宁与私人信息依法受到保护，不被他人非法干扰、知悉、搜集、利用和公开等的一种人格权。我国《个人信息保护法》规定了对个人信息保护的内容，《中华人民共和国民法典》第四篇人格权中第六章专门规定了隐私权的内容。

患者的隐私权是指法律赋予患者在接受医疗服务时享有的，要求医方对其合法掌握的有关患者个人的各种秘密不得擅自泄露，并排斥医方非法侵犯的权利。尊重、保护患者的隐私是医师执业活动中应履行的义务。医务人员在诊疗活动中获知的患者信息，只能用于和治疗有关的医疗活动，不能他用，即未经患者本人同意，不得向他人泄露，否则侵害了患者的隐私权，要承担相应的法律责任。承担责任的方式涉及民事、行政、刑事方面，相关的法律法规对此做出了明确规定：

民事方面，《中华人民共和国民法典》第一千二百二十六条规定：医疗机构及其医务人员应当对患者的隐私和个人信息保密。泄露患者的隐私和个人信息，或者未经患者同意公开其病历资料的，应当承担侵权责任。第一百七十九条规定了承担民事责任的方式主要有：停止侵害、赔礼道歉、赔偿损失等。《个人信息保护法》第十一条规定：国家建立健全个人信息保护制度，预防和惩治侵害个人信息权益的行为。第六十九条：处理个人信息侵害个人信息权益造成损害，个人信息处理者不能证明自己没有过错的，应当承担损害赔偿等侵权责任。

行政方面，《中华人民共和国医师法》第五十六条规定：医师在执业活动中泄露患者隐私或者个人信息的，由县级以上人民政府卫生健康主管部门责令改正，给予警告，没收违法所得，并处一万元以上三万元以下的罚款；情节严重的，责令暂停六个月以上一年以下执业活动直至吊销医师执业证书。《护士条例》第三十一条规定：护士在执业活动中泄露患者隐私的由县级以上地方人民政府卫生主管部门依据职责分工责令改正，给予警告；情节严重的，暂停其六个月以上一年以下执业活动，直至由原发证部门吊销其护士执业证书。

刑事方面，《刑法修正案（七）》第二百五十三条规定：国家机关或者金融、电信、交通、教育、医疗等单位的工作人员，违反国家规定，将本单位在履行职责或者提供服务过程中获得的公民个人信息，出售或者非法提供给他人，情节严重的，处三年以下有期徒刑或者拘役，并处或者单处罚金。

（四）不受歧视的权利

不受歧视的权利亦即平等就医的权利，是指患者在医疗活动中，不因性别、年龄、身份、地位、财产状况、是否患有传染病等而受到区别对待。我国《宪法》第 45 条规定：中华人民共和国公民在年老、疾病或者丧失劳动能力的情况下，有从国家和社会获得物质帮助的权利。医务人员不得借故推辞前来就诊的患者或拒绝向危重患者、传染病患者、欠费患者提供医疗服务，不得无视这些患者的就医请求。《艾滋病防治条例》第 3 条规定：任何单位和个人不得歧视艾滋病病毒感染者、艾滋病患者及其家属。

（五）获得民事赔偿的权利

获得民事赔偿的权利是指患者在诊疗活动中受到损害，医疗机构或者其医务人员有过错的，由医疗机构承担赔偿责任。这也是《中华人民共和国民法典》第一千二百一十八条明确规定的。《中华人民共和国民法典》第一千一百七十九条同时规定：侵害他人造成人身损害的，应当赔偿医疗费、护理费、交通费、营养费、住院伙食补助费等为治疗和康复支出的合理费用，以及因误工减少的收入。造成残疾的，还应当赔偿辅助器具费和残疾赔偿金；造成死亡的，还应当赔偿丧葬费和死亡赔偿金。

患者的义务就是要遵守法律、法规规定，自觉遵守医院的各项规定和就诊秩序，尊重医务人员，发生医疗纠纷或医疗损害时通过正当途径依法处理。《医疗纠纷预防和处理条例》第二十条做出了相应的规定：患者应当遵守医疗秩序和医疗机构有关就诊、治疗、检查的规定，如实提供与病情有关的信息，配合医务人员开展诊疗活动。

三、医疗活动中医师的权利和义务

《中华人民共和国医师法》第二十二条规定了医师在执业活动中享有的一些具体权利：①在注册的执业范围内，按照有关规范进行医学诊查、疾病调查、医学处置、出具相应的医学证明文件，选择合理的医疗、预防、保健方案。②获取劳动报酬，享受国家规定的福利待遇，按照规定参加社会保险并享受相应待遇。③获得符合国家规定标准的执业基本条件和职业防护装备。④从事医学教育、研究、学术交流。⑤参加专业培训，接受继续医学教育。⑥对所在医疗卫生机构和卫生健康主管部门的工作提出意见和建议，依法参与所在机构的民主管理。⑦法律、法规规定的其他权利。

结合其他相关法律法规，医务人员在医疗活动中享有的权利主要有：诊疗权、医疗干预权、人格尊严和人身安全不受侵犯等。

（一）诊疗权

诊疗权是指执业医师在执业地点、注册的执业类别内，开展与其执业范围相适应的诊疗活动，利用自己的专业知识和技能为患者恢复或维持健康提供诊疗行为，包括进行医学诊查、疾病调查、医学处置、出具相应的医学证明文件，以及选择合理的医疗、预防、保健方案。医师正当的执业行为、合法行使诊疗权的行为不受非法干涉。

诊疗权是执业医师最基本的执业权利，包括疾病调查权、自主诊断权、医学处方权、强制治疗权、紧急处置权等。

《中华人民共和国医师法》第十四条规定：医师经注册后，可以在医疗卫生机构中按照注册的执业地点、执业类别、执业范围执业，从事相应的医疗卫生服务。医师经相关专业培训和考核合格，可以增加执业范围。根据《中华人民共和国医师法》第十八条和《关于医师执业注册中执业范围的暂行规定》第五条的规定：医师变更执业地点、执业类别、执业范围等注册事项的，应当依照本法规定到准予注册的卫生健康主管部门办理变更注册手续。医师从事下列活动的，可以不办理相关变更注册手续：①参加规范化培训、进修、对口支援、会诊、突发事件医疗救援、慈善或者其他公益性医疗、义诊。②承担国家任务或者参加政府组织的重要活动等。③在医疗联合体内的医疗机构中执业。④对病人实施紧急医疗救护的。⑤临床医师依据《住院医师规范化培训规定》和《全科医师规范化培训试行办法》等进行临床转科的。⑥依据国家有关规定，经医疗、预防、保健机构批准的卫生支农、会诊、进修、学术交流、承担政府交办的任务和卫生行政部门批准的义诊等。⑦省级以上卫生行政部门规定的其他情形。

（二）人格尊严、人身安全不受侵犯

人格尊严是每个公民享有的权利。医务人员作为特殊的职业人群，承担救死扶伤、治病救人的责任，运用医学知识和技能为患者提供医疗服务，解除患者病痛，促进恢复健康，当然应当受到尊敬，更应当享有人格尊严。医师执业活动中的人格尊严受法律保护，对此，我国《中华人民共和国医师法》第三条第二款规定：医师依法执业，受法律保护。医师的人格尊严、人身安全不受侵犯。第四十九条第三款规定：禁止任何组织或者个人阻碍医师依法执业，干扰医师正常工

作、生活；禁止通过侮辱、诽谤、威胁、殴打等方式，侵犯医师的人格尊严、人身安全。《基本医疗卫生与健康促进法》第五十七条规定：全社会应当关心、尊重医疗卫生人员，维护良好安全的医疗卫生服务秩序，共同构建和谐医患关系。医疗卫生人员的人身安全、人格尊严不受侵犯，其合法权益受法律保护。禁止任何组织或者个人威胁、危害医疗卫生人员人身安全，侵犯医疗卫生人员人格尊严。国家采取措施，保障医疗卫生人员执业环境。

（三）特殊干预权

特殊干预权是指在特殊情况下，需要限制患者的权利以达到完成医务人员对患者应尽的义务和对患者生命健康为目的的积极的诊断治疗行为。在临床实践中，医师的特殊干预权在于保护社会的、公众的、多数人的利益，这种权利不是任意行使的，通常在下列范围内运用：①特殊情况下患者拒绝治疗，若拒绝治疗将给患者带来严重的后果或不可挽回的损失，比如这种决定是无行为能力人或限制行为能力人做出的，或患者的精神情绪处于极不稳定状况，或在药物对思维认识能力产生影响作用下做出的拒绝治疗的决定，医生应行使特殊干涉。②高度危险、可能致死致残的人体实验性治疗。③必要的行为控制，比如对发作期的精神病患者、艾滋病等传染性疾病患者、疫情发生后传染病人实施危害行为的患者等强制医疗措施。④善意的隐瞒病情。比如一个后果严重的诊断或预后被患者知道后可能会影响治疗甚至造成严重后果时，在征得近亲属同意的情况下，对患者做出一些善意的隐瞒，这也属于一种特别的干预权利。

医师的义务就是要遵守法律、法规的规定，尊重患者的权利，审慎地行使各项医疗权利。《中华人民共和国医师法》第二十三条规定了医师在执业活动中应履行的义务：①树立敬业精神，恪守职业道德，履行医师职责，尽职尽责救治患者，执行疫情防控等公共卫生措施。②遵循临床诊疗指南，遵守临床技术操作规范和医学伦理规范。③尊重、关心、爱护患者，依法保护患者隐私和个人信息。④努力钻研业务，更新知识，提高医学专业技术能力和水平，提升医疗卫生服务质量。⑤宣传推广与岗位相适应的健康科普知识，对患者及公众进行健康教育和健康指导。⑥法律、法规规定的其他义务。

第三章
医患沟通的基本原则

扫一扫，查阅本章数字资源，含PPT、音视频、图片等

学习目标

1. 正确认识和理解医患沟通以人为本原则、平等原则、诚信原则、同情原则、共情原则、保密原则、知情同意原则和共同参与原则的主要内涵，加深对医患沟通实质的理解。

2. 学会应用医患沟通的基本原则灵活处理医疗实践中的医患沟通障碍。

案例导学

一对恋人到某医院进行婚前检查，医生在检查女方下腹时见有花纹，怀疑是妊娠纹。医生问："你生过孩子吗？"女方惊愕地回答："没有！"医生便在体检表上签上了正常。女方的男友在屏风后面听到了医生的问话，对女友产生了怀疑。他俩原计划婚前检查后去登记结婚，此时男方借口忘记带户口簿而回家。后男方解除了婚约，女方痛不欲生，几度欲轻生，也准备起诉医生。

案例反思

本案中，医生把女方下腹花纹猜测为妊娠纹看似是正常的职业判断，却忽略了医患沟通中的以人为本原则，忽略了女方现在所处的是婚前检查这一特殊时期，以及妊娠对女性来讲属于隐私问题，虽然从医学及法律的角度讲，医生并没有原则性错误，但却直接导致了对女方的伤害，致使医患沟通不良。

医患沟通是一种特殊的人际沟通，有效的医患沟通不仅能够建立良好的医患关系，还能成为治疗或辅助治疗的手段，显著改善患者的健康转归，同时还能提高医生的诊疗成果。在医患沟通中，应该遵循以下基本原则。

一、以人为本原则

"以人为本"原则是医患沟通最根本的原则。

疾病和患者，是与医生职责密切相关的两个中心范畴。在医学产生之初，古代医生把关注点放在患者身上，以富有感情的语言和技艺来帮助患者，希波克拉底说过："了解你的患者是什么样的人，比了解他们患了什么病更重要得多。"孙思邈也认为对待患者要"见彼苦恼，若己有之，深心凄怆"，强调要进入患者的世界，感受患者的患病体验，并且给予深深的同情和关心。随着时代的进步，医学成为一个以现代科学为基础的、庞大的理论和实践体系，生物医学模式占据了主导地位。在这种模式下，习惯把患者简单地看作是一个普通的生物体，将疾病的发现、研究和

治愈作为医生和医学的重要甚至是唯一目标，缺乏对医学本质的深刻理解，人文关怀的弱化和缺失导致了医患沟通的简单化。

当前，心理和社会压力成为疾病和要求诊治的主要原因，生活方式和行为疾病成为人类健康的突出问题。人们的就医需求渐渐从单纯的生理需求向生理、心理、社会综合型需求转变。现代社会的发展是以人为核心，以满足人的需求为价值取向。以人与自然统一和谐发展为核心的新发展理论引起了社会的普遍关注，人们不仅需要优秀的医疗技术服务，还需要从心理上得到关怀、尊重，真正实现以患者为中心。

中医学对"以人为本"的医患关系有着独到的理解。"医乃仁术"是中医伦理学思想深层的底蕴。"仁"是儒家思想所推崇的，"仁者爱人"是其核心内涵。这就要求医生必须具有爱护患者的高尚道德情怀，同时也要求患者具有爱戴医生的优良品德，相互尊重是二者之间开展诊疗活动的基础。显然，中医学的医患模式所依据的哲学理论具有辩证色彩，从周易的阴阳观念，到春秋的"和而不同"的思想观念，再到儒家成熟的"中和"思想，其中包含了对人本的理解。"中"就是不偏不倚、无过无不及，"和"是使对立统一、合乎节度。在这种思辨思维的统领下，中医学在医患关系上强调医生要仁与术并举、德术双修。"仁"是"术"的宗旨，"术"为"仁"的手段，彰显了医者所应具有的崇高的个人道德和医术素养。医患关系在"仁"的基础上得到了统一，仁者爱人，具有极其浓厚的人文指向，成为中医学对医患关系最凝练的诠释。

二、平等原则

平等原则是医患沟通的前提。

医患双方，不管是医生还是患者，都是平等的社会人，不应有高低贵贱之分。医患双方在职业、学科背景、认知等诸方面存在着明显差异，这种差异不应成为医生的优势，也不应成为患者的劣势。患者在就诊过程中的行为会对医患沟通以及自身的健康产生影响，患者不只是医生所采取诊疗措施的被动接受者，而且是在就诊过程中能发挥主要作用的共同参与者。医患双方只是在诊疗过程中的分工不同、担任的角色不同，二者具有平等的人格，双方应该平等相待。医生应该将患者看作与自己平等的个体，平等待之，一视同仁。

中医历来讲求医患之间、患患之间的平等，《备急千金要方》中提出："若有疾厄来求救者，不得问其贵贱贫富，长幼妍媸，怨亲善友，华夷愚智，普同一等，皆如至亲之想。"即不论患者穷富、老少、美丑等，医生都应像对待自己的亲人一样，尽心医治。有了人格意义上的平等作为医患沟通的基础，才能更好地进行有效沟通。

三、诚信原则

诚信原则是医患沟通的基础。

诚信自古以来就是医者所必须具备的素养。《周易·乾》中提到"修辞立其诚，所以居业也"，药王孙思邈所著《备急千金要方》首篇就是"大医精诚"，足以说明诚信的重要性。诚信不仅是为人处事之本，也是立身立国之本；不仅是建立良好的人际关系的前提，也是社会生活正常有序进行的保证。诚信作为我国道德的一个核心，无论对于传统文化还是对于现代文明，都是具有价值的文化底蕴。医患关系是一种特殊的人际关系，诚信是医患双方的道德取向和行为准则。

医患诚信有自身的特定内涵，诚信是患者权利让渡契约的伦理基础，是社会伦理公平正义的基本表现，是医患经济利益调整的必然要求，也是医学人文精神回归的体现。因此，正确把握医患诚信价值观的本质，遵循医患诚信内在的伦理原则，从经济、制度、道德、伦理等多层面构建医患诚信体系，对于构建和谐的医患关系意义重大。

医生讲求诚信，在诊疗活动中，疾病诊断、检查、治疗均从患者的健康需求出发，能够获得患者的信任与配合，才能与患者进行更有效的沟通。患者讲求诚信，在诊疗活动中，积极主动地提供真实病情，更有利于疾病的诊治和康复。

诚信缺失所导致的是信任危机，这既包含患者对医方的不信任，也包含着医方对患者的不信任，在大多数情况下，前者是造成医患关系失衡的症结所在。多数医疗纠纷源于医患诚信缺失，以自我为中心，过分强调经济利益，缺少人文关怀。

四、同情原则

医生对患者是否有同情心，是患者是否愿意和医生沟通的关键。在充分理解患者患病体验的基础上，产生感同身受的同情心，是医生做好医患沟通的心理基础。

大多患者认为自己的病痛很突出，希望得到医生的充分理解和同情，如果医生因为"司空见惯"而"熟视无睹"的话，会表现得淡漠、麻木不仁，患者必然会不信任甚至反感，进而会对医患沟通产生不良影响。没有同情心的医患沟通还表现为医生试图把患者的疾患拿到自己的世界中来，以病理学参照框架去解释患者的疾患，将疾病与患者脱离，以是否有生物医学的疾病来评价与患者有关的健康问题及问题的严重程度。没有同情心的医患沟通往往是浅表、简单、机械的，且不会涉及深层次的内容。医生具有良好的同情心，可以实现医患之间的换位思考，使医务人员进入患者的世界，并用患者的眼光看待其疾患，真正的从生物－心理－社会医学模式的角度，去了解和理解患者的需求和期望，进入患者的宏观世界，从而达到促进健康、提高生命质量的目的。

五、共情原则

共情就是站在别人的角度来观察世界、看待问题，又称"移情""感同身受""换位思考"。共情是以倾听为前提，以设身处地的理解和明锐的思考为中介，以准确地表达出自己潜意识的理解为核心，以引发患者的思考为结果。在医患沟通中，医生应该站在患者的立场上去考虑问题，想患者之所想，急患者之所急，设身处地考虑患者的立场和感受，避免只把自己认为重要或有用的信息传达给患者，有些医生看起来微不足道的小事，可能是让患者和家属困扰的大事。同时，医生要完全站在患者的角度上，为维护其健康尽心尽力，治疗行为有利于患者、为患者着想，特别是为患者的利益着想，使患者得到最大可能的受益或好处而带来最小可能的害处或风险。因此，在医患沟通中，医生要尽可能地做到换位思考，考虑患者的病情、文化背景、处境、心理特征、主观愿望、社会角色、经济承受能力等多方面的可能影响诊治的因素，让治疗行为切实有利于患者。

六、保密原则

保守秘密是医疗工作中的一个重要的原则，也是医生的传统义务。

患者出于自己健康的需要和对医生的信任，经常将本来并不与他人分享的私人信息告诉医生，医生有义务尊重患者的信任并为患者保守秘密。患者的隐私是一个不容许他人随意侵入的领域，包括信息的隐私、身体的隐私、做决定的隐私、财产的隐私和对自身所属物（如姓名、肖像、照片、生物材料等）的隐私等。保密原则就是限制他人得到患者的私人信息，世界医学会《国际医学伦理学规则》认为，"医生应该绝对保守他所知道其所有秘密，因为这是病人赋予他的信任"。通过尊重患者的隐私和为患者保守秘密，可以创造一个医患之间彼此信任的环境，对保持良好的医患关系和维系患者就医过程的诚实性有着举足轻重的作用。然而，医疗工作的性质有时限制了医生保密的义务，如在治疗患者期间，医生常常需要与同行交换患者的信息，以听取同行的意见；再比如，对患者病情的讨论是医学生学习不可或缺的一个组成部分，尤其是电子健康信息档案的逐步推行，成为维护保密原则的巨大挑战。因此，要采取相关的防范措施，注重患者保密信息传播和交流的内容、范围，只有合理和正当地使用这些保密信息，才能构建和谐的医患关系。

七、知情同意原则

知情同意是指患者有权知道自己的病情，并对医务人员所采取的诊疗措施决定取舍。知情同意原则是保障患者权益的重要原则，也是医患沟通中必须遵循的程序。

医生在为患者做出诊治方案后，必须取得患者及其家属的知情同意，才能最终确定和实施由患者确认的诊治方案。知情同意包括四个要素：同意的能力、信息的告知、信息的理解和自由的同意。同意的能力是知情同意原则的前提，在医疗领域，这一标准是指执行知情同意的人必须能够理解治疗或研究的程序，必须能够权衡它的利弊，必须能够根据这些知识和运用能力做出决定。信息的告知是指医务人员必须向患者及其家属提供有关诊断、治疗、预后及费用等方面真实、充分的信息，这些信息包括医疗程序及目的、其他可选择的方法，以及可能带来的好处和引起的风险等，涵盖所有关于患者当前病情的现状、发展等因素。信息的理解是指医务人员应该协助患者及其家属对提供的信息进行尽可能的理解。自由的同意是指患者及其家属经过深思熟虑后自主做出选择接受或拒绝诊治方案的意愿和承诺，不受任何势力的干涉、欺瞒、蒙蔽、挟持、哄骗或者其他隐蔽形式的压制或强迫。知情同意的四个要素在知情同意过程中缺一不可，其中信息的告知、信息的理解必须在充分、良好的医患沟通后才能达成。

八、共同参与原则

医患双方的共同参与是有效沟通的前提。

在面对疾病这一共同"敌人"的过程中，医患双方不仅有着"战胜病魔、早日康复"的共同目标，而且，战胜病魔还需医患双方的互动参与，医患双方实质上是"利益共同体"。和谐的医患关系需要医患双方共同努力，医患沟通也需要医患双方的全程参与、良性合作。医患双方的共同参与是有效沟通的前提，在医患沟通中，医生认真倾听患者的反馈信息，让患者参与医疗决策，同时，与患者家属保持良好的沟通，了解患者的家庭、生活、社会经济等情况，根据患者的意愿及具体情况，制定科学合理、有针对性的诊疗方案，对改善治疗结局、提高医疗质量、保障医疗安全和减少医疗支出等具有重要的价值。

第四章

医患沟通中医生应具备的道德与职业素养

扫一扫，查阅本章数字资源，含PPT、音视频、图片等

学习目标

1. 理解职业素养是医患沟通技能的基础，高尚的医德是医生从业的基本素质。
2. 能够说明医生在诊疗过程中所应具备的基本态度有哪些，以及为什么要保持这样的态度。

医生拥有人类千年文化铸就而成的职业品质，在人类文化的千年期许中，医生超越世俗，是人神同形的大爱化身。医生掌握着医疗的知识和技术，就尊重人的生命而言，为善可以成为天使的化身，为恶会将天使演变成魔鬼。医生的人文素养正是医生素质结构中的灵魂和太阳，引领医生摒弃恶念，心怀悲悯，实现护佑生命的神圣职责。

道德素养和职业素养是评价中医师岗位胜任力的重要组成部分，是中医师在医患沟通中所具备的基本素质。加强中医师的道德素养和职业素养，在一定程度上会大大提高中医师的岗位胜任力，提高中医师在医患沟通中解决问题的能力，减少医患矛盾的发生。中医师岗位胜任力是以"大医精诚为灵魂，中医思维为核心"，贯穿于中医师的教育、培养、考核、激励制度等中医人才管理全程。医学生将来要肩负"救死扶伤"的重任，因此不仅要有扎实的医学知识和医学技能，还要兼备高尚的道德素养和职业素养，即"大医精诚"的职业观，这才是我们开展和实施医学人文素质教育的基本理念和目的。

第一节 道德素养

医生的道德素养是道德素养在医学职业中的具体体现，也可以简称为医德。医德是一种职业道德，是在一定的社会历史条件下，在医务活动的实践基础上形成的。它是调整医务人员和患者之间、医务人员之间、医务人员和社会之间关系的行为准则和规范的总和。医生的道德素养直接关系着患者性命的安危，它主要包括医德的诚信与荣誉、医德的审慎与保密和医德的情感与人性。

一、医德中的诚信与荣誉

诚信是中华民族的传统美德，《论语·颜渊》提到"自古皆有死，民无信不立，业无信不兴"。诚信不仅是做人的根基，也是医生医德修养中，首先需要重视并解决的问题。

（一）诚信在医疗中的重要性

诚信是由"诚"和"信"两个方面组成的。诚，是指真诚和诚实；信，是指信任和信用。诚

信，是为人处事的基本准则，也是我们民族的传统美德。有智者言："失去信用是最大的失败。失去了信用，就再没有什么可以失去的了。"只有诚信才能取信于人，一个言而无信的人不可能得到他人的尊重和社会的认同，不可能拥有真正的成功，一个没有诚信的医生也不可能得到患者的认可。诚信是一种社会的道德原则和规范，它要求人们以求真务实的原则指导自己的行动，以知行合一的态度对待各项工作。建设和谐社会、建立和谐的医患关系、医院创建精神文明建设，无不凸显着诚信的价值。目前发生的医患矛盾，也主要源于诚信的缺失，患者来医院看病怕被多收费，对检查和治疗抱着不信任的心态，医务人员也担心患者是否存心挑剔，归根结底还是人与人之间缺乏必要的诚信。

从道德角度看，诚信是一切道德的根基和本源。"诚信"作为一项普遍适用的道德规范和行为准则，是建立医疗机构之间、医务人员之间及医患之间互信、互利的良性互动关系的道德杠杆。诚信对个人而言，是每一位医务人员在立身处世、待人接物和工作生活中必须具备的行为品质。诚信对一所医院而言，不仅是社会主义精神文明建设的需要，也是提高医院自身信誉度和美誉度、保持和维护医院自身形象的需要，是在激烈的医疗市场竞争中立于不败之地的根本。要建立诚信的医患关系，医务人员建立诚实守信的职业道德观和崇高的职业荣誉感势在必行。

（二）建立医务人员的荣誉感

医务人员的荣誉感是指医务人员的医疗行为和成绩赢得社会的肯定性评价、奖励。通过社会舆论称赞、鼓励诚实守信的行为或谴责失信的行为，使人们肯定、信任和尊重诚信的医务人员，否定、蔑视和批评失信者，从而使诚信的医务人员产生荣誉感、自豪感，使失信者产生羞愧感、耻辱感。

对荣誉的追求会使医务人员把某种道德信念转化为相应的道德行为，从而体验到道德情感上的满足，对不光彩的行为在道德反省中产生自责。当然，追求荣誉的过程要通过正当的手段和努力，不能弄虚作假骗取虚荣。在医德建设中，诚信与经济活动的市场调节、法律法规的强制惩戒等外在的、有形奖罚相比，更多的是无形的、内在的、长远的自我监督。

知识链接

作为有着高尚医德的医生，行医更多是为了帮助患者解除痛苦，而非聚敛钱财、谋求官位。董奉治病从不要钱，患者好了请植杏树一棵，并用卖杏换来的粮食救济贫苦百姓。宋代的庞安时对远道来求治的重症患者主动腾出房间，开设病床，为患者煮粥煎药，一定要待患者痊愈后才让他们回去。孙思邈更是淡泊名利，一心从医，隋文帝请他当国子监博士，他托病不起；唐太宗授他爵位，他也拒绝；唐高宗时他又拒绝了做谏议大夫的要求。但对于患者他却从不怠慢，93岁时因病回到故乡，仍不拒绝前来求治的患者。

[资料来源：戴慧华.医乃仁术.上海：上海科学技术出版社，2010]

二、医德中的审慎与隐私保护

医疗活动直接关系着患者的健康和生命，因此，医务工作者在医疗活动中要特别注意诊断审慎、治疗审慎和言语审慎。医疗活动通常涉及患者的隐私，因此，医务工作者要为患者保密，必要时也要对患者保密。

（一）医德中的审慎

1. 医德中审慎的含义　审慎，就是周密而谨慎，医德的审慎是指医务人员在诊疗行为之前的周密思考与医疗过程中的谨慎、认真、细致，这是医务工作者必备的道德修养。它一方面是医务人员良心道德和内心信念的体现，另一方面也是医务人员高度责任感的表现。历代医学家都非常重视审慎这一道德要求，孙思邈在《备急千金要方》里提到："胆欲大而心欲小，智欲圆而行欲方。"医生的思辨要依据临床复杂多变的情况灵活变通，而遣方用药及医疗行为要有规有矩。医德的审慎要求医生既要敢想敢做，当机立断，又要小心谨慎，周密思考；既要灵活多变，不可墨守成规，又要按照客观规律办事，切忌主观武断。

2. 医德中审慎的内容　医德审慎在医疗实践活动中有着极其重要的意义，要求医务人员慎行、慎言。具体来讲有三方面的内容：

（1）诊断要审慎　临床疾病诊断是一个非常复杂的过程，医生的理论水平、临床经验、专业技术能力和检查方法等，都可能影响疾病诊断的准确性。疾病本身往往也错综复杂，有时几种病呈现一种表象，有时一种病呈现几种表象。因此，要排除各种干扰，对疾病做出正确的诊断，审慎是重要的态度保证。

（2）治疗要审慎　在诊断明确后，审慎而准确地选择治疗方法，认真而细致地实施治疗，是保证患者康复的关键所在。实践证明，医务人员在诊治过程中，任何一个小小的疏忽或漫不经心，都会造成医疗事故和差错，如护士打错针、输错液，医生开错药、手术器械忘在腹腔内等，都会给患者带来不可避免的伤痛。

（3）言语要审慎　语言可以治病，也可以致病，这已是众多临床案例证明的科学共识。希波克拉底说："医生有三大法宝，第一语言，第二药物，第三手术刀。"医生的语言就像医生的刀子一样，可以救人，也可以杀人。医生的三大法宝中，语言沟通是疾病诊治的重要环节，它可以增加医患之间的相互理解和信任，增强患者战胜疾病的信心，也是构建和谐医患关系的重要基础。因此，医生和蔼的态度、善意的语言本身就是对患者的治疗。

知识链接

元代儿科专家曾世荣对待患儿一丝不苟、细致入微。《活幼心书》记载：王千户全家从广西坐船到衡州，途中，2岁小儿突然患头痛，众多医生治疗无效。曾世荣反复诊察，询问行船经过，得知途中遇到大风，吹落的船篷在孩子头部扫了一下，但没有外伤，后来终于发现有小蒻签刺入了孩子脑顶囟门旁的头皮中，将蒻签取出后，孩子便安泰如初。说明医生在诊断时要细心观察，周密思考。

[资料来源：戴慧华.医乃仁术.上海：上海科学技术出版社，2010]

一个人没有病，医生的一句话他就能得病，再一句加重的话他就死了；反过来一个人病得很重，也可能医生说一句好话就好了。

东北有一个患者因为肝区疼，上医院做B超，结果做B超的时候躺床上听见大夫自言自语说，哎呀！7公分，肝癌转移了。他一听这句话顿时就脸色苍白，医生说你下来穿衣服吧，穿到一半这人浑身哆嗦、腿肚子发软，一下摔在超声波床边，当时就懵了。他起来回到家里以后一夜没睡，心里想我怎么这么倒霉呢？儿子才8岁，我爱人还很年轻，我得了肝癌活不多久，我死了以后儿子怎么办，谁抚养他，爱人怎么办？一夜翻来覆去，越想肝区越疼了。工会主席知道后带着点心水果来看他，跟他讲我这回来代表党的关心，是组织上派我来的。因为知道你肝癌活不久了，看看你最后有什么要求没有，尽管提，我们组织上尽量帮助你。这人痛哭流涕，说我最大的遗憾就是没有见过北京天安门，能看看天安门我死而无憾。

工会主席说可以，这小伙子觉悟挺高，要求不过分，给你破例报销去北京吧。可他起不来了，也没有关系，以组织的名义挑四个棒小伙子抬着他上北京、上火车。

看完天安门以后，有人说北京有一些好医院、好医生，咱们看看有什么好办法没有？另外一个人说肝癌晚期北京也不行，谁也不行，看也是白看；可又有人说既然到了北京看看没什么坏处，去看吧。正巧，那天一个经验丰富的教授出诊，仔细看了以后说："您下来吧，您放心，没有病。"患者不理解，说："我怎么没有病，我都疼得快死了，瘦得皮包骨头了。"教授讲："您这是误诊肝癌给吓出来的，我跟您说吧，癌症患者中有 1/3 是吓死的，我见得多了，很多患者早上诊断肝癌，下午就不行了，卧床不起了，饭也吃不下了，活更干不了，精神就崩溃了。您这个圆的肿块表皮很薄，是先天性肝囊肿，良性的。"患者一听高兴了，当即就下了地，能走回去了。

［资料来源：洪昭光. 相约健康社区行巡讲精粹. 北京：人民卫生出版社，2006］

（二）医德中的隐私保护

医生不能随意泄露患者的隐私，这是一个古老的医学道德规范。早在 2500 多年前，希波克拉底就说过："凡我所见所闻，无论有无职业关系，我认为应守秘密者，我愿保守秘密。"1969 年修订后的《日内瓦宣言》规定："我将尊重患者所交给我的秘密。"这就是说对于某些不宜公开的诊疗信息、生理缺陷、家庭生活史、情志疾病、既往病史等，不要随便对人乱说。保守秘密可以使患者敢于说出与疾病有关的信息，从而得到及时的治疗，保守秘密也体现了对患者权利、人格的尊重和维护。

保密不仅指医务人员应当保守患者的隐私秘密，即为患者保密，而且还包括在一些特定情况下不向患者泄露真实病情，即向患者保密。

1. 保守患者的隐私　保守患者的隐私包括 5 个方面：①患者不愿向外透露的诊疗信息，如一些特殊疾病（性功能疾病、妇科病、精神病等）。②患者不愿向外透露的生理缺陷。③患者不愿外人观察的行为，如私生活及医学生理状态。④患者不愿外人知道的决定，如人工流产等。⑤患者不愿外人干扰的生活习惯等。

2. 对患者保守秘密　对于一般性疾病，医生应尊重患者的知情权，如慢性疾病、神经症、癌症早期，告诉患者的目的是在治疗时取得患者的合作。但是，对于一些重症疾病的诊断结果及不良预后等医疗信息，可以先告知家属，以免对患者造成急性、恶性刺激，使患者丧失治疗信心。另外，医务人员处理涉及法律纠纷的诊疗信息时，对司法机关和上级主管部门不应保密，坚持保密不违法、保密不损人的原则。

三、医德中的情感与人性

医疗工作需要理性，但并不排斥感性。随着人们对医疗服务需求的变化，越来越多的医疗过程要考虑到情感因素。如对危重症患者和家属的理解和支持、临终关怀中对患者独立意志的尊重、医疗美容过程中对患者心理需求的满足等。只有情感健康的医务工作者，才能胜任涉及多个领域的工作。

（一）医德中的情感

1. 医德中情感的含义　情感是在人类社会的历史发展中，个体在社会中不断发生各种关系，产生各种需要，相应产生的各种高级而复杂的体验。一个人的情感是否丰富、通过什么样的方式表达情感，是一个人是否具有健康的心态和良好的社会适应能力的直接表现。医生作为一个社会人，首先应该是一个有正常情感并能够感受和处理情绪的人。

2. 医德中情感的内容　医德情感是指医务人员在医疗活动中对自己和他人行为之间关系的内心体验和自然流露。医德情感通常包括同情感、责任感和价值感。

（1）同情感　同情感是当医务工作者看到患者受到疾病折磨的时候，能设身处地地体会患者的痛苦，进而对患者产生同情、关心、怜悯的情感，是非常重要的医德情感。同情感是构成医德情感的基础，这种情感可以帮助医务人员选择最适合患者的方式、最人道的医疗手段，从而对患者进行妥当、及时的处置，甚至可以让医务工作者克服自身困难，全心全意为患者服务。

人非生而知之，医务人员的同情心也不是天生的，而是后天培养和习得的。医院在文化建设中应倡导"从小事入手"，教导医务人员"勿以恶小而为之，勿以善小而不为"，鼓励医务人员多替患者考虑，点点滴滴为患者提供方便，培养医务人员的仁慈心、同情心及感悟亲情、学会感恩。一个受过高等教育的人不仅应该孝敬父母，尊敬师长，而且对于曾经帮助过自己的人，也应该发自内心地感激。一个心怀感恩的人才能在今后的工作中，发自内心地同情、体贴患者。

（2）责任感　医务人员的责任感是与其同情、悲悯相关联的一种更为深化的情感。在同情、悲悯患者的基础上，医务人员会觉得挽救患者的生命，解除其痛苦是自己义不容辞的责任。这种责任感是医务人员在医疗实践中，把这些客观规定的法律、法规、职业准则转化为具有生命活力的内在的自觉的意识之后，形成的责任意识和责任感。

孙思邈说"人命至重，有贵千金"，医务人员的服务对象是人，职业责任重大。加强医务人员责任感的培养，是医务人员事业发展、完善自我、走向成熟的需要，是道德素养的灵魂，也是其积极向上的精神动力。

（3）价值感　医务人员的价值感是指在坚持自己的医德信念，完成相应的医德行为之后，内心的一种具有自豪感、成就感的体验。医务人员的价值感是在其为患者服务，并取得了患者的认可，特别是在通过自身努力实现了自我超越，取得了前所未有的技术与道德的进步，最大限度地维护了患者的利益，并得到患者及社会的高度评价之后，医务人员的自我价值与社会价值达到了高度的一致，这时医务人员的内心就会涌起一种成就感和价值感。这种价值感与成就感是更高层次的医德情感，它会激励医务人员把服务患者不仅看作是自己的责任与义务，而且是实现自己人生价值的重要途径，从而把追求事业的成功与维护患者的健康利益统一起来。

（二）医德中的人性

人性是人生命永恒的内在动因，人性的满足和冲突是人的幸福和痛苦的根源。无论是自然与人、社会与人的关系还是人与人的关系，其中一切问题都根源于人性，人性的研究在医患沟通中也有着根本的意义。

一切道德规范都出自于人性的需要与追求，人性是道德产生的"根"。同样，医德的产生也植根于人性，它产生于人类同疾病斗争的过程中，是解决医务工作者与患者利益矛盾冲突的直接结果。医德反映了医患之间的关系，不懂人性，不理解人，就无法识别善恶，医德就无从谈起。

1. 人性的本色　人性就是在一定社会制度和一定历史条件下形成的人的本性。人性是影响和制约人的健康和疾病状态的基本因素，是影响和制约医务人员思想、感情和行为的基本因素，是卫生事业管理中深层问题的根源。医学美好的属性，如仁慈、怜悯和同情都发端于人性；相反，医学丑恶的属性如冷漠、贪婪和利益也都植根于人性。医学将成为传播仁爱、造福生命的事业还是权力与金钱的交易，正是人性的博弈。

2. 人性与良知　人性的良知，必须要从人的人性层面进行思考及判断。对大多数人来说，人的良知不是与生俱来的，也不是一成不变的，更不是学识渊博的人就有良知，目不识丁的人就没有良知，或者是高贵的人就有良知，卑贱的人就没有良知。人性的良知，要根据人本能产生的信念和下意识的行为去判定，当人产生了行善的念头时，良知就在一个人的生命里觉醒，当人有了贪欲的念头，良知就会消失。

良知既是医务人员内在的医德自制能力，又是一种高尚的医德情感。它是理智与情感综合的产物，是医疗行为的监督和自我评判，使得医务人员选择相对最符合患者利益的医德行为。

第二节　职业素养

医务人员的职业素养是医务人员内在的规范和要求，是在职业过程中表现出来的综合品质，包括工作态度、合作精神、心理素质等方面。

一、工作态度

医务工作者在诊疗过程中，应忠诚和热爱本职工作，对患者认真负责、一视同仁，保持细心、耐心的态度，为患者和家属提供最优质的服务。

（一）认真负责

医务人员要在工作中严格执行技术操作规程和岗位责任制，严格实行"三查"（摆药后查，服药、注射、处置前查，服药、注射、处置后查）、"七对"（对床号、姓名、药名、剂量、浓度、时间、用法）及消毒和隔离规章制度。对书写病历、采集病史、诊断、会诊、手术和病程记录等都要忠于事实；化验和 X 线、CT、超声波、心电图等各项检查，数字要准确，报告要及时，切勿弄虚作假、张冠李戴，各项实验的有关数据也要实事求是。一旦发现差错，要及时纠正，把伤害减少到最低。

（二）一视同仁

对待患者一视同仁，是医务人员在医疗服务中对待患者的基本职业要求和职业态度，是医学人道主义的基本要求和体现，它要求医务人员平等地对待每一位患者。

对于自己接诊和治疗的患者，不论男女老幼、种族国别、地位高低、权力大小、美丑智愚、亲疏贵贱，医务人员都应平等地给予治疗，不能厚此薄彼、亲疏有别、媚权重利、轻民薄义。尤其对于一些特殊的服务对象，如精神病患者、战犯和囚犯及某些行为不检点而致病的患者，不能对他们有所歧视，应本着人道主义精神对他们进行同样的治疗。孙思邈说："若有疾厄来求者，不得问其贵贱贫富，长幼妍媸，怨亲善友，华夷愚智，普同一等，皆如至亲之想。"只要是患者来求救，医生不得以任何理由拒绝为之治疗，应把所有的患者都当作自己的至亲好友来对待。这就要求医生具有清廉正直的品格，不贪图钱财和地位，不计较贫富贵贱、恩怨情仇，要做到一视同仁、一律平等。

（三）善意和蔼

善良是评价一个人是否具备行医资格的首要标准，中国古代医德论述中要求为医者首先要有"大慈恻隐之心"。医务人员对待患者要语言和蔼、态度真诚。语言是人们进行思想交流的工具，言为心声，不同的语言表达方式反映不同的道德风貌和思想感情。粗鲁的语调会使人愤怒，高傲的语调会使人疏远，轻蔑的语调使人感到侮辱，亲切、温和的语言会使人感到温馨。医务人员用和蔼的语言询问患者，有利于了解病情，拉近医患距离，建立融洽的医患关系。

二、合作精神

没有完美的个人，只有完美的团队。合作对于未来将要从事医学活动的医学生来说尤为重要，因为在医学临床工作中涉及的合作范围非常广泛。就以临床手术来看，一个再高明的医生也需要熟练的护士、助手、麻醉师及药剂师的配合，才能拿得下高难的病症。因此，合作已经成为未来医学事业成功和社会进步不可缺少的支柱。

历代有成就的医学家对医学的态度都是谦虚谨慎、实事求是的。他们尊重他人的成果，遵守学术道德，从不沽名钓誉，不吹嘘自己，不夸大治疗的效果，也不掩饰自己的缺点。

（一）谦虚好学

要想具备高超的医术，谦虚的品德是必不可少的，而谦虚也是合作的基础。无论是金元四大名医之一的朱丹溪还是清代名医叶天士，无不谦虚好学。在《易经》中，唯有"谦卦"是六爻皆吉，中国古人深谙此理。无论做人、行医都要发自内心真正地谦虚，谦虚并不是毫无原则地贬低自己，真正的谦虚让人客观认识自己的不足，戒骄戒躁，勇往直前。

知识链接

战国时期的名医扁鹊治好太子的假死症后，人们称赞他有起死回生的本事，扁鹊却说："太子本来就没有死，我只是治好了他的病。"汉代名医淳于意治病相当有把握，很少出差错，但当汉文帝问他所有的病是否都能治愈时，他回答："时时失之，不能全也。"他还认真总结行医经验，建立病案，是历史上第一个保留病案的医家。在他保存的 25 个病案中有 10 个失败的记录，淳于意坦白承认自己的失误，给他人以借鉴。

［资料来源：郭照江.医学伦理学新编.北京：人民军医出版社，2003］

（二）尊重同行

医务人员在工作中尊重同行，互助共进，有利于提高医疗质量，杜绝差错、事故的发生，减少工作中的脱节与失误；有利于大批医学人才脱颖而出，确保各项医疗、教学、科研任务的顺利完成；有利于形成一个和谐融洽、团结互助、有凝聚力的医疗群体；有利于医务人员之间正确处理与同行、同事间的关系，形成以相互配合治疗疾病为目的的工作关系。

做到尊重同行，互助共进，第一是不保守、不垄断、顾全大局。在认真履行职责的同时，自觉地与其他医务人员协调一致、相互支持、主动配合、不保守、不垄断、顾全大局，共同为患者服务。第二是不清高、不自大，取长补短。充分重视和发挥集体力量，把个人的聪明才智融入集体智慧之中，同事之间密切配合，通力协作，取长补短。第三是在提高医疗技能的基础上，学习心理学、社会学知识，通过社会支持共同应对角色紧张、角色压力和心理失衡带来的困惑。

（三）传承创新

传承与创新体现了医务工作者的职业精神和素养。传承创新发展中医药是新时代中国特色社会主义事业的重要内容。中医师有责任、有义务大力发展中医药事业，发挥其独特价值，以传承中医药学术经验为自己的初心使命，为青年医生的成长指点迷津，以敬畏之心学习中医理论，掌握中医思维，学会临床操作技巧，传承中医学术。传承精华，守正创新，既要认真继承中医药特色和优势，又要勇于创新，积极利用现代科学技术促进中医药理论和实践在新时代不断进步和发展，实现中医药现代化。

知识链接

　　清代名医叶天士4岁初通医理，年轻时就誉满江南，有湿热学派"宗师"之称。他在医学上取得重大成就的一个重要原因就是尊重同行，虚心学习，善于吸取各家之长，10年之内拜了17位老师。成了名医之后，叶天士仍然虚心求教。一次，一个他诊断为不治之症的人被一位镇江老僧治好了，叶天士知道后，第二天就更名改姓到庙里拜僧为师，一学就是3年。到了晚年，他仍然虚怀若谷。一次他母亲下痢，自己和许多医生调理都无效，后来听说有位姓章的年轻医生医术高明，便请来诊治。治好后，他不仅重金酬谢，还逢人便讲章医生医术高明。

　　［资料来源：郭照江.医学伦理学新编.北京：人民军医出版社，2003］

三、心理素质

　　医务人员也是人，生活在社会中，也有日常琐事和喜怒哀乐。不能只重视医务人员的技能教育，却忽视了性格培养和心理素质的提高。事实上，现代医院管理理论中，不只是重视医生医疗技能水平的提高，更重视心理素质的健全，不仅重视智力因素，更重视情绪智力的培养。小到每个医务人员，大到医院整体水平的提高，每个个体的道德素养和心理素质都不可忽视。

　　现代医疗行业的职业风险大大增加，医患矛盾有增无减，医务人员的心理压力不断提高，心理障碍、情绪问题、亚健康情况、工作满意度问题严重。因此，要高度重视医务人员的心理素质，因为这不仅影响医生个人发展，而且会影响到患者的治疗和医院的发展。

（一）健全的人格

　　社会科学技术的发展促进了医学模式的转变，使医学的发展既有自然科学的属性，又有社会人文科学的属性。这必然更加要求医务人员不断地加强自我修养，加强人格和性格培养，塑造自身的良好形象，倡导以患者为中心、以人为本的办医和服务理念，营造和谐的就医环境，建立和谐的医患关系，从而更好地满足人民群众对卫生服务的需求。有健全人格的医务人员，在工作中首先表现为有正确的态度，对工作认真负责、热情勤奋。同时健全的人格还要求有健全的理智，能合理面对工作和生活中的各种情绪困扰和环境压力。

（二）稳定的情绪

　　有良好心理素质的医务人员通常也能保持积极的情绪状态。例如医务人员在工作和生活中情绪活动适度，经常保持愉快、乐观的心境，精神饱满地面对繁杂的工作，合理协调工作和生活，不互相干扰。在面对压力和突发事件时能比较好地控制自己的情绪波动，能比较好地处理突发事件。

（三）坚定的意志

　　有良好心理素质的医务人员需要具有坚强的意志。在遇到困难时不畏难而退，能够坚定信念，有明确的目标，有自觉控制自己行为的自制力，有较强的纪律性和自我约束力。意志、恒心、毅力、耐力既是做好一个优秀医生的前提，也是做好医患沟通的基础和关键。

扫一扫，查阅本章数字资源，含PPT、音视频、图片等

学习目标

1. 能够说明中医学对医患沟通问题的认识。
2. 能够说明中医医患沟通的内容有哪些。
3. 能够说明中医医患沟通的特点。
4. 能够运用中医医患沟通的方法解决临床医患沟通的问题。

案例导学

对着西医的检查结果能开中药吗？

患者张某，男性，70岁，患冠心病多年，常规服用西药治疗，病情时好时坏，有意服用中药治疗。因患者下肢行动不便，其家属携带张某的所有检查结果，包括心电图、超声心动图、冠脉造影结果等，到中医科代为就诊。接诊医生王医生表示，光看检查结果无法处方，要求患者必须亲自到场，验舌诊脉后才能处方。而家属认为检查结果带得很全面，并且每次看西医都能凭此开药，王医生属故意刁难，因而发生医患纠纷。

案例解析

中医起源、发展于中国，但不可否认的是，当今时代，很多中国人对传统文化、对中医所知有限。中医与西医的诊断方法有明显的区别，西医更注重于实体脏器的病变，因此影像学、化验检查等对诊疗疾病有重要参考价值。中医以辨证论治为主，由于历史的原因，仍采用望闻问切为主要的诊疗方式，尤其重视舌象、脉象的诊断作用，而现代医学检查结果对中医辨证的作用有限，因此中医强调当面诊察的重要性。并且在临床上要注意与患者及家属进行中医理论与中医常识的沟通，这也是对中国传统文化宣传和普及的需要。

第一节 中医医患沟通的内容

依据沟通的性质，可以把中医医患沟通的内容分为中西医学观念沟通、中西医学信息沟通和医学情感沟通三个主要方面。

一、中西医学观念沟通

医学观念是指人们对医学相关事物和理念的认知结果。医患之间在认知观念方面的冲突，包

括对健康的观念、对疾病的认识、对痛苦的感知、对医术的期待、对死亡的态度等方面的差异，是导致医患矛盾、引起医疗纠纷的主要原因之一。因此，进行有效的观念沟通就显得十分必要。此外，中医和西医虽然研究对象相同，但两大医学体系在对人体生理病理的认识、诊断治疗等方面存在很大差异，特别是中医的专业术语内涵与现代社会的表达方式有较大区别，容易引起患者理解上的歧义。因此，中医医患沟通还包括对中医理论认知的沟通，以期和患者就诊疗方案达成一致。

由于专业知识的不平衡，医患之间对医学理解的差异，表现在医学期望、医学复杂性认识及药物作用认识等多个方面。

（一）对医学期望的沟通

一般来说，许多患者往往会对医疗效果期望过高，以为只要到了医院，就必须治好病，治不好就是医院或医生有问题；或是一些饱受慢性疑难疾病之苦的患者，经西医治疗无效后，把所有的希望都寄托在老中医或偏方、秘方上。事实上，不管是中医还是西医，目前的发展水平尚不能治愈所有的疾病，这往往是患者及其亲属不理解且难以接受的。即使已经能够明确诊断的疾病，其中大多数的慢性病也都需要一个长期治疗甚至终生治疗的过程，而患者总是希望到医院就能药到病除。

（二）对医学复杂性认识的沟通

由于人体的复杂性、多样性及个体之间存在的差异，不同疾病在发病过程中可出现相似的临床表现，或同一疾病可出现各种各样非典型的表现，给疾病的诊断造成一定的困难。

（三）对医学风险认识的沟通

人体的复杂性、多样性及个体之间存在的差异，造成同一种治疗方法在不同患者身上也可能产生不同的预后和转归。因此，医学过程本身充满着各种各样的风险，特别是对于一些病因复杂疾病的治疗，任何医生也不能保证万无一失。

（四）对药物作用认识的沟通

医生和患者对药物的作用认识常常也存在差距。患者往往容易看到各种药物的治疗作用，而对发生不良反应的可能性和严重性认识不足，特别是有些患者片面地相信广告宣传，认为中药没有任何副作用。事实上，任何药物都有不良反应，只是其发生率、对人体的危害程度不同罢了。

知识链接

不是所有的中药都没有副作用

患者王某，男性，46 岁。3 天前因咽痛到社区医院就诊，经查血常规等诊为急性扁桃体炎，建议口服抗生素治疗。患者因惧怕西药的副作用，拒绝服用西药，社区医生予牛黄解毒片口服治疗。服药后第 2 天，患者因出现药物过敏性全身皮疹而到医院吵闹。

本例反映出患者对药物副作用认识的偏颇。中药虽然以天然药物为主，但并不像有些广告宣传的那样没有任何副作用。本例中，医生在医患沟通的过程中，只注重了诊疗方案的沟通，而并未与患者进行医学观念和医学常识的沟通，导致患者对服用中药后出现副作用不能理解，从而产生纠纷。

医生和患者彼此之间原有认知模式、认识事物的角度、所处情境和实际体验的不同，会造成双方对诊疗过程中同一事物认知的差异。医患之间的这种认知差异是客观存在的，在诊疗的过程中，医生要主动针对这些差异与患者进行沟通，帮助患者树立正确的医学理念，并在制订诊疗方案的过程中，不断与患者进行交流与协商，尊重患者的意见，构建和谐的医患关系，防止医疗纠纷的发生。

二、中西医学信息沟通

在中医或西医的临床过程中，医学信息沟通是医患沟通的主要内容，主要包括以下几个方面：

（一）基本信息

医患双方的交流是从双方的基本信息沟通开始的，患者应该告诉医生的基本信息除姓名、年龄、婚况、职业、家庭住址等身份信息外，还包括生活习惯、饮食嗜好、居处环境等个人信息。医生应提供的基本信息包括本人姓名、职称、相关医学技术背景信息等。这些信息有时也具有一定的诊疗意义。

（二）诊疗信息

诊疗信息是中西医学信息沟通的重点内容，包括病情信息的沟通、诊疗方案的沟通、风险与费用的提示等。患者应毫不隐瞒地告诉医生与所患疾病相关的所有信息，包括身体的不适、心理状态、家族患病情况、既往病史及治疗情况等，如医生认为涉及个人隐私的某些信息对疾病的诊疗有价值时，患者也应如实回答医生的提问。医生应向患者或家属介绍患者的疾病诊断情况、重要检查项目的目的和结果、治疗计划及主要治疗措施、患者的病情和预后。服用中药的患者要交代中药的煎服法、服药宜忌等，针灸、拔罐、刮痧等要交代治疗后的注意事项。

特别需要注意的是，医生应就诊治过程中的风险与费用情况及时与患者或家属进行沟通，包括某些治疗可能引起的严重后果、药物不良反应、手术方式、手术并发症及防范措施、医疗过程中的费用情况等。医生应将不同诊疗技术的局限性、风险性有的放矢地介绍给患者或家属，并听取患者或家属的意见和建议，共同制订诊疗方案。

还需指出的是，诊疗信息的沟通具有循环往复性的特点，在整个疾病诊疗的过程中，医生与患者双方都不断接收来自对方的信息和向对方发出信息。例如治疗开始后，患者要把自己用药后的体验、用药反应、治疗效果和建议反馈给医生，医生也将根据患者的反应、检查结果等，对患者的机体状态、疾病诊治情况进行反复评估，作为修正诊断、改变治疗措施的依据。医患之间要不断地相互反馈，维持诊疗信息沟通的循环往复进行，直到诊疗过程结束。

（三）权利和责任信息

医患之间就权利和责任信息进行沟通既是伦理的需要，也是法律的要求。医患双方清晰地知晓自己的权利和责任，是减少医患矛盾的重要前提条件，也是医疗活动顺利进行的必要环节。例如，医生必须用其所掌握的全部医学知识和治疗手段，尽最大努力为患者治病，这是其承担的诊治义务；但是否同意采用某种医疗措施进行治疗并支付相关的费用，则是患方的基本权利。因此医生必须明确、及时地向患者告知即将采取的治疗措施及其费用情况，征得患方同意后，方能实施进一步的诊疗活动。

三、医学情感沟通

沟通离不开情感。医患之间的沟通同样包含了情感交流的因素，医学发展的动因首先源于人类对生命的关爱。患者到医院看病，本质上是向医生寻求对生命健康的呵护，这就要求医生必须从社会生活和个人体验角度，设身处地、最大限度地与患者形成有效的情感交流与对话。

医患之间的情感交流不仅是医患人际交往的需要，更是诊治疾病的需要。现代医学从自身医疗实践出发，认识到医学不是万能的，很多疾病在当前还无法治愈，因此医生能够给予患者更多的是安慰和帮助。著名的心理社会肿瘤学家吉米·霍兰（Jimmie Holland）在她的《癌症人性的一面》中说："医学不仅仅是装在瓶子里的药。""关爱是医生的第一'处方'。"

与西医学相比，中医对情感与疾病的关系认识得更加全面和深刻。情感包含在中医学情志的范畴之中，中医学认为情志活动和脏腑气血功能活动密切相关。生理上，情志活动的产生，必须以五脏精气作为物质基础，它是各脏腑机能活动的一种表现。病理上，情志失常是导致脏腑功能失常的一种重要病因。治疗上，医生可以根据喜、怒、思、悲、恐五志之间的情志相胜关系来治疗疾病。如《儒门事亲·十形三疗》所载以喜治悲的案例："息城司候，闻父死于贼，乃大悲哭之。罢，便觉心痛，日增不已，月余成块状，若覆杯，大痛不住，药皆无功。议用燔针灸艾，病人恶之，乃求于戴人。戴人至，适巫者在其旁，乃学巫者，杂以狂言，以谑病者，至是大笑不忍，回面向壁。一二日，心下结块皆散。"

综上所述，中医医患间的情感沟通，不仅仅局限于医生对患者的同情和安慰，更多的是从疾病的诊断和治疗出发的一种内在需求。

第二节　中医医患沟通的方式与方法

一、医患沟通的方式方法

医患沟通的方式根据划分标准的不同，可以分为不同的类别。根据信息载体的不同，可以分为语言沟通和非语言沟通；按照沟通渠道有无组织系统分类，可以分为正式沟通和非正式沟通；按照信息流动的方向分类，可分为下行沟通、上行沟通和平行沟通；按照是否经中间环节的形式分类，可以分为直接沟通和间接沟通；按照组织层次的角度分类，可以分为个人与个人、个人与团体及团体间的沟通等。具体的沟通方法包括询问、倾听、回应、告知、表情与体态语的运用等，详见本书其他章节。就中医医患沟通而言，望、闻、问、切四诊融合了语言沟通和非语言沟通等多种方式，是中医与患者间沟通交流的主要方法和手段。

二、中医四诊中蕴含的医患沟通

四诊合参是中医诊断的基本原则，同时也是医患沟通的重要手段。其中望诊与闻诊是对患者神、色、形、态、五官、舌象、情绪状态及语音、语调、气味等进行观察与分析，在获取患者信息的同时，医生望诊、闻诊过程中所表现出的体态、神态、眼神等都传达着对患者尊重与专注的信息，患者从医生望诊中还可以得到医生的鼓励与同情，这些都为医患之间建立信任与交流关系打下了良好的基础。《望诊遵经》详细论述了望诊的过程及方法："望色还须气息匀，更待伊人心志定，聆音察理论精神。扶持当缓缓，言语莫频频。坐卧情和洽，寒温服适均。医家看视宜恬静，邻里瞻观慢博询，休谈长与短，应辨假和真，成败所关，死生攸寄。脉息岂无隐微，声音亦有同异，神凝志一，始能融会贯通。"强调了望诊过程中的医患交流。

问诊是医生在接诊过程中了解患者信息的重要方法，也是医患沟通中最常用的有效手段。《素问·征四失论》说："诊病不问其始，忧患饮食之失节，起居之过度，或伤于毒，不先言此，卒持寸口，何病能中。"说明了问诊的重要意义。明代张景岳也认为问诊是"诊病之要领，临证之首务"，并在《景岳全书·十问篇》中对问诊的内容及其辨证意义做了详细的阐述。医生对患者主诉、现病史、既往史、家族史、过敏史及职业情况、生活习惯、居处环境、教育程度、经济情况等有序的问答过程，使医患之间在语言环节上建立了信息沟通渠道，为正确诊断疾病奠定了很好的基础。

受历史条件的限制，中医较少使用微观检查手段，多采用司外揣内的方法，通过对疾病宏观征象的把握来判断疾病的本质。因此，中医对疾病的大体诊察全面而细致，特别是中医在四诊的过程中，不但诊察、询问患者的症状和体征，而且还注重于了解患者对这一症状体征的自身情感体验，即症情。一般以"喜""恶""欲""不欲""得……适""如"等形式来描述，通常单纯的症状还不能反映确切的辨证意义，只有以症情做进一步区分，才能表示某种确切的辨证意义。如发热一症，伴有恶寒的为表证，伴有恶热、口渴喜冷饮的为里热证；再如疼痛，喜温喜按者为虚寒证，痛而拒按者为实证等。症情中的"喜""恶"等都是人在疾病过程中对自身脏腑气血失常等病理状态产生的体验，属情绪、情感范畴。对症情的询问过程，蕴含着丰富的人文关怀，是医患间情感交流的重要载体之一。诚如清代医家喻昌所言："古人闭户塞牖，系之病者，数问病情，以从其意，诚以得其欢心。则问者不觉烦，病者不觉厌，庶可详求本末，而治无误也。"

切脉是中医独特的诊断方法，也是与患者非语言形式的一种沟通与交流方式。医生诊脉获取患者信息的同时，其诊脉的姿态、神态与洁净、温暖的手指也在向患者传达着尊重与专注的态度。中国传统有"病家不用开口，便知病情根源"之说，即把诊脉视作医生获取病患信息的重要手段。在这种情况下，技艺高超的医生往往结合望诊与闻诊对患者进行诊察，患者在得到正确的信息反馈后，会对医生十分尊重并产生极大的信任感，从而更加有利于医患之间的信息沟通。

第三节　中医医患沟通的影响因素

中医学来源于数千年的临床实践，在其产生与发展的过程中，深受中国文化的熏陶，蕴含了丰富的人文精神。中医医患沟通具有自身特点，在强调人文关怀的基础上，注重整体观念、辨证论治思想。

同时，我们也应该看到，由于医患双方缺乏信任，中医医患沟通也受到很多因素的影响。比如有患者深藏录音设备来就诊，有医生为了安全起见开具可做可不做的检查化验；有患者认为医生开具大处方而不去取药，也有医生担心患者误解而不敢果断处方……另一方面，由于中医与西医的话语体系存在较大差异，医患双方沟通时也容易产生歧义，导致误解。现在患者普遍接受现代科学文化教育，逐渐淡漠了传统文化，因此他们更易于接受和理解西医学的相关概念，反倒对传统中医的术语知之甚少。比如西医解剖学的肾、脾概念，与中医藏象学说的肾、脾等脏不完全等同，中医临床强调的肾为"先天之本""生命之根"、脾胃为"后天之本""气血生化之源"等理念，与现代外科的肾、脾器官概念存在着较大差异。包括中、西医某些疾病的名称较为接近，但其实质所指并非相同，如中医的淋证是指尿频、尿急、尿痛等小便不利为主要特征的疾病，并不等同于西医的淋病（属于性病的一种）。

此外，现代医事法律对医学术语及医疗文件书写的规定与要求，往往限制了单纯使用中医理论和知识来进行医患沟通，必须采用中、西医两种话语体系，这不仅对中医提出了更高的要求，也不利于中医文化的推广普及。如何适应医学与社会的不断发展与进步，突出中医医患沟通特色，取得患者的信任，增加医患间的信息交流与相互理解，仍将是今后面临的重要课题。

知识链接

专业术语带来的困惑

　　李某，女，36岁，农民，因尿频、尿急、尿痛1周入某院。入院后，一位副主任医生带领下级医生查房，看完该患者后，在病床边针对该患者的病情向下级医生们进行病因分析："这位女患者，尿频、尿急、尿痛明显，是典型的淋证。"患者丈夫听后，以为妻子患了淋病，查完房后没多久在病房里和妻子大吵大闹。

　　本例中，医生在患者床边与同行进行疾病讨论和分析。医生主观上没有回避患者的意识，再加上患者听到分析后，不能正确理解相关语言信息，错误地把淋证理解为淋病，出现误解而导致不必要的家庭矛盾。本案例中，医生应承担一定的责任。医生应注重对患者讲解相关中医学常识，特别是容易误解的专业术语，要用通俗易懂的语言与患者进行沟通。

学习目标

1. 理解询问是医患沟通中重要的基础技能，是医生全面、准确获取患者信息并进行正确诊断和治疗的前提。

2. 能够叙述询问的概念、价值与基本原则。

3. 能够运用各种询问技能采集病史。

案例导学

患者陈某，女，41岁，因"反复头痛1年，加重1月伴呕吐"于某医院中医科门诊就诊，为进一步诊治门诊以"头痛原因"收入院。在中医科住院期间经过系统检查，诊断为"颅内肿瘤"，转入神经外科手术治疗。手术过程中，由于肿瘤生长部位较深，无法将整个瘤体全切，于是在摘除大部分瘤体后关颅。术后患者头痛、呕吐缓解，2周后患者转回中医科康复治疗，症状好转后出院。患者出院1个月后，因再次出现"呕吐"就诊中医科门诊。门诊医生查看病历后，了解到患者既往有颅内肿瘤病史，手术未将肿瘤全部切除，本次"呕吐"与第一次发病时的症状相同，建议患者直接到神经外科治疗。但患者认为第一次住院是中医科的医生诊断准确才救了她的命，所以这次也要求到中医科住院。门诊医生以"呕吐查因——颅内肿瘤复发？"将患者收入院。主管医生初步判断呕吐是由于颅肿瘤复发所致，建议患者进行必要的检查，准备第二次手术治疗。在等待转科时，科主任进行每周的例行查房，主管医生将患者病情向主任汇报，主任在检查完患者后，说："你脸色很好，恢复得不错，最近也吃得不错吧。"患者说："当然，我每天吃一只鸡补身体。"主任考虑患者的呕吐是由于"食滞"所致，嘱患者进食白粥3天。1周后患者呕吐消失出院。

案例解析

本例案例揭示了询问的重要性，并且提示询问过程中特别要掌握询问的技巧。患者第一次因为头痛、呕吐入院，诊断是颅内肿瘤所致，通过手术治疗症状缓解。但由于第一次手术无法将整个肿瘤切除，故在第二次出现呕吐时，门诊及住院部主管医生都认为患者是"肿瘤复发"。在这种惯性思维推动下，一切的诊疗措施都按照"肿瘤复发"制订，也没有过多询问其他的可能性或是询问了也没有引起重视。科室主任在检查完患者后，仅多问了一句，主任根据患者的回答，抓住了与患者症状之间的联系，找到了引起症状的原因。其他医生没有询问吗？不是！但为什么没有找到事情的真相呢？这与询问技巧有关。设想一下，如果主任也仅仅围绕"呕吐"询问，直接询问呕吐的时间、特点、性质、呕吐内容物、呕吐时伴随的症状等封闭式的问题，患者的回答绝对是按询问的问题回答，未必能将每天吃一只鸡的事情讲出来，医生也无法知道患者"呕吐"的真相。所以，本案例显示了询问的过程是我们逐步揭露真相的路径，而询问技巧是我们打开真相大门的钥匙，精确的询问对于疾病的诊断有着十分重要的意义。

第一节　询问的概念与原则

询问法是指将所要调查的事项，以当面、电话以及书面等形式向被调查者进行询问，以获得所需资料的调查方法。

古人有"上工望而知之"的说法，医疗中的询问是问诊实施方法的扩大，医生不仅要掌握察言观色的技巧，也要学会根据具体的环境和患者的特点进行有效的沟通。临证中，对患者病情的了解、与患者的沟通都离不开询问，由此可见询问的重要性。

一、询问的概念

询问是医生通过对患者或陪诊者的系统提问而获得疾病相关信息的过程。通过询问，医生可以了解疾病的发生、发展及诊治经过，尤其对于某些疾病的早期，在还没有出现体征或是病理改变之前，通过询问，患者会将自己的不适告诉医生，这是中医诊查疾病的重要环节。

通过恰当的询问，有利于医生全面了解患者的病情，为正确的诊断奠定基础；通过询问，让患者感觉自己受到重视与关心，减少医患之间的误会，有利于建立良好的医患关系，使患者对医生产生更多的信任；通过对患者的询问，医生主动提出问题，有利于掌控双方沟通的总体方向及了解患者患病的细节。

询问，不仅仅是医生从患者处获得信息，也是一个提高自己能力的过程。通过询问，可以提高医生沟通的技巧，也可以培养、训练医生建立良好的逻辑思维。

为使医生在临床实践过程中能有效收集患者的信息，不至于在询问过程中造成遗漏，同时避免重复以及条理不清而导致患者的反感。明代张景岳总结了"十问歌"。"十问歌"是在临床实践过程中医生从患者处收集信息而必须遵循的"程序"，但如何询问好，则要使用恰当的"技巧"和"方法"。《难经·六十一难》曰："问而知之谓之工。"此"工"即为"技巧"。灵活运用询问的技巧，是医生了解患者病情的重要过程，也是医生临床技能水平的体现，良好的询问方式才能使患者更好地配合医疗活动。

二、询问的基本原则

（一）亲和友善

和蔼的态度与彬彬有礼的询问能给患者及家属一种亲切感，便于建立良好的医患关系，能够很快地取得患者的信任。患者愿意敞开心扉向医生述说，有利于病史的收集。因此医生在询问时要注意自己的表情、声音、肢体语言、目光等，要主动问候患者，营造轻松的环境进行提问，并且要随时准备好打破沉默局面，切忌将询问变成盘问，让融洽转为紧张的气氛，让患者合作的态度转变。如在询问患者一般情况时，将"姓名、性别、出生年月、出生地、民族、籍贯、婚姻状况"这几项内容一口气问出来，和将上述内容一项一项地询问，听者的感觉会明显不同。避免生硬和慌乱的语言，否则患者会对医生产生怀疑和不信任。

接诊时，姿势也尤为重要。医生常用的接诊姿势主要有坐姿和站姿。正确的坐姿是上身自然坐直，两腿自然弯曲，双脚平落地面，双膝自然收拢，身体要适当前倾，双目平视，下颌微收，面带微笑。站姿要挺直腰身，腹部自然微收，身体重心放于两脚中间，脚掌呈"V"字形或"丁"字形，两眼平视，双臂自然下垂。

（二）话语简洁

问诊时要做到恰当，简要而无遗漏，语言要通俗易懂，避免过多使用医学术语。一次询问不要问太多的内容，特别是对于老年患者、急诊患者。简洁的询问让听的人容易理解，理解后能够较为准确地回答。如果询问的问题太长，并且有很多修饰的语句，会让患者不容易记住医生问的内容，而且也难以理解医生究竟想问什么。如患者叙述"头痛"，医生需要询问头痛病史的时间长短时，可以直接问"头痛有多久了？"，如果问"出现头痛到现在持续多久了，每次痛多久，还有没有其他不舒服？"则会让患者无法确定医生询问的重点，而无法准确地回答。

（三）内容具体

在开放式询问向封闭式询问转折时，询问的问题要具体化，具体的询问能得到精确的答复。如将"最近怎样？"具体到"吃药后头痛好一点了吗？"但要注意，具体化并不意味着陈述事实，这样会显得语言比较生硬。要使询问具体化，就要养成在询问前整理询问内容的习惯，这样可以使询问自然、流畅、前后衔接而不至于遗忘询问内容，做到问诊有条理，这样有利于从患者的叙述中抓住关键问题。

（四）先后有序

刚接触患者时，先从礼节性的交谈开始，如对患者的问候、医生的自我介绍等。在进入实质性的询问时，可以先问患者"您哪儿不舒服？"以确定患者的主诉，围绕主诉开始逐步有序地、系统地进行询问。在患者回答询问过程中要全神贯注地倾听，避免重复询问，切忌带有主观性和片面性。对于中医医生来说，可以按"十问歌"的程序进行询问，这样做到详而不繁，简而不漏，收集的资料全面而准确。杂乱无章的重复询问会降低患者对医生的期望与信心，导致患者心情烦躁。但对于某些需要确认的信息，可以采取"反问"及"解释"的模式进行，不要使用同样的语句重复提问。如患者在叙述头痛病史时，为确定药物对患者头痛的治疗效果，可以反问患者"服药后头痛好点吗？"或是"服用药物后感觉怎样？"

（五）逐步确认

在询问每一部分后或结束前，对于一些会影响诊断、治疗的关键问题，要再一次与患者或家属确认。如患者所患的慢性病、恶性肿瘤等疾病，原发疾病诊断的时间与治疗经过，与现在疾病的时间关系。特别要注意询问与现在主要症状相关的疾病是何时诊断、如何治疗及治疗的效果。通过"确认"这一过程核实患者所述病情，也可以让医生进一步理顺思路，不会遗漏病史，在脑海中清晰建立患者症状出现的时间与诊断、治疗等的逻辑关系。

第二节 询问技能

询问绝不仅仅是医生与患者之间的一问一答，而是围绕"问诊内容"，运用询问技巧从患者处获取信息。询问还包括"问诊"之外的非专业性的元素，如医患之间交流气氛的营造、医生自身的情绪、身体语言、语音及语调等。只有有效地掌握询问技巧，才能全面、准确地收集患者的信息，与患者建立良好、互信的医患关系，从而获得有效的信息。

　　根据问诊的内容与形式，将询问技巧分为开放式询问、封闭式询问、聚焦式询问、选择式询问、中立式询问等。在临床实践过程中不要将这些询问模式孤立使用，要有机结合、灵活运用。

一、开放式询问

　　开放式询问是指不限定回答的形式与内容，让患者自由述说的一种询问模式。开放式询问让患者有主动、自由表达自己想法的可能，体现了以患者为中心的理念。通过这种询问模式，让患者在一个气氛融洽的环境中将自己最痛苦、最想述说、目前最不舒服的感觉在没有限制的情况下告诉医生，便于医生全面了解患者的身体情况，这类问题通常含有"什么""怎么""为什么""如果""能不能""愿意不愿意"。临床经验证明，患者的这些述说往往围绕着"主诉"，医生们要从中抓住的主要信息。这种询问模式也被一些专家推崇，因为训练有素的医生能通过这种询问模式使患者更多地叙述与疾病相关的内容，医生通过患者提供的信息，抓住问题的关键点，为临床诊断、治疗服务（表6-1）。

　　常用的询问语言有："您最近哪里不舒服？""您怎么了？""您哪里不好？""您担心什么？""您还有哪里不舒服？""我能为您做点什么吗？"

　　在开放式的询问后，还可以结合半开放式的询问来继续寻找问题的答案。半开放式询问是介于开放式询问和封闭式询问之间的一种提问，有一定限制性，但又可以广泛地回答。如在询问患者哪里不舒服时，患者述说"心窝窝痛"，在确认是"胃脘痛"后，可以使用半开放式的询问模式："是什么原因引起的？"虽然是有限制性地询问原因，但由于是让患者自己寻找原因，所以还是开放式询问。

表6-1　开放式询问能力拓展

例句	语言类型
医生：您哪里不舒服？	开放式询问
患者：我胃痛。	
医生：有多久了？	
患者：三天。	
医生：知道是什么原因引起的吗？	半开放式询问

二、封闭式询问

　　封闭式询问是从医生的角度出发，为获得准确的信息向患者提出的，以回答"是"与"否"为特征的询问模式。这类问题通常含有"是不是""要不要""对不对""有没有"。如"饥饿时有没有胃痛？"这种询问方式既澄清事实，还缩小了讨论范围，便于医生能尽快地、比较明确地了解疾病的情况，使医患双方集中精力探讨某些特定的问题。由于回答的问题限于"是"与"否"，简明扼要，加快了医生接诊的速度，并且在某些时候还可以帮助医生将偏离主题的对话引导回正题。但这种询问模式不要多用，因为患者在述说自己的不适时，希望有机会述说自己想要说的事情，如果总是被动地回答"是"与"否"的问题，在情感上会产生不满足感，进而患者可能会产生不愿意与医生合作的情绪，也不愿进一步述说自己的不适，也可能进一步影响医患之间的关系，对未来的诊疗计划产生破坏性的影响（表6–2）。

表 6–2　封闭式询问能力拓展

例句	语言类型
医生：您哪里不舒服?	开放式询问
患者：喉咙痛。	
医生：多久了?	封闭式询问
患者：两天。	
医生：有发烧吗?	封闭式询问
患者：没有。	
医生：出汗吗?	封闭式询问
患者：没有。	
医生：头痛吗?	封闭式询问
患者：不明显。	
医生：有鼻塞吗?	封闭式询问
患者：有。	
医生：流鼻涕吗?	封闭式询问
患者：有。	
医生：白色的还是黄色的?	封闭式询问
患者：黄色的。	
医生：咳嗽吗?	封闭式询问
患者：有。	
医生：有咳痰吗?	封闭式询问
患者：有。	
医生：痰是什么颜色的?	封闭式询问
患者：黄色的。	
医生：口渴吗?	封闭式询问
患者：一点点。	
医生：大便、小便怎样?	封闭式询问
患者：正常。	
医生：胃口怎样?	封闭式询问
患者：正常。	
医生：还有哪里不舒服的吗?	开放式询问
患者：没有了。	

三、开放与封闭式询问的有机结合

开放式询问体现了以患者为中心的理念，让患者有主动、自由表达自己不适的可能，但只有开放式询问而没有限定与引导，就无法突出重点、解决主要矛盾。封闭式询问是从医生的角度出发，为获得准确的信息向患者提出的询问。封闭式询问准确，但过于机械，容易让患者有被审问的感觉，所以在临床实践过程中，要把封闭式与开放式询问有机地结合。如何有机地结合，要在临床实践过程中慢慢体会、掌握，并没有一个固定、统一的模式。

在询问中，要避免暗示性提问，如患者主诉"胃脘部疼痛"，恰当的询问是"除了胃脘部疼痛外，还有什么地方痛？不要问"胃脘痛会放射到后背痛吗？"因为这样询问是一种为患者提供带倾向性的特定答案的询问，很容易使患者随声附和。

在询问过程中，可穿插鼓励患者的语句，某些时候对患者的述说进行重复。如"后来怎么样了？""噢，是这样的！""饥饿时胃痛就加重了。""受寒时腿痛更厉害了，是吗？"，通过这些语句，鼓励对方进一步地叙述，也给患者一个重新叙述的机会，医生也可以借助于这个过程，重新整理自己的思路。一个小小的鼓励，可以让患者感觉到医生是在认真倾听，对建立良好的医患关系有进一步的帮助。这种方式看起来简单，但给患者带来的关爱是不容忽视的（表6-3）。

表6-3   开放与封闭结合式询问能力拓展

例句	语言类型
医生：我能帮您什么吗？	开放式询问
患者：我心口痛。	
医生：用一个手指指给我看是哪里痛？	封闭式询问
患者：这里。	
医生：什么时候痛得多一点？	半开放式询问
患者：吃饭以后。	
医生：是胀痛，还是刺痛？	封闭式询问
患者：胀痛。	
医生：除了胀痛，还有其他不舒服吗？	半开放式询问
患者：有时还恶心。	
医生：吃了肥腻的食物后会痛吗？	封闭式询问
患者：痛得多一些。	
医生：哦，吃肥腻的食物后就会诱发疼痛吗？	封闭式询问
患者：是的。	
医生：还有其他不舒服吗？	开放式询问
……	

四、聚焦式询问

聚焦式询问是指在询问过程中，针对患者叙述不清晰的某一个内容集中主题进行询问。聚焦式询问有确认患者所叙述信息的成分在内。如患者述说出现疼痛，要聚焦询问疼痛出现的时间、部位、疼痛的性质、程度、持续的时间、加重与缓解的因素、伴随的症状等（表6-4）。

聚焦式询问的具体应用方法是在询问过程中采用不同的询问模式对某一问题进行澄清，要围绕主题，有层次、按步骤、一步步地询问，以收集真实的有效的信息。但要注意的是聚焦式询问在应用过程中，不要为了弄清楚某一问题而反复询问，让患者产生抵触情绪，否则容易破坏医患沟通的氛围，也有损医生在患者心目中的地位。

表 6-4　聚焦式询问能力拓展

例句	语言类型
医生：跟我谈谈您的头痛好吗？	开放式询问
医生：早晨起来头痛吗？	封闭式询问
医生：什么时候痛得多一点？	半开放式询问
医生：每天头痛的时间段一样吗？	封闭式询问
医生：是刺痛还是酸痛？	封闭式询问
医生：吃药后有缓解吗？	封闭式询问
医生：睡觉时头痛吗？	封闭式询问

五、选择式询问

选择式询问是指医生在询问过程中，对所要问的问题预先给出几个答案供患者选择，例如"喉咙是痛还是痒？""痰是白色的，还是黄色的？""饥饿时疼痛还是吃饱后痛？"由于已经给出可供选择的答案，如果询问方式使用恰当，医生就能很容易获得有效的信息。

较之封闭式询问与开放式询问，选择式询问更加强调对某一问题细节的了解，以便医生掌握患者更多的信息，这对疾病的鉴别诊断或是辨证特别重要。

六、中立式询问

中立式询问是指询问只有一个答案，而且问题是中立的，没有明显的偏向性，在回答时不会引起患者的不安。良好使用中立式询问除了能收集到有效信息之外，还能给患者留下好的印象，打破医患之间刚见面时的尴尬或是交谈时彼此之间陷入的僵局。如"我能为您服务吗？""您叫什么名字？""您住哪里？""怎样称呼您？""今天天气很好""您今天穿的衣服很漂亮"等。在称呼患者时，不要认为医生的职业有优越感而犯"称谓禁忌"，如称呼患者"理发的""修车的""13 床"等，这样的称呼会让患者产生反感，进而不能很好地和医生叙述病情。

七、善用辅助性语言

封闭性询问的限制性很强，如果患者不受到鼓励继续讲述，即使用开放性询问也很难达到最佳效果。因此，医生需要使用辅助性语言进行回应，以积极推进询问的进行。辅助性语言包括语言和准语言（表 6-5）。

辅助性语言本身并不复杂和难懂，也不承载过多的含义，把它们运用到不同的沟通技巧中会起到应有的作用。医患沟通中常用的辅助性语言技巧包括：

1. 鼓励　伴随着准语言点头和面部表情，医生在专心倾听时还可以用口头语鼓励使患者继续叙述，例如，"是啊""我明白了，请您接着讲""是吗，还有呢？"等。

2. 打破沉默　适当地运用沉默或停顿可以辅助患者进行更多的叙述。但是如果医生感到沉默造成了尴尬和焦虑，或者患者需要进一步的鼓励来继续叙述，那么就需要医生用语言来主动打破沉默，如"您能告诉我现在的想法吗？"

3. 重复或重述　重复或重述患者所叙述的内容会鼓励其继续讲述。重复或重述有时比鼓励或沉默更有指导性。

4. 分享　告诉患者医生的想法是很好的辅助方式，能鼓励患者更好地参与。

表 6-5　辅助性语言能力拓展

例句	语言类型
医生：您能和我谈谈这次胸痛情况吗？	开放式询问
患者：胸痛是最近几周开始的，这两天痛得特别厉害。	
医生：是吗，还有吗？	半开放式询问
（沉默——伴随目光交流，微微点头）	鼓励
患者：我怀疑是我的心脏造成的。	
（保持沉默，不知如何继续）	
医生：那好，您能告诉我为何这么认为吗？	打破沉默
患者：医生，我在生活中遇到了些问题，最近经常生气。生气后会感到胸痛、憋气（沉默）。	
医生：这就是说，你最近心情不佳，常生气，生气后会感到胸痛、憋气，是吗？	重复确认
患者：是的。	
医生：的确，心情有时会影响我们的身体。您要适当调整自己的情绪，保持一份好的心情很重要啊！	安慰性语言
患者：是啊。	

通过以上例子，我们可以看到辅助性语言本身虽然简单，但是将语言与技巧结合起来就形成了以患者为中心的接诊气氛。这种气氛更为自然轻松，可以有效降低焦虑感，更容易让患者接受，从而为接下来的沟通奠定良好的基础。

<h1 style="text-align:center">第三节　不同医疗场合的询问步骤</h1>

一、门诊

（一）医患特点

1. 医疗特点　门诊的医疗特点是患者人数多、病种复杂、诉求多、就诊时间短，医生必须在短时间内做出准确的判断，所以门诊询问的要点是直接与准确。询问要有针对性、有主题、有目的地进行，通过提出不同的问题控制谈话的局面，将询问控制在自己需要获取的信息范围内，在最短的时间内获取最多的信息，避免闲聊。最好省略与本次医疗活动无关的客套话、过渡性词句，突出重点，但在门诊医疗过程中要避免患者的不满意，需要做到简洁而不敷衍。

2. 患者特点　门诊的患者在诊治过程中有明显的焦虑、紧张及急躁等心理特点。因为患者在短时间内必须经历许多步骤，如挂号、候诊、面见医生、检查、缴费、治疗、取药等，这些过程中有许多未知数，并且等待时间长、面见医生时间短，所以患者容易产生焦虑、烦躁等情绪。

（二）询问步骤

门诊询问步骤（表 6-6）。

表 6-6　门诊询问步骤

步骤	例句
第一步：与患者建立关系	医生：我能帮您什么？
	（患者述说）
第二步：收集患者信息	医生依据患者的主要不适，询问不适出现的时间、性质、加重与缓解因素等，以及必要的体格检查
第三步：介绍自己的判断	医生：您这是……证，或是您还需要做……检查
第四步：患者告知	医生：这是您的药方，要……服用，一个星期后要再回来。如果这期间有不舒服，要马上回来看医生
	或这是您的检查单，等检查出结果后，来找我
	或这期间您要避免……您最好吃些……食物

二、病房

（一）医患特点

1. 医疗特点　住院的医疗特点是医生可以有一个长的时间去和住院患者沟通，这样有利于信息收集的完整性，但患者的特点是病情复杂、严重、变化多与快，可能有生命危险，医生不但要每天面对患者，还要与患者的家属、同事、领导等相关人员沟通。询问的特点是允许医生不断地对收集的信息进行补充，所以询问要详细、全面，在条件允许的情况下可使用客套话营造轻松的氛围，要体现对患者的人文关怀，避免对患者的精神造成二次伤害。

2. 患者特点　住院患者患病一般较门诊患者重，他们对自己的生命与健康有较多的忧虑，特别是对未来康复程度的担忧，其层面会扩大到亲人、家庭、经济及工作等范围。患者有时会有不合作态度出现，甚至会有恶劣事件发生。因此要关心住院患者，关注他们的情绪变化，给予他们更多的人文关怀。

（二）询问步骤

病房询问步骤（表 6-7）。

表 6-7　病房询问步骤

步骤	例句
第一步：介绍自己	医生：我是……医生
第二步：与患者建立关系	医生：我是您的主管大夫
第三步：收集患者信息	医生：您叫什么名字……
	（一般信息询问，包括出生年月、出生地、住址、联系方式等）
第四步：询问患者	通过灵活运用各种沟通技能及辅助检查手段，收集患者信息。如开始询问患者的不适主诉，可以问"从什么时候开始的？""后来怎样了？""能再详细说一下吗？""您吃了这种药物感觉怎样？""您还有什么要补充的吗？"
第五步：介绍自己的判断	医生：我初步考虑您这是……证（病），为了进一步明确诊断，还需要做……检查，我们目前先按……治疗

续表

步骤	例句
第六步：患者告知	医生：您患有……病，平时要注意……不能……，对您有益的是……
	医生：这个药要在空腹 / 饭后服用
第六步：住院期间患者诊疗与告知	医生：这个检查对您有点创伤，但对于帮助诊断的意义很大，我们会尽最大的努力减少对您的伤害（多种技能的综合应用，注意与患者见面时要多说鼓励的话语）
第七步：出院前患者告知	医生：您的病最后诊断是……，您需要……治疗，您需要休息……天，我已经给您办好了出院的手续，您在出院后……天要到门诊复查，您有不舒服时要及时到医院复查

第四节　询问过程中的注意事项

一、态度中立，避免诱导

为使收集的信息客观、准确，询问时医生要保持立场中立，避免诱导患者，不要暗示患者如何回答问题，也不要随意发表自己的意见，特别是患者在多家医院诊治后，不要评价其他医院或是医护人员的诊疗水平。

二、语气平稳，神情镇定

在临床上，医生的语言绝对不要向患者及其周围的人流露出没有信心、紧张和慌乱，因为医生的信心和冷静能极大地增加患者对疾病治疗的乐观情绪，有利于疾病的康复。

三、避免使用患者不易懂的医学术语

由于长期从事医疗工作，有许多医学专有名词都成为医生的口头语，如询问患者是否有"心悸"，医生彼此之间使用这个词进行交谈是很自然的用语，但对于患者来说可能会理解成询问"心急""心机"。所以医生询问病情时，切忌使用患者听不懂的医学术语，要时刻注意患者在听到问题后的反应，发现患者在理解上出现问题时，要马上加以解释，以便患者听懂，并能够准确地叙述病情。

四、注意患者的心理变化

询问应在较安静适宜的环境中进行，以免受到干扰，尤其是对于某些不便当众回答的问题，应单独询问。询问敏感问题时，一定要采用患者能接受的模式。在向患者介绍病情时，要有步骤地实施，特别是对生命有明显威胁的疾病，如恶性肿瘤的诊断，要依据患者的接受能力逐步实施。

五、关注患者的文化背景

医生所要面对的患者来自世界各地，有着不同的文化背景及不同的生活习惯、爱好、风俗、礼仪、禁忌及宗教信仰，了解患者的文化背景、禁忌及隐含于禁忌之中的文化、习俗等内涵会减少对患者无心的冒犯，表达对患者的尊重，也能增进医患双方相互间的交流。要尊重患者的个人文化、信仰及爱好。无论患者来自哪里、智商高低、不同年龄与性别，都应受到尊重。例如，在新年前遇到患者，向他说一句"新年快乐"是一种礼节，但"圣诞快乐"就不适宜问候有佛教、伊斯兰教等信仰的患者。

询问饮食习惯与疾病的关系时，要注意某些有宗教信仰的患者不喜欢医生提问与宗教信仰有关的问题。如一个患有"血脂异常"的患者是佛教徒，就不要问患者饮食习惯中进食肉类的问题，对穆斯林信徒不要问与猪肉有关的问题，对印度教徒不要问与牛肉有关的问题。西方人忌吃禽类的皮、动物的内脏等，所以也不要冒然询问患者是否吃过这些食物。

在西方社会，个人隐私被放置在极高的位置，如个人的时间安排等都属于个人隐私，是不适宜询问的。在公共场合询问患者的症状等会被看作是泄露隐私，有可能引起法律纠纷。

世界之大，我们不可能掌握所有的禁忌以避免冒犯患者，所以在询问过程中对无法掌控的问题先采用中立式的询问，通过不断的接触与沟通，扩大询问的内容，以收集有效的信息。

第七章
倾　听

扫一扫，查阅本章数字资源，含PPT、音视频、图片等

学习目标

1. 能够说明倾听的概念和原则。

2. 能够说明敦促、重复、沉默、归纳与确认等基本倾听技能的含义，并能够在模拟接诊实训和临床实习中主动运用这些技能获取患者的信息。

3. 能够说明倾听高级技能的内容构成、运用范围和运用技巧。

4. 能够理解特殊倾听技能的重要性，能够简要叙述其中的主要内容。

案例导学

没有倾听就没有沟通

一位女士心脏不舒服，到某大医院挂了专家门诊，因为患者多，她怕耽误医生的时间，事先把病情归纳好，把准备咨询的事情也列出来。轮到她时，她用最简洁的语言讲述了病情，医生用听诊器听了一下心脏就低头开处方。女士问："要不要做个心电图？"医生不答话，仍旧写处方。女士有点急："我心脏到底怎么了？"医生把处方递给女士，说："更年期综合征，都写在病历上了。"女士很紧张，自己来看心脏病，却又出来个更年期综合征。医生没有再说话，而是拿起另一个患者的病历本，在边上等了半天的"下一个"立刻要女士让地方。女士一边站起来一边急匆匆地问了一句："药里有没有激素？我有子宫肌瘤！"医生摇摇头，开始看下一个患者。女士只好自己看病历，不看还好，一看更生气——医生写的几行字，她一个也不认识。

案例解析

本案例的整个过程中，患者在就诊之前就开始为医生着想，事先把病情归纳好，就诊过程中描述病情也选择了最简洁的语言。反而是医生不理会患者的倾诉和表达，没有倾听地耐心，最后只和患者说了一句话。医生完全忽略了患者需要向医生倾诉自己病痛的心理需求，结果必然会刺伤和激怒患者，破坏正常的医患沟通。

肢体语言和眼神交流也是倾听技能的重要组成部分，本案例医生在接诊过程中与患者缺少目光交接，缺少一份关注，这种缺乏完整性的倾听很难达到沟通效果。可能有些医生还会认为患者挑剔，医生每天要看那么多的患者，没有时间听患者唠叨。但是患者首先也是活生生的、有感觉、有情绪、有心理反应的人，医生应当尽量倾听患者的述说，因为患者对自己的问题了解得比医生多。只有当医生认真、耐心地倾听完患者的诉说后，才能做出更准确的判断。

此外，个别医生仍然存在以医生为中心的想法，缺乏医患平等、互动合作的意识，这也是引起各类医疗投诉的众多原因之一。

第一节　倾听的概念与原则

倾听是贯穿诊疗全程的医患沟通技能之一，是建立医患和谐信任关系，确保医患之间充分交流，全面、准确收集患者信息的前提与基础。

对于初诊患者而言，医生是一个完全陌生的人，在接受诊治的有限时间内，为增进医患信任，鼓励患者全面诉说病情与需求，医生的倾听意识、态度和技巧非常重要。所以，能否培养倾听素养并掌握倾听技能，直接关系到能否向患者及时地传递尊重与关爱，以及正确地进行诊断与治疗。

一、倾听的概念

倾听是指医生听取患者诉说的过程，是一个接收和感受患者全部信息的过程。医生在倾听的过程中，不但要理解患者表述的含义，还要注意观察患者说话时的声调、语气、语速、音质等副语言信息及表情、动作、体态等肢体语言信息。

倾听依赖于耳朵，但是专业所要求掌握的倾听技能不能单纯理解为用耳朵去听，而是要用心去听、去体会患者的感受，并用心传递给患者语言或非语言性的信息，鼓励、引导患者诉说自己的全部病情，达到全面、准确收集患者信息的目的。

倾听也是医生向患者传递鼓励和关爱等信息的渠道与方法。在倾听患者诉说的过程中，良好的倾听不但有助于医生充分理解患者相对脆弱的心理需求，更能显示出对患者的尊重和重视，使患者产生信任和好感，消除误解和抵触情绪，更有助于患者说出自己的疑惑和忧虑，宣泄不良情绪，从而达到心理治疗的目的。

倾听还是让患者感受到自己被医院或医生接纳、接受的有效手段之一。它可以使患者的担忧、不安或烦恼得到某种程度的释放，并可使患者真切地感受到医生在与自己共同努力去解除病痛，从而更愿意信赖医生并且积极配合医生的检查与治疗，也有助于患者自身努力解决问题，激发自我疗愈的能力。

医生与患者交流的过程其实很短暂，应该说仅限于门诊诊室的十几分钟或者患者住院期间的数天时间。但在有限的时间内，却要求医生对患者做最透彻的了解，而这个了解过程又全部依赖于倾听与交谈，所以看似简单的一个过程，却是关系重大。作为医生，希望患者能足够坦诚地面对自己，以便收集尽可能多的信息。很多医生把这件事想得太过自然，认为患者就该理所应当地全盘托出。虽然大多数患者对医生有着特殊的信任，会把很多信息毫无保留地传递给医生，但总有个别的患者面对医生时，会或多或少有一种莫名的恐惧、抵触乃至不信任的心理。因此，在交流的过程中，对医生来说，倾听既是一项最基本的技巧和本领，更是医者仁心关爱患者的具体体现。医生不仅要听得懂患者传达的信息，更要懂得筛除没有意义的信息，同时还要在倾听的过程中传达尊重、信任、同情及帮助的情感。真正有效的倾听，不仅能够消除患者对医生的陌生和恐惧感建立良好的医患沟通，而且能为医生自己提供详尽的病史资料。

总之，医生与患者之间的信任与合作，以及医生的耐心倾听是临床诊疗的基础。良好的医患关系具有积极的心理支持和社会支持的功效，有助于药物治疗和其他治疗方案的贯彻。倾听是帮助医生了解患者内心世界、与患者形成良好互动关系的重要的沟通环节。

二、倾听的基本原则

倾听的合理应用直接影响着医生和患者的交流效果，倾听中医生的态度与方式更会对患者的诉求和选择产生难以言表的影响。倾听的基本原则主要有以下几个方面。

（一）爱的传递

医患沟通建立在爱的基础上，爱一定是基于对彼此的理解，否则便会造成伤害，沟通之门一旦关闭，医患双方都会受苦。通过倾听保持良好沟通，医生方能了解患者的困难和烦恼，医患之间就能如朋友一般分享彼此的经历和感受，关爱与信任在交流之中传递，带来无比的欣慰和喜悦。

倾听患者应该是医生的本职和责任，一个合格的医生，一定会发自内心地倾听患者，而不对患者带有任何漠视。许多患者内心都充满苦恼，觉得自己的处境无人能解，非常希望医生能倾听自己的描述。若医生对患者的倾听只是机械化地走个程序，匆匆忙忙，缺乏关注和耐心，就会给患者带来深深的失望。

（二）全情投入

医生接诊患者是一个给予的过程，其本质就是给予爱。全神贯注地倾听正是爱的最好体现，这样的全情投入具有很大的感染效应和鼓舞力量，会使患者感觉到你真的在听他说话。实际上，我们仅仅通过倾听，就已经帮到患者了。

医生必须用心倾听，才能听到患者想说的话，这个过程要求医者安神定志、至意深心，自始至终保持心态平和、精力充沛与全神贯注的状态。正如孙思邈在《备急千金要方·大医精诚》中所言："凡大医治病，必当安神定志……省病诊疾，至意深心，详察形候，丝毫勿失。"专注平和的心态有助于包容、吸纳，因此更有助于倾听。医生疲惫不堪的状态、情绪不佳的表现、心不在焉的行为、敷衍了事的倾听，都会让患者感觉医生缺少投入，从而产生不满甚或发生纠纷。

（三）沉着自信

沉着自信是指医生倾听过程中冷静沉稳、紧张有序、有条不紊。沉着自信会体现出医生的权威和尊严，有助于赢得患者的尊重与信任，进而敞开心扉诉说病史。反之，医生接诊中的杂乱无章、交流中的含糊不清、倾听中表情的茫然，都会使患者质疑医生的水平和能力，从而丧失交流的意愿，甚或故意隐瞒一些病情，考验医生的医术。甚至有的患者会感到运气不佳，碰到个水平差的医生，导致心情压抑，加重病情。实习医生或刚开始独立接诊的医生由于临床经验匮乏、缺少自信而容易出现的最大问题就是紧张，表现为问话缺少逻辑、病历书写凌乱、举止行为失当等现象；个别医生还会出现面部发红、浑身出汗、两腿打颤或无意识的抓耳挠腮等小动作。

沉着自信可以通过训练培养，临床现场的观摩、医患角色互换、标准化患者接诊等都是很好的训练办法。此外，每一次接诊前做好心理准备、熟悉接诊流程与注意事项等也是增强自信、解除紧张的办法之一。

医生在保持自信的同时，需要克服轻率武断的态度。倾听过程中，应避免先入为主、刚愎自用，只有敞开心扉，才能全面吸收患者传递的信息，体察患者的顾虑、紧张等深层次的情绪。为了显示权威而虚荣自负，只能阻碍医患的沟通。权威是通过我们的学识与能力、真诚与关爱建立起来的，当我们带着善意和诚意倾心付出，患者就会愿意到我们的诊室，诉说他们的困难、痛苦与不安，医患关系便进入和谐温暖的良性循环。

（四）积极主动

积极主动是指医生用动作或表情等方式让患者明显感受到倾听其诉说的意愿。医生应积极地表现出专注的倾听兴趣，并适当地点头回应，表明其对患者的关注和支持。积极主动的倾听态度传达了医生对患者病痛的关注、对患者述说的肯定，有助于鼓励患者说出自己的感受、顾虑或疑惑，充分调动患者在医患沟通中的倾诉意愿，加深医患之间相互理解的程度，从而在患者无拘束的叙述中获取更多的与疾病相关的信息。

（五）耐心细致

耐心细致是指医生在倾听患者较长时间诉说的同时，能够敏锐地观察到患者微小的表情与动作变化，感知患者的心理和情绪变化。这一原则要求医生与患者保持必要的目光接触。或以点头示意等方式表明自己已经理解了患者诉说的含义，鼓励其继续诉说。有时还要证实性地反问一下，如"您是说头痛 1 个多月了吗？""是 6 天来一直发热吗？"等，引导患者继续诉说。

一般情况下，为了得到有效的治疗，患者愿意更多地向医护人员倾诉自己的不适乃至其他相关性不强的问题，医生也应尽可能让患者倾诉自己的病痛，因此，除非患者的诉说离题太远，一般不应打断患者的诉说。也有比较极端的情况，如患者处于激烈的情绪中，表达的内容词不达意、不可理喻，甚至谴责、怪罪医生，但无论怎样，都要细心地聆听，这也特别考验医生耐心和胸怀。当我们耐心而宁静地倾听患者时，内心的理解和同情就开始增长。

（六）及时反馈

医患沟通是一个动态的、双向的交流过程，有所问则有所答，有所答必有所应。及时反馈是指医生在倾听过程中对患者的诉说边听边思考，并对其中重要的信息通过语言或非言语的不同表现形式向患者发出反馈信息，也可以通过归纳或确认患者所说的内容，以示接纳和理解，从而鼓励患者进一步诉说或提供更多的有效信息。在询问既往病史，制订诊疗方案时，医生应该将患者的感受放在首要位置。在倾听过程中，医生一定要关注患者的反应，并及时给予回应。

（七）保持恰当的姿态与距离

倾听还需要一定的姿态以体现倾听者的投入状态。恰当的倾听姿态，譬如医生的身体伏案前倾、头稍侧向患者等，都有助于把一种认真倾听的态度传递给患者，从而鼓励患者去仔细诉说病情及原因等。

在倾听中，医生恰当地与患者目光交接、得体地注视患者的方式也是医生姿态的表现形式之一，也非常有助于医患交流。临床中，实习医生极易出现的问题是不敢正视患者，多表现为一边听叙述一边写病历或者只是盯着计算机屏幕，还有实习学生以写病历为由回避与患者的眼神交流。缺少或较少进行眼神交流的倾听是不合格、不全面的，这样将难以观察到患者语言之外的或不经意间的表情和动作，并及时对其做出反应。

接诊时医患之间的距离也会影响倾听的效果。按照 Hall.E.T. 理论，人与人之间的距离可以分为亲密距离、个人距离、社会距离与公众距离四种类型（表 7-1）。医生与患者可以归属于第二种，应保持在 50～120cm，即大约一个人的手臂的距离。

表 7-1　Hall.E.T. 理论中人与人之间距离的四种类型

	距离（cm）	内容
亲密距离	50 以内	非常亲密的关系
个人距离	50～120	亲密关系
社会距离	120～360	事务、工作关系
公众距离	360 以上	无关关系

医生与患者保持适当的身体和心理距离是非常有必要的。过于亲密的距离会使患者感到不安甚至厌烦，会感觉医生是为了某种利益而在讨好自己，进而怀疑医生的医术、丧失信任而中断诉说。因此，医生与患者之间保持适当的距离也是实现有效倾听的要素之一，是赢得患者信任的基础。

第二节　倾听技能

倾听的技能主要分为基本技能与高级技能两类。基本技能主要包括敦促、重复、沉默、归纳与确认等，高级技能主要包括肢体语言倾听、支持与同感、争论与严肃、解释与说明及综合运用技能等。

一、倾听的基本技能

（一）敦促

敦促是通过肯定、附和、不提问对方新问题的方式而使谈话继续进行的倾听技能。敦促有助于使患者感受到自己能够详细阐述病情并已经被医生所接受。多使用诸如"是吗、知道了、然后呢"等表示认同的语言，点头示意、侧耳倾听等非语言方式也可以达到敦促和鼓励患者诉说病情的效果。

敦促不是缺乏耐心地催促患者，在接诊过程中，有时医生为了赶时间，认为患者的叙述过于啰唆，就会不自觉地打断及催促患者，让患者在描述病情时感到一股无形的压力，进而导致医患之间沟通不畅。

（二）重复

重复是将患者叙述的部分内容或整句话重复使用以促进交流继续的技能。重复是一种简单而重要的技能，对于患者来说，哪怕是简单的重复，都有助于患者感觉"医生已经听到了我的诉说"，从而解除不安的心情并产生对医生的信任感。重复的技巧是多使用"您是说，您的意思是……"等引导语。

重复有鼓励患者述说的作用。医生可以通过模仿患者的言谈，重复患者的话以拉近医患之间的心理距离，并鼓励患者传递更多的有效信息。例如，当患者说到工作压力大时头痛会加剧，医生可以通过"言谈模仿"用患者的语调重复患者的话，"压力下你的头痛会加重吗？"通过重复可以鼓励患者探索更多的引发疾病的原因。

医生重复患者的询问可以引发患者思考，帮助患者探寻其内心真实的想法。例如，当患者询问医生"你认为是癌症吗？"医生可以试着重复患者的询问"你认为是癌症吗？"通过重复，鼓励患者思考，探寻他／她内心深处的想法。

（三）沉默

沉默是医生以关心、专注的态度静静倾听患者诉说，并使患者感受到医生的认同而愿意继续诉说自己病情的技能。有研究表明，患者诉说病情时间达到 22 秒左右，医生就会开始发表自己的意见，但临床上，一个患者讲述完病情的平均时间为 2 分钟。因此，医生必要的沉默对于全面收集患者信息是非常重要的。

医生需要根据患者的具体情况使用沉默技能，如果患者正在思考过程中，医生就要保持倾听姿态，使用沉默技能直到患者完成叙述内容；如果患者陷入了思考停滞状态，医生则应通过其他技能引导患者继续叙述病情。医生选择沉默的时机与时间长短，均需要根据患者的性格、文化程度、职业等情况而灵活运用。

（四）归纳与确认

归纳与确认是医生分析、整理患者诉说要点并获取患者确认的一种技能。在患者无间断地叙述、医生无法确定病情重点时使用归纳与确认技能，可以起到提醒患者叙述重点和归纳病情要点的作用。

归纳是医生将患者叙述的内容加以分析、整理，确认是医生通过反问形式向患者证实自己的归纳是否正确。因此，归纳与确认是一个不可分割的完整过程，这一过程既体现了医患之间的理解和沟通，同时也向患者传达了医生通过倾听已经掌握了患者叙述的主要病症信息，增强患者对医生的信任感，因此，归纳与确认是医患双方取得共识的十分有效的技能。

归纳与确认还有助于提醒患者把一些微小的易于忽略的情况告诉医生。需要注意的是，对患者叙述内容的归纳必须准确，否则易引导或误导患者。如下例头痛的倾诉：

医生：您的头痛 1 周前就开始了，晚上最严重，像是头部箍了东西一样，是吗？

患者：是。

医生：除了头痛之外，其他的还有哪里不好吗？

患者：您这么一问，我觉得有时还有些腰痛。

医生：能说得再详细一点吗？

患者：最近几天，头痛的时候还有些腰酸、腰痛。

医生：现在让我大致总结一下您刚才说的内容，如果有误差请告诉我。

患者：好的。

医生：您这次来医院的目的是希望仔细检查头痛问题，您的腰也疼，但您觉得不会有太大的问题。基本就是这些，对吗？

患者：是的。

医生在大体归纳与确认完现病史之后，接着归纳与确认既往病史：

医生：那么接下来我想询问一下您以前的病史情况，您之前还患过其他疾病吗？

上面案例中的归纳与确认，体现了以下几个反复的步骤：倾听患者叙述病情—归纳与确认—开放式询问—补充信息—开放式询问—再次归纳与确认—询问既往史。患者对自己头痛的诉说基本完毕。

二、倾听的高级技能

（一）支持与同感

接诊中，医生多关注于听取患者叙述的症状和体征，而忽略患者内在的诸如不安、焦虑、缺乏自信、绝望等心理感受。忽略这些心理感受的结果是患者由于感受不到医生的共情而中断诉说，并由此对医生产生失望或不满情绪。可见，为建立良好的医患关系，在倾听过程中对患者的感受表示理解，让患者感到来自医生的支持与同情是非常重要的。

倾听中表示支持与同感时常用的方法有以下几种：

1. 积极反应　医生关注患者表现出的感觉或情绪，并积极作出反应，多使用诸如"你好像很为难是吧""您看起来好像很着急啊"等语言。

2. 积极认同　让患者体会到医生认同了患者所经历的感受，多使用诸如"是啊，以前我也见过这样的患者，确实很难受""实际上，很多人都会有这种感觉"等语言。

3. 积极支持　向患者传达医生积极帮助患者的愿望，多使用诸如"我一定尽全力治疗您的疾病""这种治疗对您将会产生很大的帮助""这几剂药会促进您身体的恢复""您还希望我为您做些什么吗"等语言。

4. 积极互动　让患者感受到相互合作对于提高治疗效果的重要性，多使用诸如"我们一起来探讨如何解决这个问题吧""我们一起来想办法"等语言。

（二）直接明示主题

这是一种患者不能很好地表达自己想要诉说的内容或者表述态度暧昧时，医生代替患者直接明确其主诉或思想的技能。直接明确主题就是医生把患者诉说的内容用更直接、更明确的语言形式表达出来，并求得患者认同的技能。作为一种与患者确认倾听结果的技能，直接明确患者的诉说主题对于确认病情或就诊目的、就诊动机具有重要的意义。经常使用的语言包括"您想要说的就是这件事，对吧"或"您是因为这个原因来就诊的，是吧"。

此时，医生直截了当地总结、阐释患者的诉说，如果符合患者的内心思想，就会得到患者肯定的答复，反之，就是否定的答复，或表现出疑惑、不知道如何回答是好的表情。由此，医生也可以判断倾听所得到的患者信息是否准确。

直接明示主题是一种较复杂的倾听技能，如果运用不当或过于主观，常伴有医生自以为是、理解错误的风险，这种情况我们应当尽力避免。

（三）严肃认真的对话或争论

接诊中，个别患者因为种种原因不愿意说出自己患病的真实原因或不按照医生的要求配合治疗，这时就需要医生以严肃认真的态度与之交流或指正。必要时可通过争论引起其重视。需要说明的是，医生不能因为患者不听从医嘱而带着情绪去说教、争辩，而是要让患者感到医生严肃认真的态度是为了患者自身的健康。一般情况下，医生以严肃认真的态度与患者进行交流，会极大地感染患者，并促使其说出真实的疾病原因或严格遵守医嘱。

医患之间的争论经常会在决定治疗关键措施的时候发生。需要明确的是，医生决定通过争论的方式让患者服从治疗，就必须有说服患者的充足理由，否则会导致患者反感而影响下一步的交流。

严肃认真的态度与适当得体的争论，会促进医患之间建立更亲切、更直率的关系。但是这一技能应该建立在医患关系比较融洽的基础上，对于初诊患者或医患之间尚未建立充分信赖关系时，要慎重应用。

（四）恰当的病情解释时机

医生在倾听过程中，有时需要对患者的病症进行解释，以促进患者继续诉说自己的病情。解释必须选择恰当的时机并且保证准确无误。有些医生往往在患者还没有诉说完自己的病症时就开始为其解释病情，一方面容易导致患者难以继续诉说病症；另一方面也容易做出不恰当的解释而误导患者，甚或引起患者的不信任。

（五）肢体语言的倾听

肢体语言的倾听，包括医患两个方面。医生应该有意识地观察患者的肢体语言，以达到把握患者病情，尤其是其心理状态的目的；医生还要善于运用自己的肢体语言，譬如恰当地使用眼睛、动作与手势等促进患者进一步诉说病情。

眼睛可以表达语言难以表达的情感，所以，目光交接是最常用且最重要的一种倾听技能。一般而言，目光接触的次数多少、时间长短及目光转移等都可以反映医生与患者对话的兴趣、情绪等信息。对于医生来说，一方面要善于发现目光交接中所提示的信息，并予以正确理解，另一方面要善于运用目光交接去影响患者，使其受到鼓励和支持，从而达到全面倾听、收集患者信息的目的。

面部表情可以直接表露出情绪和情感的变化，它不是随意的，但又可以部分受自我意识的调控。面部表情的变化不仅是医生获得病情信息的重要来源，同时也是医生了解患者内心活动的镜子。但由于面部表情具有变化快、信息多和可控制的特点，往往会给观察带来一定的难度，因此需要综合其他信息进行分析。

接触是指身体的接触，其运用的适当与否也会影响医患之间的关系。譬如对老年就诊患者，在其站起来时医生用手帮扶、为正在咳嗽的就诊患者拍拍背、与病情好转的患者交流喜悦等，都是有益的接触沟通。通过这些接触，可以使患者感受到来自医生的尊重与鼓励，从而更加主动地向医生倾诉自己的病症而使医生获得更多的疾病信息。

中医临证过程，尤其是针灸的诊疗过程较长，医患交流的时间充分，更适合运用接触技巧，例如在循经诊察、穴位痛点按压的同时观察患者反应，对疼痛的部位轻轻揉按等，都是利用肢体语言诊察疾病或传递医生尊重与鼓励态度的有效方法。

第三节　特定人群、特殊情况下的倾听技能

接诊时，部分患者围绕病情的诉说会因年龄、性别、性格、情绪、职业特点、文化背景、教育程度等的不同而有不同的表现形式。有针对性地运用不同的倾听技能会极大地改善医患关系，从而全面掌握医疗必需的信息。

一、针对特定人群的倾听技能

（一）因年龄问题导致诉说病症困难

当患者是幼儿或低学龄儿童时，医生要积极营造一个温馨的环境以消除其不安情绪。年幼患者会话能力不足，一般不能正确地自述病史。此时需要医生与家长直接进行交流，仔细倾听家长

的说明，要正确理解家长对孩子状态的表述，不能认为家长是因为担心孩子而诉说得过于夸张，尤其须注意家长陈述的"孩子和往常不一样"的情况。当儿童具备语言能力时，医生应当直接与其进行交流。首先医生要缓和儿童面对医生的不安情绪，还要避免伤害儿童的自尊心，真心地与其交流沟通。同时应当仔细观察儿童的面部表情、肢体动作，尽量用非语言技巧去感知和理解儿童的表现，从而达到倾听的目的。

知识链接

对幼龄儿童的观察与倾听

网络畅销小说《首席医官——中医是一门大学问》中刻画了这样一个儿科案例：名中医曾毅在接诊一名4岁孩童的过程中展现出细致入微的观察和倾听功夫。曾毅首先观察到患儿面对满桌可口的特色糕点毫无兴趣，按说小孩应该很难抵御食物的诱惑才对，所以曾毅笑着拿起面前的一块小蛋糕塞进嘴里，做出一个非常好吃的表情，然后观察小孩的反应，发现其仍旧无动于衷，反而是打了个呵欠；同时曾毅发现一下午就没看到患儿的脚落过地，不管走到哪里，都是由两名随从轮流抱着，因为患儿出生于富贵家庭，被照顾得太仔细了，金贵到都不用下地走一步路。经过这些仔细地观察、倾听和推敲，曾毅判断出该患儿的厌食正与其长期被人抱着有关，被人抱着就好比一直被一个37℃的人形火炉给烘烤着，导致小孩体内热气难以宣泄，又不接地气，自然生病厌食并且腿脚无力。病因既明，治疗方法就是让患儿与同龄小孩一起下地玩几周，便可取得很好的效果。复诊时，曾毅笑着问患儿是否梦到自己的小伙伴，患儿低头想了一会，道："我最近没有做梦。"这样曾毅便了解了患儿的睡眠情况。

倾听幼小孩童尤其需要细致功夫，给小孩子看病，犹如是给哑人看病，缺的不是医术，而是一份耐心和细心的观察与倾听。医生必须要做个有心人，否则就算把患儿被随行人员抱在怀里的事看在眼里，相信也会熟视无睹的。只有在心系患者、同理尊重、换位思考的基础上，才能捕捉到各个症状之间的联系，推断出病情细微处的标本因果。

与小孩沟通要循循善诱。曾毅不直接问小孩睡眠好不好，而是通过旁敲侧击，问患儿是否梦到自己的小伙伴，真实地了解到患儿的睡眠情况。倘若直来直去，很多问题可能小孩根本弄不明白是怎么回事，当然就不能回答得清楚。

儿童在不同的年龄阶段心理发育情况不一，患病时的反应也不一样，医生要根据各年龄段的特点，应用不同的倾听技巧进行有效沟通，消除孩子的恐惧心理，给予孩子关爱和尊重，赢得患儿和家长的信任。

婴幼儿不能用语言交流，常用啼哭表现身心变化和需求。医生不仅要认真倾听家长对患儿病情的阐述，仔细查体，还需从婴儿的啼哭声中辨别疾病，区别非病理性和病理性啼哭。病理性啼哭声音嘶哑，多发尖叫、惊恐性或突发性剧烈啼哭。啼哭间歇时，面色苍白，疲乏无力，抱起或喂奶时哭声不停。生病时患儿会长时间哭闹，但当疾病严重时哭声低甚至不哭，并伴不吃、不动、体重不增等。

当患者是婴幼儿期儿童时，医生应满足患儿"皮肤饥饿"的需要，可以通过搂抱，抚摸患儿的头部，轻拍他们的上肢和背部，使其感觉到亲切和友好，进而增强患儿的信任感和安全感。可用轻轻的、和蔼的微笑消除患儿和家长的紧张情绪，在查体或治疗时可根据患儿年龄特点播放动画片，也可拿一些安全的玩偶或玩具给患儿以转移其注意力，缓解患儿的疼痛或不适感，稳定患儿的情绪。医生要声音柔和、亲切地称呼孩子的名字或乳名。在查体时，一些患儿不能主动配合，耐心有限，医生应尽量缩短查体时间，通过观察患儿的表情来判断其感受。查体时要注意保护患儿隐私，注意细节，如查体前搓暖双手，查体结束后为患儿盖好被子等。

当患者是学龄期儿童时，要注意到这个时期是其思考能力和社会行为发展、眼界急剧开阔的时期。在这个时期患病，患儿不能像其他儿童一样进行活动和学习，自我意识和自尊心极易受到伤害，产生不安情绪。因此，医生对这一时期的儿童进行诊疗时，首先要缓和他们的不安情绪，使其配合治疗。此外，医生要注意避免伤害儿童的自尊心，努力把其当成一个成年人来进行交流，避免使儿童产生自我否定的情绪。

老年患者一般说话语速较慢，还有一些老年患者口齿不清、声音颤抖，还有耳背、健忘、反应迟钝和眼花等特征。因此，在接诊老年患者时，尽量在安静的房间里进行，同时说话声音应较平时稍大，并且反复提问患者，确保其完全理解后再继续下一个问题。医生必须注意老年患者身体机能的变化，不能催促其回答问题，应该耐心倾听老年患者的回忆，理解老年患者的担忧，并且鼓励患者自身积极地参与治疗，从而建立医患之间的信赖关系。诊疗结束后，医嘱和建议不能流于口头，应写在纸上交给患者或其陪护人。

（二）异性患者羞于表述病症

女性患者面对男性医生，对于一些病症会因为尴尬或者觉得难以启齿而有意无意地隐瞒，这势必会影响信息的全面采集。因此，医生必须从患者的角度去思考问题，注意性别可能造成的影响。为了避免引起女性患者的不安或误解，男性医生要努力与其建立一种相互理解、信任的关系，避免提出一些患者难以回答或无法接受的问题，或者配备合适的助手，协调其尴尬，倾听的姿态更要得体自然，避免不必要的身体接触，同时结合必要的语言说明，这些都有助于倾听过程的完成。

个别情况下，男性患者面对女性医师，对于涉及性的问题也会难以启齿，而导致信息采集不全面的情况发生。

二、特殊情况下的倾听技能

（一）因性格或情绪等原因不愿意交流

有些患者性格内向、不喜交流，也有部分患者就诊时情绪低落、讳疾忌医而不愿诉说自己的病症。

性格内向、情绪低落或讳疾忌医的患者多数表现为缄默不语、不愿主动叙述病史，或伤心哭泣，或顾左右而言他。医生接诊此类患者时应当注意观察其表情、目光和躯体姿势，态度诚恳地表明医生理解他的痛苦，耐心安抚，鼓励患者。要注意避免使用过多、过快的直接提问让患者惶惑被动，更不要用批评性的提问加重患者的沉默和不悦，要慎重触及让其伤心和敏感的问题。

临床接诊中，经常会遇到患有抑郁症的患者，抑郁症的主要表现是以抑郁为中心的兴趣丧失、性欲减退、不安、焦虑等，以及全身倦怠、颈肩酸痛等症状。接诊此类患者，医生必须在把握其具体特征的基础上进行。接诊技巧也有很多种，譬如针对抑郁症的提问、针对兴趣减退的提问、针对病态心理的提问、针对思维障碍的提问、针对不安和焦虑的提问，以及针对自杀念头的提问等。另外，还有些患者属于易患抑郁症的性格，被称作抑郁质、偏执型人格或胆汁质等。因此，医生接诊时态度一定要温和，把握好患者的就诊意图，不要勉强患者，切忌对他们进行斥责或者批评。

在与抑郁症患者交流时，对于患者的述说与回答，要认真地、有兴趣地倾听，对患者所说的内容不要露出惊讶、厌恶等神态；让患者充分表达出自己的内心体验，使不良情绪得以宣泄，要让患者感到被理解、尊重和接纳，减轻焦虑抑郁等负面情绪。

（二）为试探医生医术而沉默不语

在中医诊室接诊时，个别患者会坐在医生面前一言不发，径自伸出手来让医生把脉，等医生问"您怎么不舒服？"时，患者往往以"中医摸脉不就可以了解病情吗？"来拒绝诉说病症。这种情况的出现，可能是患者以为中医凭借诊脉就可以诊察疾病，或者就是故意试探医生的医术。

应对这样的患者，单纯用"中医是四诊合参，不是仅凭摸脉就能诊病"来要求患者诉说病症，患者是不会满意的，也可能因此产生不信任而终止接诊过程；也有患者不情愿地说上几句病情应付医生，最后一走了之，不去执行医嘱。因此，理想的处理办法是通过诊脉再结合望诊等方法叙述出患者的 1～2 个症状，以取得患者的信任，从而自觉地倾诉病症。当然，这种办法必须建立在医生具有非常娴熟的医学知识与诊疗技能的基础上，否则，错误的解释会使患者更加不信任医生。

（三）患者喋喋不休但缺乏条理与重点

患者愿意主动诉说病情是一件很好的事情，但是这种诉说如果没有条理、内容缺少关联，或者重复不断、诉说缺少重点，却是让医生苦恼的一个问题。有时，工作繁忙的医生会打断患者长时间杂乱的述说，这时患者会感觉医生没有完全倾听其叙述而产生郁闷或恼怒的情绪，从而影响医患之间的交流；也有的患者感觉医生没听懂其表述的意思而更加长时间地反复诉说，影响沟通的效率。

面对此类患者，医生安静地倾听其诉说，并适当地加以提示、引导是比较理想的办法。也可适当使用封闭式提问控制谈话的方向、节奏、时间等。但是，过多的封闭式提问容易造成患者的抵触情绪和防卫心理，应该谨慎使用。确实因为工作繁忙无暇长时间倾听其诉说时，要选择恰当的时机中止其诉说，并积极使用诸如归纳与确认、聚焦等技能，从而有效地完成接诊过程。

（四）患者过度依赖医生

有些患者存在过度依赖医生的心理，认为医院或医生可以为其做好很多事情，从而极力渲染自己的需要，要求医生给予足够的重视，并能够不断地倾听、劝告与解释，当这些要求不能被满足时，就会变得抑郁或愤怒，甚至用控诉或报复的方式谴责医生态度不好。

对于这类患者，医生必须在尊重患者的前提下，善意提醒患者，并恰当地控制好患者诉说的时间，而不是一味地迁就患者，要让患者清楚地认识到要与医生一起战胜疾病，不能仅靠医生的力量，要用"必须您自己努力才能使自己好起来"等语言鼓励患者战胜自己的过度依赖心理。

（五）患者为残障人士

临床接诊残障患者时，会发现个别残障患者由于自身问题而产生一定的自卑心理，不愿向医生全面地倾诉其病情，从而为诊疗过程带来阻碍。在这种情况下，医生应当暂时忘记对方是残障人士，以自然平和的态度接诊，让患者感受到来自医生的关怀和尊重，进而消除患者的不安和戒备心理，促使其可以尽情地倾诉病症。

医生与听觉障碍和声音语言障碍的患者沟通比较困难。由于沟通不畅，医生会不自觉地反复询问以求得患者的主观诉说，但个别患者有时因厌烦或惧怕医生的继续询问，会不懂装懂，甚至用答非所问来终止对话或误导医生的诊疗方向。倾听这类患者的病情时，医生应当语音清晰、语速缓慢地与患者耐心地交流，必要时可以使用唇语、手语，或者笔谈等方法。

1. 视觉障碍　视觉障碍不仅包括视力障碍，也包括视野障碍，根据视力和视野的残存度，可以大致分为全盲和弱视两类。临床接诊时，医生首先应该主动向患者打招呼，尝试与对方握手，以便使患者根据声音的高低、手掌的触感等获得关于医生的身高、体格等初步的印象，有助于消除患者的不安情绪，使患者更好地掌握和医生之间的距离，增加其对医生的信赖感。其次，医生应直截了当地询问对方需要什么。讲解方向和场所时，切忌使用"这儿""那里""那个"等代词导致患者的方位混乱，应该使用前后左右、几步、几米等具体的方位名词来示意患者。必要时可以对室内的陈设及备用品的配置进行说明，并且可引领患者用手感触周围的事物。这样可以使患者将所在环境具体化，令患者安心就诊。

2. 听觉障碍　听觉障碍是指听觉不灵等能听见声音却不理解其内容，或者完全听不见声音的状态。临床接诊时，如果患者通过助听器就能够听见谈话的内容，那么就与患者面对面，语速清晰而缓慢地进行交流。切忌以为患者带着助听器，只要说话声音大点儿就可以。对于有听觉障碍的患者，听不清声音是个大问题，医生应予以留意。因此，医生不仅可以通过声音向患者传递信息，也可尝试通过视觉信号来传达信息，包括唇读法、笔谈、手语、指文字等方法。

（1）**唇读法**　是指患者根据医生说话的口型变化来进行判断的方法，也叫"口话"。为了使患者更好地理解口型的变化，语速不宜过快或者过慢。临床接诊时，医生的口型应该夸张一些。患者本身也能讲话，但是有时由于患者发音方法的问题，医生可能无法完全理解患者所说的话，这时候应该配合笔谈进行交流。

（2）**笔谈**　笔谈是一种用文字书写的方式进行交流的方法。此方法需要医生和患者各自持便笺纸来书写各自想要表达的意思，虽然耗费时间，但却最为简单有效。但是，长期使用手语交流的患者，对长句和汉字的反应较慢，医生应注意将单词分开书写，并且对一些专有名词的意思和内容进行简单说明。

（3）**手语**　手语是一种可以进行双向交流的手段。医生可以使用手语表达一些微妙的情感，通过表情或动作的大小来实现。手语是提高医患之间信任度的有效手段。

（4）**指文字**　这是一种逐字表达的方法，与唇读法并用，可以有效表达专有名词。

在临床接诊时，医生可以根据患者的听力状况决定采用某种方法或组合使用。

3. 肢体残障　患有脑血管疾病或骨关节疾病、风湿病、脊髓损伤、脑性麻痹和脊髓型小儿麻痹等疾病导致肢体不自由的患者，其个体差异较大，医生应该在掌握患者肢体不自由的具体原因、部位及程度的基础上再进行接诊。有些患者因为脑部疾病或半身不遂导致失语症，此类患者多由家属陪同，因此医生获得信息并不困难；但如果患者尚有语言能力，一定要多花时间和耐心引导患者把话说出来。另外，医生应该事先询问患者或陪同家属采取什么方式或使用什么身体姿势进行接诊交流会更方便。

第四节　倾听的误区及解决方法

倾听技巧的掌握知易行难，临床应用中，医生会因为种种原因而发生一些不必要的错误。

一、急于下结论

有些医生为了显示自己水平高超，在患者叙述病情尚未结束时便急于下结论，并得出诊断，给出处方，这会造成很多弊端。首先就是可能导致误诊，毕竟患者的情况还没有完全了解清楚，所以，临床经验再丰富、理论知识再扎实也不能轻易下诊断。另外，还会严重影响医患之间原本融洽的关系，因为患者感到自己的话被打断，是医生对自己的不重视或者不尊重，患者在与医生的交往中体会到挫败感，将直接影响医患关系的稳定，也会使患者对医生不信任，从而影响到疾病的治疗。

二、轻视患者

由于医生受职业的影响对一些小病、轻症适应性较强，不会像普通人那样有较强烈的情绪反应。譬如一个完全没有医学知识但又对自己的身体比较在意的人出了车祸，即使只是一些皮外擦伤，也会感到非常恐惧，极度需要医生的安慰和救治。在这时候，医生千万不能忽视患者的感受，要及时地处置及安抚好患者，在心理上给予患者安慰和支持，并且一定要有耐心、有同情心，让患者的情绪稳定下来，打消心头的疑虑，使其积极配合医生的治疗，从而构建良好的医患关系。

三、干扰及转移患者话题

有的患者在交代病情时，诉说会过度拖沓、冗长，医生切不可贸然打断患者，而是要坚持礼貌耐心地倾听，并过滤掉其中无用的信息，排除那些影响倾听效果的干扰或障碍，同时思路清晰地向患者提问，以引导患者的诉说，获得医生需要的有效信息。如果因为患者冗长的诉说而一味地打断其谈话，会使患者感到不被尊重，同时也会对医生产生不信任感。

四、做道德或正确性的评判

临床之中，难免会出现一些诸如"久病床前无孝子"的现象发生，患者的家属们相互推卸责任、互相指责，这时作为医生不能妄加评论患者的私事。站在某个道德层面，做出即使是正确的道德判断和批评，也只会加重患者及其家属们之间的矛盾，影响医患关系。因此，医生要以患者为中心，努力保持客观公正的立场去处理事务。

五、倾听技巧使用不恰当

心理学家威廉·詹姆士认为，"人性中最强烈的本质是渴望被他人欣赏"。每个人都有让别人欣赏的需求，患者也是一样。丹尼尔·高尔曼在《工作中的情商》中说："那些不懂得倾听的医生会得到更多的投诉，至少在美国是这样的。"世界卫生组织一位顾问曾做过一项调查：当患者述说症状时，平均19秒就被医生打断一次，这说明不善于倾听是医生的通病。在沟通中医生必须要无条件地接受患者，同时学会去欣赏患者，时不时对患者的话表示点头赞许。倾听技巧使用不恰当的沟通和情感反应会破坏和谐的医患关系，会对患者产生不良的心理暗示，强化某些负面情绪。

六、依赖仪器不重视询问

随着医疗技术的不断发展，临床分科越来越细，医生可以使用的医疗器械设备也越来越多，然而这些仪器却在医生和患者之间竖起了一道无形的屏障，拉开了医生和患者之间的距离，疏远了医患关系。医生所关心的不是患病的人，而是疾病的病理过程。很多医生往往完全依赖医疗仪器，所做的诊断全凭仪器检查的结果，而忽略了患者的切身感受和客观表现，意识不到倾听过程的重要性。这样的诊断方式很难获取患者的信任和引导正确有效的治疗。只有在诊疗过程中，以患者为中心，以仪器检查作为辅助，才能赢得患者的信任。

七、医患交流时间过短

在临床医疗实践中，医生每日疲于接诊大量的患者，有时无暇顾及有效沟通。这种情况忽视了患者在医疗过程中的参与程度，降低了患者的满意度。因此，每一个医生都应该从最基本的交流方法——倾听学起。倾听并不是单纯地用耳朵听，而是要用心倾听，在听的过程中仔细体会，从深层次明白患者的想法及情感，并且对患者加以关心和安慰。

八、环境影响倾听

医院的环境及诊室的布置都在向患者传递某种信息和态度，为医患沟通营造出一定的氛围。目前，常见在一个大的诊室里很多患者和家属围着医生看病，或者两个医生面对面坐着，为两个患者同时看病。这种形式很不利于医生对患者的倾听，因为没有顾及患者的感受、情绪和隐私。诊室最好是一个相对独立的空间，就诊区域和候诊区域应当分开，这样才有利于医生与患者进行一对一的交流和倾听。诊室还应该有较好的隔音效果，不受周围环境的干扰，诊室的光线宜明亮而柔和，温度、湿度适宜，通风较好，地面防滑，座椅舒适。在这样的环境下，患者才会敞开心扉地表达，医生才能做到心无旁骛地倾听。

扫一扫，查阅本章数字资源，含PPT、音视频、图片等

学习目标

1. 能够理解非语言沟通在沟通中的特点和作用。
2. 能够在日常生活中注意加强非语言形式的训练，并在与人沟通中加强非语言方面的修养。
3. 能够在运用非语言沟通时，符合准确、协调、自然、灵活等要求。

案例导学

医学的人文品格

人类拥有了越来越多的从前无法想象的治疗技术。作为一个医学科学家，美国著名医生刘易斯·托马斯对技术的进步持充分肯定的态度。但是，同时他认为相应付出的代价是巨大的，他曾说过："触摸是医生最为古老而且也是最为有效的一种动作……在众多至今仍不断出现的新医疗技术中，听诊器是设计用来加大医生和患者之间距离的第一个设备。"这代价便是医疗方式的"非人性化"，医生和患者之间的亲密关系已经一去不复返了。譬如说，"触摸"和"谈话"是医生的两件法宝，与真正的治疗作用相比，更多的是对患者的安慰和给予其信心。现在，医生不再需要把自己的手放到患者的身体上，也不再有兴趣和工夫与患者谈话了，取而代之的是各种复杂的机器，它们横在医生和患者之间，把两者的距离越拉越大。技术再发达，患者仍然需要医生那种给人以希望的、温柔的触摸，那种无所不包的从容的长谈。

案例解析

汶川地震中被父母用身体保护下来的3岁女童，手脚被烧伤，每次换药的疼痛和陌生环境的恐惧，都使女童撕心裂肺地哭闹。这位女童承受的伤痛除身体之外，最大的伤害是与父母的分离所带来的分离性焦虑。每次换药时，志愿者和医护人员围着她安慰："你最棒！你最勇敢！"却都无济于事，起不到抚慰作用。最后一个有经验的志愿者妈妈把女童紧紧抱在怀里，用手抚摸其后背，女童才渐渐安宁下来。当一个人处于极度痛苦或情绪不佳的状态下时，很难接受理性认知层面的信息，更容易接受身体感觉信息，而获得情感的渠道多来自于皮肤接触。

沟通无处不在，在医患沟通中除了注重语言沟通技巧之外，还要注意非语言的沟通方式。在现实的人际交往中，非语言形式传递着大量的信息，会无意识地影响到沟通，并潜移默化地发挥重要作用。一个人不需要说话，只要站在他人面前，从其仪表、服饰、动作、表情、空间距离等多方面，他人就有基本判断和印象，而这样的第一印象会影响到接下来的沟通方式和效果。弗洛伊德曾经说过："没有人能够藏住秘密，即使他不说话，从他的手指尖到身上的每一个汗毛孔都

在泄露着秘密。"而这部分信息在沟通中"暗流涌动"，并具有穿透力。非语言沟通是人际沟通的重要形式。

第一节　非语言沟通的含义、特点及作用

一、非语言沟通的含义

非语言沟通是借助非语词符号，如人的仪表、服饰、动作、表情等，以非自然语言为载体所进行的信息传递。非语言沟通是语言沟通的自然流露和重要补充，能够使沟通信息的含义更加明确、圆满地表达出来。有心理学家研究指出，人们交际感情的表达由三部分组成，其中言词占7%，声音占38%，体态语言占55%。可见，体态语言沟通在医患交往中的重要地位和作用。非语言比语言更丰富微妙，人们也更容易被视觉信息影响，正所谓"眼见为实"。医生应根据诊疗内容、环境、对象和目的等，准确恰当地利用非语言，使有声语言和非语言相互结合，增进医患沟通，促进患者康复。

二、非语言沟通的特点

非语言沟通的主要特点包括真实性、模糊性、共同性、情境性。

（一）真实性

非语言沟通存在有意识和无意识的区别。在大多数场合，无意识的、不自觉的表情动作居多，是身体受外界刺激形成的本能反应。因此，越是无意识的体态语，越能表现动作者的内心世界，真实性越强。

遵循体态语与口语表达之间和谐一致的基本定律。也就是说，只有在体态语与口语表达一致的前提下，研究体态语的真实性才具有实际意义。我们在医患交往中，应该多观察社会人生，多观察病例，了解意志控制与实际病情、体态表现与内心所思之间的内在联系，鉴别患者言行的真伪，体会患者真正的内心世界。

（二）模糊性

非语言沟通的模糊特性，除了语言本身的模糊因素以外，还有动作体态方面的原因：①体态语动作具有多义性。以瞪眼为例，可有愤怒、好奇、仇恨、诧异等义项。又如惊恐面容可见于过度紧张、焦虑、甲状腺功能亢进（简称甲亢）、肺栓塞等不同的情绪和疾病，并不特指哪一种。②非语言依附于不同的语境氛围，可表达不同的语义。同样是"笑"，在具体的交际语境中，可能是同志间真诚的笑，可能是仇敌间的狞笑，可能是情人间羞涩的笑，也可能是某种出于无奈的苦笑等。③体态语的动作并无明确的规范，也是造成其模糊性的重要原因。④体态语的模糊性，还常表现在"读者"不同，理解亦有不同，在"阅读"体态语时，仁者见仁、智者见智的现象十分明显。掌握体态语的模糊性特点，准确理解患者体态动作的寓意，学会明辨患者在不同情况下的常见体态语，将有助于疾病的分析、推理、综合、诊断和治疗。

（三）共同性

非语言沟通的运用是极为广泛的，即使在语言差异很大的环境中，人们也可以通过非语言信

息了解对方的想法和感觉，从而实现有效的沟通。无论是从生物学角度还是从社会学角度来看，人类拥有大体相同的器官，也拥有十分接近的思想感情，因此人们表达思想和情感的方式有着共同性。例如，无论是何种种族、性别的人，他们喜悦、高兴的感情几乎都是以笑的形式来表达，悲哀、痛苦的感情几乎都是以哭的形式来表达，愁眉苦脸意味着苦恼等。可见非语言沟通是不同文化背景下人们通用的交际手段。同时要注意非语言沟通也有民族文化差异，例如，在医生面前表示"无可奈何"，欧美人常以耸肩和摊开双手的方式，亚洲人则一般示以垂首或嘘叹。在临床使用非语言沟通时，应注意患者的民族、种族特点及对非语言的理解习惯，避免造成医患沟通的误解。

（四）情境性

在不同的情境中，相同的非语言符号表示不同的含义。例如，在不同的情境下，流泪既可以表达悲伤、生气、委屈等情感，也可以表达幸福、兴奋、感激、满足等情感。表达的环境对患者有暗示作用，并影响到非语言的使用。例如，患者说话时，用手掩住嘴、压低声音，可能是表达的内容不希望别人知道，也可能是怕吵到其他患者休息，这需要配合患者的神态和具体情境综合理解。

三、非语言沟通的作用

在医患沟通时，学习并掌握非语言沟通方式具有两方面的作用。一方面，医务人员作为体态语的使用者，必须学会并掌握体态语的基本知识，在实践中正确运用体态语来辅助自己的口语表达，实现医患沟通的理想效果；另一方面，医务人员作为体态语的阅读者，必须善于"阅读"患者的体态，做到观之于目，了然于心，正确领会理解患者的体态含义，做出正确的判断，从而便于诊断和治疗疾病。

（一）表达情感

非语言沟通的功能是表达情感和情绪。各种因素的影响（如疾病或特定情景等）使语言对情绪、情感的表达受限，故需借助非语言方式以增强沟通效果。例如在产妇分娩痛苦时，医务人员紧握着产妇的手以表达支持和陪伴，使孕妇获得力量和安慰。通过一个眼神、一个动作与患者沟通情感，常有"此时无声胜有声"的效果。在一些特定场合，譬如在因病失去语言能力的情况下，体态语可以用来独立发挥表情达意的功能，帮助阐明病情、分析病因、做出明确诊断等。例如，在危重患者不能用言语表达病痛时，医生在查体过程中，可以通过患者的体态反应判断病变部位。

（二）获得语言之外的信息

医院环境特殊，患者及家属常处于紧张、不安和恐惧当中，所以对周围信息特别敏感，尤其是对医生或护士的言谈举止、表情等流露出来的信息更加关注，并以此来推测检查治疗的结果和预后等。通过触觉、视觉、语音语调、身体动作、面部表情等来解答心中的疑虑，获得相关信息。

此外，在沟通交流中，人们常感到词不达意或难尽其意，语言表达过程中同时使用非语言方式来辅助，可弥补语言表达的局限性。

（三）显示关系

人与人的信息沟通包含内容含义（说什么）和关系含义（怎么说）两个层面。内容的显示多用语言，关系的显示多依靠非语言表达，俗话讲"一句话百样说"，那么这句话怎么讲，要看对谁讲，并由沟通双方的社会关系或心理关系（心理接纳程度）来决定。人们也恰恰是通过别人有意识或无意识的非语言信息，来理解并影响沟通关系的。

出于职业要求，每个医务人员必须善于解读患者的体态语，判断其心理，对那些潜在的、未能直接表露的信息应及早把握，对患者暗示的某些不满，应及早进行解释、沟通，采取相应的措施，避免医疗纠纷的发生。

知识链接

就像医生在观察患者一样，患者也会仔细观察医生。像语言一样，姿势、目光接触、身体语言都传递着信息。

——Bickley（Bickley 2003：11，cited in McCullagh M and Wright R 2008）

第二节　非语言沟通的形式

一、体态语言

体态语言是以身体动作来传递信息、传情达意的沟通形式。如人们见面时点头、握手或拥抱，用身体语言向对方表达问候、欢迎、致意。在交谈时，随着谈话的内容而变换神情，表达对沟通的认真态度、自己的感受及对对方情感的理解，这样能增强沟通的深度和效果。

体态语言包括头语、手势和身姿三种，当在不同的语境下，结合不同的语言使用时，相同的体态语言也会有多种含义和不同的作用。

（一）头语

头语是人们经常使用的一个姿势动作，能简洁明快地表达人们的意图和反应，结合不同语境，也可以表达多种信息。头部动作有点头、摇头、昂头和低头。

1. 点头　点头可以表达"赞许""是""允许""你好""对""很好"等。例如，在医生进入病房时，可以环顾并微笑点头以示对多位患者的关心和问候；当患者在治疗过程中表现出坚强和配合时，医生用点头表达赞许和肯定，会增强患者的信心。

2. 摇头　摇头可以表达"不是""不行""无奈""不理解""不对"等。例如，在患者提出违反医院规章制度的要求时，微笑着摇头拒绝，比直接说"不行"的表达态度既坚决又温和，可以降低患者的受挫感。

3. 昂头　昂头表示充满自信、胜利在握、心情愉悦、目中无人、性格高傲等。从一个人的头语状态，可以了解其部分性格特质。例如，医生的昂头挺胸体态要适度，避免给患者高傲、难以接近的印象，徒增沟通时的心理阻碍。

4. 低头　低头表示顺从、害羞、委屈、情绪低落等。例如，若见患者低头沉思，就要关注他的情绪反应，充分解读患者的心境。

（二）手势

手被称作人的第二张脸，可以传递更多、更丰富的非语言信息，是体态语言最主要的形式，使用频率最高，形式变化最多，因为手势的表现力和感染力也最强。一般手势可分为情意手势、指示手势、象形手势和象征手势，使有声语言更加形象生动、富有感染力。在使用过程中，注意不同地域文化所表达的手势含义是有所区别的，避免造成误解。使用手势要注意幅度和频率，不要幅度过大、夸张和机械，或频率太快，否则会影响沟通效果。关注和解读患者的手语，以便更好地理解患者的真实状态。例如患者谈论什么内容时，是两手放松的；谈到什么内容时，则两手紧握，说明他对所谈事情有焦虑和担心，可能这就是我们沟通工作的重点。手势具有很强的心理倾向性和表达力，通过使用规范、优美的手势引领患者，可以体现一名医务人员的职业素养。

1. 介绍　介绍的时候，无论介绍人还是介绍物，都要注意手势。如把同事介绍给患者，要面向同事，手势指向患者。可以伸出右手给双方做介绍，介绍谁的时候手势示意谁，而不应双手开弓；手应五指并拢，拇指稍弯，掌心与地面呈 45° 斜角，手臂稍弯曲。

2. 引领　在楼道拐弯处或上下楼梯时，也要用手势提醒。在说"请右拐""请上楼""请注意脚下"的同时，用手势。在进出房门、电梯的时候，也应用手示意。

3. 举手致意　多用于向他人表示问候、致敬、感谢。当医务人员忙于工作，而又看见相识的人时，可向其举手示意，消除对方的被冷落感。彼此相识的人在公共场合相见，相隔又较远时，也可以举手致意。举手时面向对方，掌心向外，切勿乱摆。

4. 挥手道别　这是医务人员祝福患者康复出院，以及患者及其家属向医务人员表示感谢时所用的常规手势。挥手时注意目视对方，否则会被理解为目中无人；挥手时掌心向外，否则会很不礼貌；左右轻轻挥动。因为很多人对医院和疾病有忌讳，所以在道别时，忌说"再见""欢迎再次光临"等语言。

（三）身姿

身体姿势是人们在无形中表达自己内在状态的一张名片，这恰恰是在沟通过程中最容易被忽略的部分。人的身体、动作在一定程度上反映一个人的社会角色、文化教养及心理状态，和谐的动作身姿会给人美感和愉悦感。最基本的身姿有站姿、坐姿和走姿。

1. 站姿　常说"站如松"，站姿是所有体态的基础，是保持优雅风度的关键，体现出一个人的精气神。

（1）女性站姿　头正颈直、挺胸收腹、立腰提臀、肩外展；双手自然下垂于身体两侧或交叉于小腹处；两腿直立，双膝及双足跟并拢，足尖分开 45°～60°，呈"V"形，给人以优雅、自信的感觉。

（2）男性站姿　抬头，挺胸收腹，两腿稍许分开，给人以挺拔、自信的感觉。

禁忌：在医疗工作中，姿态不雅或缺乏敬意的站姿会使自己的形象大打折扣，站立时切忌无精打采、东倒西歪或下意识地做小动作。避免含胸屈腿、耸肩驼背、勾肩搭背等不良站姿。

2. 坐姿　常说"坐如钟"，医务人员的日常工作有许多在坐姿下完成，如看病历、接电话等，端庄的坐姿有利于身体健康、缓解疲劳。良好的坐姿可以增强信任感和体现认真的工作态度。

（1）女性坐姿　坐下时应先整理衣襟，再以左手于身后理平衣裙后下部，轻坐于椅子上，臀部坐于椅子前 1/3 或 1/2 处，上身自然挺直，双手轻握交叉于腹前或腿上，双膝轻轻靠拢，两脚自然踏平或侧放，也可双足后收，给人以端庄、大方、自然、舒适的感觉。

（2）男性坐姿　上身保持端正挺直，双膝可以分开，但不要超过肩宽，也不要两脚叉开或半趟在椅子上。

不论腿的姿态如何变化，坐好后上身的姿势都要注意以下三点：

一是头部端正。整个头部应当如一条直线一样，和地面垂直。在写处方的时候，可以低头俯看桌上的物品，但在回答对方问题的时候，必须抬起头来，否则会给病患以爱理不理的感觉。与病患或者家属交谈的时候，可以面向正前方，或者面部侧向对方，但不能把后脑勺对着对方。

二是躯干直立。工作中通常不应把上身完全倚靠着座椅的背部。在与患者或其家属交谈时，为表示重视，不仅应面向对方，而且同时整个上身要微微前倾朝向对方。

三是手的摆放。通常可以把手放在两侧大腿上，也可以双手叠放或相握后放在腿上。侧身与患者或家属交谈时，可以把双手叠放或相握在自己一侧的扶手或桌子上。

禁忌：医务人员不能坐在办公桌上或办公椅扶手上面对患者，向患者询问病情时不宜坐在患者的床上。坐在办公桌前，不宜双腿叉开过大，或两腿相叠后中间留出很大的空隙；最好不要不由自主地抖腿，否则会让患者及其家属心烦意乱；坐下后，不要双腿直挺挺地伸向前方；不宜把脚抬得过高，使对方能看到鞋底或用脚尖指向他人；不要用手抚摸小腿或脚部，显得很不雅观，也不要把手夹在两腿间，显得胆怯不自信。

3. 走姿　常说"行如风"，医务人员在行走时，应昂首平视前方，下颌回收，背部挺直，挺胸收腹，两臂自然摆动，步伐正直，步态轻盈，步幅均匀，给人一种矫健轻快、从容不迫的动态美。行走时，应尊重照顾病残幼弱，优先女士，上下楼梯或自动扶梯时，应考虑安全因素。与患者多人同行或上下楼梯时，应让患者走前面或安全一侧；进出电梯时，应先下后上，有人驾驶的电梯，让患者及家属优先，无人驾驶电梯，则需医生先进后出，以便帮患者控制电梯。

二、表情

表情是人类的面部情感，是人类情绪、情感的生理性表露，是人类心理活动的晴雨表，是世界通用的语言，即使是不同文化背景的民族或国家，人们对面部表情的解释也具有高度的一致性。医生要善于运用和调控自己的面部表情，同时要注意患者表情变化，以便及时获得信息。

（一）目光

目光是人们运用眼神传递信息、表达情感的体态语言。有研究资料表明，客观世界信息的80%以上是通过视觉传输的。眼睛既可接收外界信息，又可传递自身内部信息。从表达效果来说，目光表达的感情之复杂、微妙、深刻程度，是人体其他部位的体态语言所无法比拟的。眼睛是心灵的窗户，可以迅速地传递情感和心理变化，用眼神交流往往更容易触动心灵，感染情感。因而，目光接触是最为重要的体态语沟通方式之一。

在医疗服务中，目光交流应给患者被尊重的感觉。当医师注视着患者时，其眼神就应向患者传递同情、温馨和关爱。实践中，有的医务人员用短促的目光接触来验证自己输出的信息是否被患者所接受，从对方的视线、目光接触方式来判断对方的心理状态。

在医务工作中，医生使用目光接触有如下具体要求：

1. 目光注视的部位　医生注视患者的部位应有所讲究，一般而言，应以患者的双眼和口之间为宜，避开患者的隐私部位。

2. 目光注视的时间　目光既不可长时间地盯着患者不动，也不可在对方脸上掠来掠去。在交谈时，既要不时地用短促的目光注视患者，让患者感到医生在聚精会神地听他诉说，又不能目不转睛地盯着患者，使患者精神紧张、局促不安，造成不必要的误解。

3. 目光注视的方式　应体现庄重和友善，含有敌意的目光和漫不经心的眼神都是应当避免的。目光在沟通中的作用：①表达情感。目光可以准确、真实地表达人们内心微妙和细致的情感。如深切的注视表达爱意、怒目圆睁传达恨之切、目光闪烁回避表示恐惧等。目光比语言更充分、更有感染力。②调控互动。沟通双方根据对方的目光判断其对话题和内容是否感兴趣，对自己的观点和看法是否赞同。在医患交谈中，如发现患者左顾右盼、东张西望，目光游离不定，应及时调整谈话的内容或方式。③显示关系。目光不仅能显示人际关系的亲疏，还可以显示人际关系间的支配与被支配地位。

（二）微笑

微笑是一种最常用、最自然、最容易让对方接受的面部表情，是内心世界的反映，是礼貌的象征。微笑可以展示出温馨亲切，可以有效缩短人与人之间的距离，可以给对方美好的第一印象，是人际交往的润滑剂。医务人员在岗位上适当地微笑，是优质服务亲和力的体现，患者和家属首先看到的是医务人员的表情和态度，如果医务人员面带微笑、态度真诚，往往能减少摩擦、缓解患者的焦虑情绪。

微笑要做到四要：一要口、眼、鼻、眉、肌结合，发自内心地微笑。眼睛略眯起、有神，眉毛上扬并稍弯，鼻翼张开，脸肌收拢，嘴角微微上翘，嘴唇略成弧形，亲切可人。二要神情结合，显出气质。笑的时候要精神饱满、神采奕奕，笑要伴随着稳重和文化修养，更能显出气质。如果始终咧嘴而笑，再好的气质也显不出来了。三要声情并茂，相辅相成。微笑和语言往往是孪生姊妹，甜美的微笑伴以礼貌的语言，二者相映生辉。四要与仪表举止的美和谐一致，形成完美统一的效果。

三、触摸

触摸是非语言沟通的一种特殊形式，包括抚摸、握手、搀扶、拥抱等。皮肤是人体面积最大的感觉器官，从婴儿开始人就会通过皮肤接触感受来自他人的情感，从而获得心理满足。触摸能够带来最直接的感受，所以是最有力、最亲密的沟通语言。研究发现，触摸可以减轻焦虑和紧张等引起的疼痛，产生良好的心理和精神安慰作用。常见触摸的形式主要有抚摸、握手、依偎、拥抱等。

（一）握手

在与人交往时，握手是用来表示友善的常用方法。握手时要双目注视对方，微笑致意或问好，不可心不在焉。标准的握手姿势是平等式，即大方地伸出右手，用手掌或手指用一点儿力握住对方的手掌，所用力度和时间要注意场合和身份，多人时注意按顺序进行，切忌交叉握手。强有力的握手能够传递给患者或家属以信心。

（二）触摸的要求

运用触摸这种沟通方式时应保持敏感和谨慎。受文化背景因素的影响，人们对身体接触的理解、适应和反应程度是有差异的。身体接触可以产生积极的作用，有时也可能产生消极的反应。选择触摸时应考虑被触摸对象的性别、年龄、文化背景及被触摸的部位等诸多因素，注意观察对方的反应，及时做出调整，避免给对方产生威胁或被侵犯的感觉。

1. 根据沟通场景选择触摸方式　只有与环境保持一致协调，触摸效果才会良好。如家属被告知患者病危时，握住患者家属的手或将手放在患者家属的肩膀或手臂处，可以起到较好的安慰作用。对异性患者进行触诊时，要有第三者在场，检查前要对患者交代清楚要检查的部位和即将进行的检查动作。

2. 根据沟通对象选择触摸方式　从中国的传统习惯来看，同性之间比较容易接受身体接触，而对异性应持谨慎态度。

3. 根据双方的关系选择触摸方式　只有医患双方的关系达到一定程度后，采用触摸才不会觉得唐突和尴尬。

4. 根据文化背景选择触摸方式　不同的文化背景有不同的禁忌。俗话说"男子的头，女子的腰"，也就是说这两个部位在我国是触摸禁忌。在我国，异性之间通常用握手表示友好，而国外男女之间可用拥抱表示友好。

（三）触摸的作用

1. 有利于传递各种信息　触摸传递的信息是其他沟通形式所不能替代的。如触摸高热患者的头部，可以传递对患者的关心和对工作负责的信息。

2. 给予心理支持　触摸是一种无声的安慰和重要的心理支持方式，可以传递关心、理解、体贴、安慰等。产妇分娩时，护士抚摩产妇的腹部或握住产妇的手，产妇能感到安慰，缓解疼痛。

3. 辅助治疗　研究发现，触摸可以激发人体免疫系统，有时还能缓解心动过速、心律不齐等症状，具有一定的保健和辅助治疗作用。因此，一些国家已经开始用抚触疗法作为辅助治疗的手段。

四、仪容仪表

仪容就是指人的容貌，医务人员对容貌的适当修饰十分必要，它既能体现自尊自爱及严谨的风格，又能体现对患者及其家属的尊重。仪容规范不仅是打扮和美容，还体现出医务人员良好的精神面貌和对工作乐观、积极的态度。医务人员修饰仪容的基本要求是美观、整洁、卫生、简单、得体。

（一）发型发式

医务人员的头发要适时梳理、经常清洗，保持头发的干净、卫生，无明显的头皮屑，无异味，发型朴实大方，避免怪异发型及夸张染发。

（二）面容要求

医务人员要注意面部清洁和适当修饰，保持健康、积极、自然的状态面对患者。

眼睛是心灵的窗户，眼的修饰应注意保持清洁。女士可以化淡妆，以贴近自然为宜，但不要当众补妆，更不要当众擤鼻涕、挖鼻孔、掏耳朵；男士要及时修剪鼻毛和耳毛。要注意日常的口腔卫生，避免口臭。胡须应以整洁清爽为宜，不论蓄须与否，都应经常修剃。

（三）仪表服饰的要求

仪表、衣着服饰是一种无声的表达，人们通过它可以表达自己、了解别人。在人际关系中，有一种人际心理是"以貌取人"，外在形象会使人们对他人有很多相关想象，影响第一印象。人们将仪表服饰的要求和职业特征密切联系起来，从仪表、衣着服饰来判定其职业素质。医务人员的服装要注意整洁、庄重、大方、合体，与医院环境和谐统一。

着装得体，不仅是个人素质、修养和品位的体现，还展示着医务人员对岗位的重视、对患者的尊重，也是医院形象的一种体现。医务人员着装应整洁大方、稳重成熟。若没有统一要求着装，男士在工作场合不应该穿着背心、短裤、乞丐裤、旅游鞋、凉鞋、拖鞋、运动鞋、布鞋，不应穿白色袜子，注意整体着装的和谐。女士不要穿超短裙、时装裤，颜色过艳、款式过奇及过于暴露的服装，要避免内衣外现，不要穿牛仔裤、短裤等。不要穿旅游鞋、凉鞋、拖鞋、鞋跟过高的鞋，不要钉金属鞋掌。要注意上衣、下衣以及鞋的整体协调搭配。

五、环境布置

医院的环境布置对患者有很多暗示作用和心理效应，故沟通要注意选择环境，根据沟通内容或沟通对象的关系状况选择合适的沟通环境。例如，若与患者沟通的内容涉及隐私，不适合在病房内当众沟通，应选择独立空间或隔离环境，交流会有安全感；工作内容选择办公室沟通传递严谨性，可以通过环境表达出沟通态度。

医院环境的布置能反映出自身的医疗水平、服务质量等相关信息。比如，病床、隔扇等安排是否充分考虑了患者的感受，重症监护室（ICU）的病房设计能否给患者或家属安全感。近年来，越来越多的医疗机构把墙壁由白色涂成了给人宁静、整洁感的淡绿色或蓝色；护士服也从白色换成粉色或淡绿色，给人温馨感；楼道、病房摆放绿色植物和鲜花，都在无形中传递出对患者的体贴和关爱。在一些儿童医院，会贴有很多卡通漫画，可以减缓儿童对医生或医院的恐惧心理。

六、辅助语言和类语言

辅助语言系统包括发声系统的各个要素：如语调、语气、重音、音质、音量、语速、言语中的停顿等。类语言是指没有固定语义的发声，如哭声、笑声、叹息、呻吟及各类叫声。

（一）语调

语调是指整个语句声音的高低曲折变化。一般来说，语调分升调、降调、平调、曲调四种，语调的升降变化能表达不同的语气。同一语句语调不同，即能反映多种多样的感情色彩。在医学口语中，由于对象和场合的不同，需要表达不同的感情，掌握语调的变化对于医务人员的语言表达，无疑是大有益处的。

1. 升调　升调的调子由平而高，常用来表示反问、疑问、惊异等语气。在医疗过程中，医务人员的询问性语言和交际性语言中，尤应注意升调的运用。如"你哪里不舒服？"（疑问）

有时，在医务人员进行医学科普宣传或对患者讲解病情时，在叙述性语句中，也常用升调来加强语气。

2. 降调　降调的调子先平后降，常用来表示肯定、感叹、祈使、陈述等语气。医学口语中降调的使用是比较常见的，如"今天看上去你的气色好多了"（肯定）。"你真有毅力！"（感叹）。"同志，请您不要大声喧哗"（祈使）。"很遗憾，我们已经尽力了"（陈述）。

有时，在医学口语中，为了表示事情的严重和不可逆转，也使用降调。

3. 平调　平调的语调高低基本不变，常用来表示严肃、叙述等语气。如"我们医院确实有规定不能这样做"（严肃）。"我们医院是一所三级甲等医院"（叙述）。

4. 曲调　曲调的语调使用较为复杂，其调子或升高而降，或降而再升，常用来表示含蓄、幽默等语气。在医学口语中，曲调的使用应当谨慎，表达不当会引起患者的误解。如"病来如山倒，病好如抽丝，别着急嘛"（含蓄）。

汉语因为有语调的变化，所以说起来抑扬顿挫，优美动听。医患沟通是在特定的氛围中进行的，在这个过程中医生说话的语调成为患者重要的信心来源。一般来说，医患沟通中医生的语调以平调和降调为主，即使提问，调子也放得偏低，因而显得沉稳有力。在实际沟通中，大多数医生喜欢复述患者的话，同时给予肯定，这种复述大多以平调或降调进行。还有一种句调，从医患沟通的角度讲，一般是应该禁止使用的，就是曲折调，是指先升后降或先降后升的调子，一般表示含蓄、讽刺、赞叹等意味。这显然不适合医患之间的特定关系。

（二）语气

语气是说话人在交际中对谈到的情况所持的态度。语气只有四种：陈述、疑问、祈使和感叹。陈述是叙述或说明事实，是医患沟通中用的最多的一种语气。疑问语气表疑问，句尾语调上扬，常用来提出问题、询问情况，在医患沟通中使用较为频繁，接诊中连续使用疑问语气，会使患者产生压迫感，改用降调或平调，同时放缓语速，则可缓解患者的紧张。祈使句是表示要对方做或不做某事，语音强度一般比陈述句重，表示命令、请求、禁止、劝阻等语气。在医患的特定关系中要慎用祈使句，同时注意说话的口气要真诚、温和、礼貌。感叹语气常用来表达某种强烈的感情，在医患沟通中一般较少使用。

语调和语气之间互为表里。使用疑问语气时，多会使用升调。医患沟通中，医生的语调、语气在不经意中泄露了对人对事的态度。尊重患者、认真工作的医生都会注意让患者听清并认可自己的话语，因而形成了社会公认的语调、语气特色，或者说职业特色，即不疾不徐、沉稳有力。

（三）言语中的停顿

言语中的停顿在医患沟通中可以为双方提供思考的时间，让患者有时间去回忆，也被用来鼓励患者诉说自己的病情和想法，还可以用来表示一段对话的暂时结束。

例1

医生：您以前的身体怎样？有没有疾病史？

患者：我上学的时候肠胃一直不太好……

医生：（注视患者并点头，停顿，让患者有时间去回忆）。

例2

医生：您能详细描述一下您的症状吗？

患者：好的，这段时间，我总是感到乏力（停顿，若有所思……）。

医生：（停顿，鼓励患者诉说自己的病情和想法）还伴有其他症状吗？

例3

医生：您还有其他的问题吗？

患者：没有了。

医生：（停顿，表示一段对话的将要结束）那好，让我来概括一下您刚提到的几个问题。

（四）音质、音量

音质、音量对于沟通信息的效果也会有影响，好的音质有助于信息接收；音量适中，对于人们对信息的理解有益。比如医务人员用尖细的声音跟患者说话，即使是关心的话语，患者也很难有被关心的感受，因为过高分贝的声音容易使人忽略信息本身。汉语的重音变化使得一句话变换多种含义，灵活使用辅助语言可以使沟通更加丰富和准确。

（五）语速

语速的疾缓快慢在医学口语中也极为讲究，对于表情达意相当重要。从一般意义上的表达技巧来看，语速变化是使口语形成节奏、气势的有效手段。语言学把语速大体分为三种：快速200字／分钟以上，中速180字／分钟左右，慢速150字／分钟以下。当然，在实际应用中，是不可能拘泥于这些数字的。医学口语之所以要强调语速，是因为在医疗工作的不同场合和情境条件下，语速确应有所选择和变化。

医学口语的快节奏用于比较危急、紧急的场合。在接待急诊患者、处理危重患者的抢救事宜、在手术室进行外科手术等时机，医务人员的话语应当节奏明快，快而不乱，语言句式则多用短语，忌用长句。

医学口语的慢节奏主要用于平时的正常语境条件和悲痛的场合。就场所而言，在门诊室里正常接待患者，在病房里与患者的日常交谈，一般用中速节奏。而在有些特殊语境条件下，如向患者亲属告知噩耗，与患者谈及令人悲痛的事情等，则应以较慢速度进行。这样，一是对患者及其亲属表示尊重，二是为患者留下足够的思想准备时间。

（六）类语言

类语言的使用，可以更好地理解发出哭声、笑声或呻吟声的一方的情绪状态。每一种类语言发声具有不同的含义，比如，哭声有悲伤的表达，也有喜极而泣。婴儿不同的哭声里有不同的需要，准确地解读这些信息，可以更好地理解对方。从患者的呻吟状态可以解读到其痛苦程度及承受限度，这样可以使用更为有效的语言给予患者安慰。

知识链接

广泛流传的中医大夫"一笔好字，二口二簧，三个指头，四季衣裳"，即是一种准语言。中医大夫必须要写得一笔好字，而这一笔好字就是一种无声的沟通，一种增加患者对医生信任、提高医疗效果的非语言交流；"二口二簧"指中医大夫要懂得艺术、文化，而医生的这种艺术和文化底蕴也是患者对医生产生信任感的因素；"三个指头"作为中医特有的诊断方法，医生摸脉的神态、所触及患者手指的温度、指甲的整洁等，是一种比语言更重要的中医医患沟通形式；"四季衣裳"强调的是医生必须做到形象端庄、衣着整洁，这样才能建立起医生应有的威信，取得患者的信任。

第三节　非语言沟通的运用原则

非语言沟通交流可以辅助语言交流，也可以替代语言交流，可以增强语言的感染力和表达效果。非语言的运用需要通过视觉和感觉来体会沟通的内容和内涵，这就容易受限于沟通对象、语言环境、文化背景、民族风俗习惯等多方面因素。非语言沟通运用的恰当则效果显著，运用的不合时宜会弄巧成拙。

一、通俗、准确

眼神、表情、动作、姿态等的含义和感情色彩，有些是约定俗成的，有些是特定语境下的规定，同一个动作在不同的行业、不同的民族、不同的时代有不同含义。在使用动作手势的时候，注意沟通的语境和沟通对象的文化背景，避免造成误会。例如，同样是点头或摇头，大多数国家是点头为"yes"，摇头是"no"，而保加利亚人、尼泊尔人则相反，点头为"no"，摇头为"yes"。所以，准确运用体态语言，就必须根据内容表达的需要，既要通俗，又要注意时代特征和一定的社会习惯。

二、协调、自然

口语表达和表情、举止同时进行，注意协调一致。举止要自然不做作。比如，在与人交流时保持自然端正的站姿或坐姿，让人感觉既不懒散也不拘谨；若不分交流对象，也不分场合地运用一些搞怪的动作、表情，很容易引起别人的反感。眼神、面部表情要自然真实，避免矫揉造作或虚伪夸张。如果表情游离于谈话内容之外，与内心真实情感、情绪变化不相符，就会让人莫名其妙，无法理解。

三、适度、温和

非语言沟通要自然适度，才会得体优雅，给人感觉才不至于过于古板或夸张浮躁。比如，运用手势时，不可幅度过大，也不能过于僵硬刻板，对方才会感觉舒服，如果手势挥动频率过高过快，会传递急躁的情绪。

衣着服饰也要恰当，要适合职业特点、出席的场合及自己的个性特征。得体适度的衣着让人感觉亲切自然。服饰要与身份相符合，医务人员不适合过于华丽的服饰。

微笑是人类情感最温暖的表达方式之一。在合适的语境下，面带微笑与人交流会使对方自然产生好感和亲近感。面带微笑是良好沟通的先决条件。许多单位要求员工微笑服务，以露出8颗牙为标准，原因是这一程度的微笑最具感染力。比如患者被推进手术室，可能会因环境陌生而紧张，此时又不适合说太多的话，那么医务人员的自然微笑表情能使患者有温暖和踏实的感觉，减缓紧张、焦虑。

四、灵活、应变

在与人沟通的过程中，我们会遇到一些意想不到的情况，或自己语言表达不恰当，或对方反应不如预料好，或周围环境出现了没有考虑到的因素等，对于猝不及防的情境，善于运用非语言形式处理往往会比语言有更好的效果。

如果陷入窘境，进退维谷，可以用不动声色来应付尴尬。这样的体态语言，容易使自己冷静面对，又会使当时的情境被冷处理。比如，在患者比较急躁甚至指责医务人员时，医务人员镇静自若、平稳温和的神情，比用语言解释会更容易让患者平静下来处理问题。

在需要拒绝某些请求的时候，若直接说"不"，可能对说的一方来说有些难以启齿，对于听的一方也会心有不快，那么微笑着"摇头"，则使表达的态度既坚决，方式又柔和、容易被接受。灵活运用身体语言，将使我们处理医患关系更自如。

第九章

医疗告知

扫一扫，查阅本
章数字资源，含
PPT、音视频、
图片等

学习目标

1. 能够解释医疗告知的必要性。

2. 能够列举实施医疗告知前需要收集的信息。

3. 能够说明医疗告知的内容、形式、主体、对象，能够简要叙述其关键内容。

4. 能够运用医疗告知的基本技巧。

5. 能够概述特殊情况及特殊群体的告知方法。

6. 能够在情景模拟中熟练进行医疗告知。

案例导学

患者吴某，女，68岁，有"慢性咽喉炎"病史3年，反复发作。本次因感冒后复发，咽喉疼痛，吞咽时尤剧。自服感冒药及消炎药无效，遂到某医院找一中医治疗。该医生接诊后，经过查舌、把脉，认为患者咽痛系外感风热所致，处以桑菊饮合玄麦甘桔汤加减，并告诉患者说："你吃我的药两服就好了。"患者见医生如此有把握，立即到药房划价、交钱、取药，回家后即按照药袋上的煎服方法煎服。但事如愿违，患者服药后疼痛加剧，一夜未眠。次日，患者携其子怒气冲冲找该医生算账，该医生认为自己用药未错，不可能出现病情加重的情况。患者非常气愤，认为医生不相信她，要其子教训该医生。后经医院有关部门调解，并更换医生为其治疗，患者才息怒罢闹。

案例解析

中医治疗疾病的疗效，并不只取决于辨证是否准确，处方用药是否得当，如果药材质量差、煎服方法不当，或不注意"忌口"，均能影响治疗效果，甚至出现不良反应。另外，由于患者个体差异，或伴有其他基础性疾病，看起来容易治疗的疾病，可能未必达到预期的效果。临床医生在接诊时，不仅要仔细诊查，缜密分析，还要详细交代注意事项。更为重要的是，医疗过程有复杂性及不确定性，治疗措施也有局限性，对治疗效果的承诺一定要把握尺度，留有余地。

第一节　告知原则

医疗告知主要是指在医疗活动中，医师将患者罹患的疾病、可能发生的并发症、自然转归、将要采取的诊疗措施和风险、需要患者及家属配合或注意的事项等有关诊疗信息，向患者或其亲属如实告知的行为过程，是医方必须履行的法定义务，其目的是为了实现患者的知情选择权，在取得患者知情同意后，医患双方相互协作，共同完成全部诊疗活动。

医疗告知不是一种随意行为，告知的内容必须符合法律相关规定及医学伦理学要求，以患者为中心，尊重患者的知情权、选择权，并遵循以下原则。

一、利益平衡原则

医师在履行告知义务时，必须兼顾患者、医院与社会公众三方利益，将社会公众利益放在首位，在不损害第三方和医院利益的前提下，努力实现患者利益最大化。

（一）不能损害社会公共利益

在接受诊疗的过程中，患者虽然有知情同意权，但首要原则是不能妨碍其他公民行使自己的权利，也不能损害社会公共利益。如在 SARS 流行期间，医院对"非典"患者或疑似"非典"患者进行隔离观察或治疗，患者不能以知情但未同意为由予以拒绝。因为这样不利于流行病的控制和治疗，会损害社会公共利益。再如，为了保护心理疾患患者的利益，医方一般不允许该类患者行使知情权而查看其病历资料。当社会公共利益与个人权利发生矛盾时，为了社会公共利益，一些个人权利是可以被限制或否定的。

（二）医患双方利益平等

医患双方的地位和利益是平等的。医方不能侵犯患者的利益，患者也不能损害医方的利益。医方不能要求患者告知其不愿意告知的事项，患者也不能以行使知情同意权为由，强行要求医方告知其对该病的诊疗经验或对其病情的看法，或者要求医方提供对类似患者的诊疗情况等。

（三）实现利益最大化

在医疗活动中，医患双方是协作关系。医方的责任是运用其专业知识与技能为患者做出明确的诊断与合理的治疗，患者的义务是配合医生，谋求最佳的治疗效果。知情同意的最终目的是使患者利益最大化。

在医疗知情同意权与社会其他权益相冲突时，利益最大化原则可以用来决定取舍。如在患者知情同意权与其家属、亲友的权利发生矛盾时，应根据利益最大化原则来判断孰先孰后。如医方告知患者后，可能对患者的病情不利或加重患者的病情，此时应以患者利益为重，主动征求患者家属的意见，对告知的内容有所侧重或保留；或者先告知患者家属，待条件成熟时再告知患者本人。

利益最大化原则还要求医方要推荐疗效最佳、安全性最高、痛苦最小、耗费最少的治疗方案供患者选择。

二、合理告知原则

患者的知情应在合理的范围内，而不是无止境的。这些知情以患者具备作出判断和决断所必需的足够的医学信息为度。根据这些信息，患者可以决定是否在某医院就诊、是否接受医生建议的诊疗方案、是否能接受诊疗中的风险和疾病预后、是否能承担所需费用等。合理的告知主要包括以下三个方面。

（一）一般信息

医院的基本情况、基本设施、生活设施和水平能力，以及医院科室分布、就诊流程、注意事项、医师或护士的简介等。

（二）医疗信息

医疗信息包括患者的病情和初步诊断，该疾病目前的主要治疗方法，各种方法的优点和缺点，存在的风险及预后，医方建议实施的治疗方法，需做手术的名称、目的、效果、危险及可能的并发症，术中风险防范及处理方案，需要患者及其家属配合的事项等。

（三）免责信息

医学科学处于不断发展和完善之中，充满着未知，不是所有疾病都能明确诊断，也不是所有疾病都有针对性强的治疗方法，更不是所有疾病都能治愈。疾病的发展千变万化，诊疗技术存在各种无法预料、难以防范的风险。

三、实事求是原则

医师在告知时，必须告知患者真实情况。在告知病情时，既不得夸大病情恐吓患者，也不能重病轻说。在涉及医疗风险、医疗费用、治疗效果等事项的告知时，既要实事求是，又要留有余地。虽然原则上要求如实告知患者病情，但在特殊情况下，应当考虑患者的心理承受能力和性格特征，注意避免对患者造成不利后果。如对患有恶性肿瘤或患者高度恐惧的疾病者，在告知病情时，要对患者有所隐瞒，可将真实情况告知其近亲属。对一些依从性不好的患者，要强调疾病的严重性及可能产生的不良后果；对高度敏感的患者，在告知时语气要轻松、和缓，以免增加其心理负担。对罹患急性病的患者，要告知及时治疗的重要性；对慢性病患者，要告知患者需有耐心，注意平时的保养及缓解期的干预治疗等，鼓励患者树立战胜疾病的信心。

四、告知本人原则

在履行告知义务时，原则上必须告知患者本人，只有患者本人签字的知情同意书才是法律上有效的知情同意。但在特殊情况下却只能告知患者的近亲属或法定监护人，如患者处于昏迷或非理智状态、患者年龄不满 16 周岁等。对罹患肿瘤等恶性疾病的患者，要充分考虑患者了解真实情况后的利弊，可先征求近亲属的意见，向患者的近亲属说明并取得书面同意。后续可在适当的时机，以适当的方式委婉地告知患者本人。

五、书面告知原则

对于一般信息的告知，可以采用口头形式，如医院及科室介绍、医护人员信息、责任医生简介、查房时间及探视时间、病区管理规定等。对涉及患者安全事项的告知，以及诊疗行为的知情同意，必须以书面形式留存。这既是医方履行告知义务的形式要求，也是医疗纠纷诉讼案件中的取证需要。对需要患方配合或注意的事项，既要口头告知，又要以书面形式在病历中记载，务求患方遵照执行。

六、分类告知

人是一个有机整体，许多患者虽然常因一种疾病到医院就诊，但不排除同时患有其他疾病，特别是中老年患者多患有一种以上基础性疾病，各种疾病会相互影响。诊疗结果的好坏，不仅取决于医生的诊疗水平，还与患者身体状况、护理、饮食、患者配合度等密切相关。诊疗行为由医、护、技、药等不同岗位、不同级别的医护人员完成，故医疗告知的主体不同。由于患者的社会背景、家庭状况、受教育程度、性格、心理各不相同，在实施告知时应有所区别。

（一）整体告知

随着我国人均寿命的提高，人口老龄化现象日益突出，高血压、糖尿病、心脑血管疾病等慢性难治性疾病的患病比例居高不下，对老年人的身体健康构成严重威胁。中医擅长治疗慢性病的观念深入人心，年龄偏大的患者更信任并愿意接受中医治疗。因此，在对患者进行诊疗时，应全面评估其健康状况，注意基础疾病对目前疾病的影响，充分考虑医疗风险，制订相应的预防措施，在充分告知的前提下，以患者利益最大化为前提，制订合理的诊疗方案，和患者共同征服疾病，提高患者的生活质量。既往有哮喘病史的骨科疾病患者，在实施手术治疗时，要考虑麻醉风险；有糖尿病的手术患者，要告知存在术后伤口难以愈合的风险，并积极控制血糖。

另外，疾病的发展是一个动态过程。中医有"见肝之病，知肝传脾，当先实脾"等论述，这就要求医师在告知时要有预见性，根据疾病自身的发展趋势和规律，及时告知患者可能出现的不良后果，同时在治疗上要制订相应的防范措施，防止病情进一步恶化。

我国大部分医院都实行专科治疗、其他科室会诊合作的诊疗模式，虽然临床疗效有所提高，但医生关注的范围却越来越窄。如患者在骨科治愈了骨折，次日却突发脑溢血；在心内科住院，又发生了病理性骨折等现象时有发生。这就要求医师要不断学习，扩大视野，加强与其他科室的联系，整体了解患者病情，并对可能出现的情况及存在的风险进行全面系统告知。

在实施整体告知时，要避免强求患者及时接受事实，避免使用易刺激患者情绪的词语和语气，避免刻意改变患者的观点，避免压抑患者的情绪，避免造成误解。同时落实以下"十个不要"。

1. 介绍病情时，忌用"没事""不可能""一定会"等表述。
2. 不要使用俚语和粗俗的语言。
3. 不要使用患者不熟悉的医学术语和词语。
4. 不要使用模棱两可、含糊不清、意思隐晦的词语。
5. 不要大喊、耳语、嘟囔，以免交流无效。
6. 不要为了打消患者的焦虑而给其敷衍了事的安慰。
7. 不要让患者做事而又不告诉他为什么要这么做和如何做。
8. 不要说谎。
9. 不要当患者面与探视者讨论患者的病情。
10. 不要使用语言、表情、肢体动作给患者传递消极的情绪。

（二）重点告知

医疗告知贯穿患者就医的全过程，告知的内容也涉及方方面面，但在疾病的不同阶段、不同环节，实施告知要突出重点，针对患者最关心的问题，如疗效、预后、费用、风险、并发症等，履行合理、适当的告知义务。医疗告知是否合理、适当，可以根据下列三条标准评判。

1. 告知多数医生在相同或类似的情况下都会告知的内容　评判告知是否适当，是以具备相应专业知识的医务人员，依据诊疗规范，在相同或类似情况下都会告知的内容为参照，如果我们告知的内容满足这个条件，就应当认为尽到了告知义务。如患者王某患面神经鞘瘤，医生告知：对这种疾病的有效治疗方法是手术切除，但是手术切除存在面瘫的风险。这些告知内容是任何医生都应当向患者告知的。如果患者选择了手术治疗，术中医师没有违反操作规程，即使术后造成面瘫，医院也没有责任。相反，如果医师未向患者告知手术可能有导致面瘫的风险，尽管面瘫是疾病本身造成的，医师的告知也是有缺陷的。

2. 提供患者能够做出某项决定所需要的信息　随着医疗事业的发展和人们法律意识的提高，患者及家属对医院的治疗水平和手术成功率的期望值日益提高，对医学诊疗技术的局限性和高难复杂性往往缺乏理性的认识，一旦由于病情异常或体质特殊而发生医疗意外，或者发生在现有医学科学技术条件下无法预料、不能防范的不良后果，患者往往将责任全部推给医院，认为自己虽然同意手术，但并不知道术后会有什么不良后果。因此，医务人员向患者传递医疗信息时，应当力求充分、全面，尤其对可能的不良后果的告知更要突出这一点，使患者能够做出同意或拒绝的选择，并自愿做出决定。信息充分是知情的前提，知情不等于理解，只有理解，患者才能做出是否同意的决定。

告知内容的多少，取决于医学的判断和治疗需要，不能满足患者的其他需求及种种好奇，无限制地扩大知情权范围。

3. 告知内容要针对特定的患者　医疗活动是医、患一对一的活动。即便患者所患疾病可能是一样的，但由于不同患者的文化背景、生活观念等不同，告知的内容也应有针对性。如患者由于患了不宜怀孕的疾病仍坚持要怀孕、患乳腺癌不同意乳腺切除以期保持完好体型等，在这些情况下，即使在医生看来患者的选择是不明智的，甚至会危及其生命，但是不经患者同意，也不能对其进行引产、切除乳房等治疗。医务人员既要明确告知患者及家属拒绝医疗的危害，同时又应尊重患者的意愿，并保留履行了告知义务的证据。

（三）分岗分级告知

医疗告知的实施主体包括医师、技师、护士、药剂人员等，各类人员由于职级及工作性质不同，承担的职责也有异。一般而言，涉及疾病诊断及诊疗方案的告知由医师履行，有创检查的风险和注意事项由实施检查的医技人员告知，有创治疗如麻醉、手术等的告知由麻醉师及手术医师完成，患者住院期间的安全注意事项由护理人员告知，药品服法及不良反应由药剂人员或医师告知。不论是哪一类告知人员，必须依法取得相应的执业资格，并在执业的医疗机构注册，才具有独自履行告知的资格和权利。也就是说，无论何种学历，只要没有取得执业医师资格，就没有告知的资格，进修人员虽然有执业资格，但没有在进修医院注册，也不能独立履行告知。

患者住院期间的告知，目前大多由管床的住院医师完成。受知识和经验限制，住院医师对告知内容的解释不一定很到位，对患者疑虑的解答多有欠缺，对疾病的风险和可能出现的意外情况也难以把控和预估。因此，要根据疾病风险程度的不同，由主治医师、副主任医师、主任医师等不同级别的医师进行告知，必要时可由医院医务管理部门负责人或分管院长亲自告知。这一方面可以降低因告知而产生纠纷的风险，另一方面也体现了对患者的重视，更容易取得患者的信任与配合。

（四）区别告知

李中梓《不失人情论》云："性好吉者危言见非，意多忧者慰安云伪；未信者忠告难行，善疑者深言则忌。此好恶之不同也。富者多任性而禁戒勿遵，贵者多自尊而骄恣悖理。此交际之不同也。贫者衣食不周，况乎药饵？贱者焦劳不适，怀抱可知。此调治之不同也……有最畏出奇，惟求稳当，车薪杯水，难免败亡，此过慎之为害也。有境遇不偶，营求未遂，深情牵挂，良药难医，此得失之为害也。有性急者遭迟病，更医而致杂投；有性缓者遭急病，濡滞而成难挽。此缓急之为害也。有参术沾唇惧补，心先痞塞；硝黄入口畏攻，神即飘扬。此成心之为害也。有讳疾不言，有隐情难告，甚而故隐病状，试医以脉，不知自古神圣，未有舍望、闻、问而独凭一脉者。"

中医收治的大多是慢性病、疑难病，除机体的生理病理因素外，患者的性格、地位、经济状况、受教育程度、经历、境遇等社会及心理因素在疾病发生、发展过程中同样起着十分重要的作用。因此，针对不同的患病个体，要根据其性格、心理特征、社会地位及经济条件等的不同，采取个体化沟通方式，在避免对患者造成不良后果的前提下进行告知，方能达到预期效果。

如对文化水平较低的患者，交代病情时应尽量使用通俗易懂的语言，充分发挥中医"唯象主义"特长，以取类比象方式，将疾病有关生理病理、可能出现的病情变化、有关医疗措施解释清楚，做到"隔行不隔理"；对于对疾病有恐惧心理的患者，不妨重病轻说，以免对其造成精神负担，影响疾病的治疗；对满不在乎的患者，不妨轻病说重，以免其大意拖延，耽误病情；对依从性较差的患者，要耐心说明不遵医嘱的后果；对经济状况差的患者，在选择合适的诊疗方法的同时，要引导患者权衡健康获益与医疗费用的关系。

为充分发挥中医的特色和优势，在履行告知时，针对不同病情，可向患者提供相应的中医膏方、药膳、气功导引、自我按摩等保健指导，此举不仅可以融洽医患关系，而且可以提高治疗一些慢性心身疾病的疗效。

第二节　告知内容

医疗告知包括医院告知和医护人员告知，前者多采用标牌、公告、公示等形式，后者则以口头或书面形式体现。医院告知的信息，是患者选择医疗机构及相关医护人员的重要参考。医护人员的告知，是患者知情并同意实施诊疗的前提条件。我国法律对医疗告知的内容有明确的规定，而中医行业的告知则有其自身的特点。

一、法律规定的告知内容

《中华人民共和国医师法》第三章第二十五条规定：医师在诊疗活动中应当向患者说明病情、医疗措施和其他需要告知的事项。需要实施手术、特殊检查、特殊治疗的，医师应当及时向患者具体说明医疗风险、替代医疗方案等情况，并取得其明确同意；不能或者不宜向患者说明的，应当向患者的近亲属说明，并取得其明确同意。

《中华人民共和国医师法》第三章第二十六条规定：医师开展药物、医疗器械临床试验和其他医学临床研究应当符合国家有关规定，遵守医学伦理规范，依法通过伦理审查，取得书面知情同意。

《医疗纠纷预防和处理条例》第二章第十七条规定：医疗机构应当建立健全医患沟通机制，对患者在诊疗过程中提出的咨询、意见和建议，应当耐心解释、说明，并按照规定进行处理；对患者就诊疗行为提出的疑问，应当及时予以核实、自查，并指定有关人员与患者或者其近亲属沟通，如实说明情况。

《医疗机构管理条例》第四章第三十二条规定：医务人员在诊疗活动中应当向患者说明病情和医疗措施。需要实施手术、特殊检查、特殊治疗的，医务人员应当及时向患者具体说明医疗风险、替代医疗方案等情况，并取得其明确同意；不能或者不宜向患者说明的，应当向患者的近亲属说明，并取得其明确同意。因抢救生命垂危的患者等紧急情况，不能取得患者或者其近亲属意见的，经医疗机构负责人或者授权的负责人批准，可以立即实施相应的医疗措施。

《医疗机构管理条例实施细则》第六十二条规定：医疗机构应当尊重患者对自己的病情、诊断、治疗的知情权利。在实施手术、特殊检查、特殊治疗时，应当向患者作必要的解释。因实施保护性医疗措施不宜向患者说明情况的，应当将有关情况通知患者家属。

国家卫健委《医院工作制度的补充规定》（试行）第 5 条：医院须实施下列公开制度：①上岗人员必须佩戴附有本人照片、姓名或编号、科室、职称或职务等内容的胸卡。②公开张贴卫生部制订的医务人员医德规范及实施办法。③公开主要检查、治疗、手术、住院的收费项目及标准，公开常用药品价格和自费药品品种。④对出院患者出具其费用结算凭证。⑤公开门诊专家的姓名、职称、专科、时间、挂号费标准等。⑥公开重大检查和手术的时间安排。

根据上述法律法规的要求和临床工作需要，医疗告知内容主要包括以下几个方面：

1. 医院的基本情况，主要医务人员的职称、学术专长等，这部分由医疗机构以告示牌的形式予以告知。

2. 疾病诊断、可能的病因、病情程度及发展情况、治疗方法、临床转归、预后等。

3. 诊疗措施，包括拟行的诊疗措施，治疗措施的目的、方法、必要性、预期效果及可能导致的风险；在实施试验性医疗方法时，应如实告知该种方法的理论依据、成熟程度、风险程度、风险概率、其他临床试验的结果等信息。

4. 对可能发生的风险和并发症，医生将采取哪些预防、避免和补救措施。

5. 可供选择的治疗方案及每种治疗方案的优缺点，推荐某种治疗方法的理由。

6. 药物治疗的疗程、服用方法、毒副作用、不良反应及预防措施。

7. 需要患者注意和配合的事项，如缴费、休息、饮食、活动、复诊时间、需携带的资料等。

8. 预计可能会对患者造成较大经济负担的收费及有相关制度规定需事先告知的收费。

9. 患者拒绝实施某些诊疗手段的后果，如对疾病诊断、治疗的最佳时间及拒绝治疗措施可能造成的后果等。

10. 当治疗条件不具备或者治疗效果不理想时，劝导患者转诊、转院。

二、中医诊疗告知内容

传统中医的治疗方法主要有药物、针灸、推拿等。内服中药如果药不对症，或配伍不当，或使用时间过长，均可造成伤害。中药外治可能导致患者局部皮肤起疱、瘙痒等不良反应。针灸、推拿疗法如操作不当，或患者体质特殊，也会存在晕针、断针、局部出血、感染、疼痛、症状加重等风险。因此，对接受中医方法治疗的患者，绝不可认为风险不大而忽视医疗告知。

（一）中药内服

由于中药的疗效取决于诊断、组方、药材质量、煎服方法、忌口等诸多环节，在临床诊疗过程中要详细交代，避免因某一环节存在问题，达不到预期疗效而引发医疗纠纷。对于老年患者，要注意基础疾病与本次疾病的关系，叮嘱患者中西药分开服用，避免发生不良反应。一些中药材已经被证明有毒副作用，如马勃、附片、川乌、木通等，要严格掌握适应证，告知患者出现不良反应时及时停药并到医院治疗。特别值得一提的是，由于中药材质量差别很大，一些患者为图便宜，拿着医生的处方到某些不规范的药店购买中药，导致疗效不理想或产生不良反应，回头找医生讨要说法，这种现象时有发生。因此，建议患者在就诊的医疗机构拿药，可以最大限度减少此类纠纷。

（二）中药外用

中药外用包括熏蒸、外洗、外敷、穴位敷贴等。外治的中药，大多刺激性大、药力迅猛、穿透力强，在使用过程中，可能会产生烫伤、皮肤起疱、过敏等损害。如能预先告知患者正确的使用方法及发生损害时的处理措施，不仅能有效避免或减少此类损害的发生，减少患者的恐惧，而且在发生损害后也可以及时处理，防止伤害扩大。

（三）针灸推拿

传统中医针灸治疗相对安全，但也可能出现断针、晕针、局部出血、疼痛等情况，操作不慎可能导致气胸。近年来开展较多的小针刀、穴位埋线、巨针疗法等治疗方法，损害出现的概率更大。例如，穴位埋线可能产生强烈的免疫反应；小针刀可能损伤局部神经、血管，消毒不严会导致术后感染等；牵引、理疗、推拿是治疗椎间盘突出症的常用方法，但在临床中，患者接受此类治疗后症状加重的情况也时有发生。

除上述内容外，根据历代医家的经验，需告知患者疾病的诊断及依据、拟采用的治疗方案、服药后可能发生的异常情况、饮食禁忌、情志调理、疗程、预后等。

第三节 告知技能

医疗告知涉及医院多个部门，并贯穿疾病诊治的全过程，告知对象千差万别，告知内容各不相同。要想正确履行告知义务，必须掌握相应的技能。

一、不同情境下的告知

（一）不同场合的告知

患者在医院就诊，可能涉及的场合主要有门诊、检查室、病房、手术室等。在不同的场合，患者接受诊治的项目不同，其所担心和需要了解的医疗信息不同，告知的主体、内容和方式、方法也有区别。

1.门诊告知 门诊诊疗行为既包括检查、诊断行为，也包括简单的治疗和复诊行为。和住院患者一样，门诊患者也享有知情同意的权利，门诊医师也必须尽到医疗告知义务。

患者对诊疗的要求不断提高，总希望到最好的医院找最好的医师治疗，导致医疗条件好的医院，尤其是三级甲等医院，门诊往往人满为患。由于患者多、医师少，医患交流的时间非常有限，医疗告知多以口头方式进行。因接触患者的时间短暂，医师不可能全面收集患者信息，实施告知时也无法针对患者的不同情况进行"辨证施告"。另外，门诊患者流动性大，医患关系极不固定，加上门诊病历通常由患者自己保存，这就给医师履行告知义务并保留相关证据增加了难度。

　　鉴于门诊的特殊性，在实施医疗告知时，要特别注意突出重点，简洁明了。对患者在就诊过程中的各种重要情况，尤其是与知情同意有关的内容，必须在门诊病历中予以明确记载，留下履行告知义务的证据。对特殊患者，如确诊为癌症或传染病的患者，不能因为只有患者一人前来就医，就将病情对患者和盘托出，应想办法联系患者家属，征求其家属的意见后再与患者本人沟通。

　　2. 检查室告知　除医学检验外，其他检查一般均由医师完成，如心电图、脑电图、肌电图、肺功能检测、超声检查、放射检查、胃肠镜检查、造影检查、CT、磁共振等。这些检查均需要一定的时间才能完成，医患之间有时间沟通，患者往往非常迫切地想知道检查结果，然而有的结果是可以立即得出的，有的结果需要进一步分析，有的需要集体阅片后才能得出结论，有的仅作为临床参考。由于各种辅助检查均有一定的局限性，需要结合临床才能做出诊断，在这种场合中的告知，一般是口头告知，并出具检查报告单。

　　检查室告知需要掌握的原则：①对检查中发现的一般情况，可以向患者描述检查所见，对临床意义做简单解释，并说明要请经治医生结合临床才能做出诊断。②对检查中发现可能涉及恶性疾病的异常情况，要以需进一步检查为理由，及时与临床医生进行沟通。③对诊断存在疑问，需进一步检查才能确诊者，要耐心向患者说明原因，并在报告单上写明建议进一步检查。④对自己没有把握解释的情况，要及时请上级医师出面解释，或等集体讨论后再出具检查报告，或与临床医生沟通后，由临床医生进行告知。

　　3. 病房告知　接受住院治疗的患者，多是病情较重或治疗过程中需要严密观察者，病情变化多样，其接受的检查和治疗方法多属有创，存在诸多不确定因素和潜在风险，治疗费用高，患者的担忧和恐惧心理普遍较重，对医师履行告知义务的要求也较门诊患者迫切，希望医师告知的内容也较多。住院患者大多数时间待在病房，医师的许多一般性告知也在病房以口头方式进行。

　　在病房告知的内容包括患者疾病的诊断、预后，可能采取的诊疗措施，各种治疗方法的利弊、风险、费用、疗效等，一般医院均制作有《住院患者病情告知书》，由主治医生填写相关内容，并口头告知患者或其家属，在患者或家属理解并同意后，要求他们在告知书上签字确认，并注明告知时间。另外，手术、麻醉、有创检查的相关事项告知，也应履行相关的知情同意手续。由于大多数病房并非只住1名患者，而且许多患者住院有家属陪伴，因此，在病房实施告知时，要特别注意保护患者隐私，不能当着家属的面，或有其他患者在场时过多谈论患者病情，更不能泄露患者隐私。如有学生需带教实习，需事先征得患者的同意。

　　危重疾病、恶性疾病、性病、重大或可能导致不良后果的手术、涉及患者隐私的医疗告知，应在医生办公室办公室进行，由科主任或高年资医师主持。这个场合的告知，要求主治医师事先向科主任或高年资医师汇报患者病情，后者在亲自查阅患者资料和查看患者后，经过科内讨论（或请外院专家会诊）统一意见后，就患者的病情及诊疗计划、方案等对患者或其家属进行告知，如请外院专家会诊，可请外院专家一同参与告知，主治医师要做好记录，最好对告知进行全程录音。如有必要，可请患者所在单位或居委会、辖区派出所负责人等第三方参与，并在知情同意书上签名作证，也可以在签署知情同意书后，由医患双方共同拿到公证处进行公证。

　　在病房告知患者的医疗信息，必须在病历中及时、客观地记载下来，重要事项可请患者签字确认，这一点非常重要，也是临床医师非常容易忽视的地方。

　　4. 手术室告知　在手术室接受治疗的患者，除全麻外，多处于清醒状态。在手术过程中，患者会对有关情况进行咨询，医师有告知的义务。这种场合的告知，主要是为了消除患者的恐惧心理和对预后的担心，让患者放松心情，积极配合治疗，树立战胜疾病的信心。告知的语气宜轻柔和缓，告知内容尽量不涉及风险和不良后果。

由于人体疾病的复杂性，医师在术前并不能完全掌握患者的全部情况，特别是行探查术的患者更是如此。这就要求医师在术前要充分考虑各种可能出现的情况，制订合理的手术方案和风险防范预案，尽量避免对患者造成过大损害。尽管如此，在术中仍难免出现特殊情况。例如，术前诊断为良性肿瘤，术中发现转移病灶，需要扩大手术范围；术前以为是外科疾病，术中发现系妇科疾病所致，需要更换手术医师；术前准备的材料在术中需要更换等。一旦发现这些情况，需要及时告知患者或其家属，并取得他们的书面同意才能进行。

（二）不同环节的告知

从患者入院到出院，临床医疗告知可分为五个环节。不同环节的告知内容应有侧重，告知方法也有所不同。

1. 检查前的告知　患者到医院就诊，首先关心的是自己得了什么病。医师在询问患者的一般情况及病情后，多会指导患者做相应的检查以明确诊断。在这个环节，医师必须告知患者要接受哪些检查、检查的目的和必要性、可能造成的损害或痛苦、检查前的注意事项。如查空腹血糖、肝功能必须空腹，接受肝胆 B 超检查前必须禁食油腻食物，接受膀胱 B 超检查前必须憋尿，接受钡餐检查必须吞服钡剂，接受 CT 检查有可能要做加强而需注射造影剂等。

要做好这个环节的告知，医师必须对检查项目有所了解，掌握检查项目的操作流程和注意事项，对有创检查可能导致的损伤和潜在的风险必须明确告知，在患者理解并同意的基础上，签署《有创检查知情同意书》。另外，患者做多项检查时，要告知患者检查顺序，如先做需空腹的检查、无创或微创的检查，后做其他检查等。

2. 明确诊断后的告知　在明确诊断后，患者最关心的是所患的疾病是否严重、好不好治、医师有没有把握治好、费用是多少、有没有后遗症等。这是决定患者是否接受医师治疗的关键。如果医师对该病的治疗表现出没有信心，患者多会另请高明；如果医生信心满满，虽然能一时得到患者的信任，但为以后埋下了纠纷隐患。对疗效、费用、风险等的承诺一定要实事求是，并留有余地。如果接诊医师没有把握，可向上级医师汇报，由后者对患者或其家属进行告知。

3. 实施治疗前的告知　在实施治疗时，医师应告知患者目前治疗该病的方法有哪些、每一种方法的利弊、需要承担的费用是多少、治疗过程中的痛苦和风险程度、以后会不会留下后遗症或并发症、预防措施等。在权衡利弊后，医师应本着患者利益最大化的原则，根据患者的社会背景、经济条件、生活观念、对疗效期望值等的不同，向患者推荐最合适的治疗方案，并让患者做出选择。对一般性的治疗，如药物治疗、针灸、推拿等，可履行口头告知；对侵入性治疗、有创治疗、化疗、诊断性治疗、药物临床观察、透析等，必须签署知情同意书。

对手术患者，术前应告知手术方案（包括最佳、次选方案）、手术时间、手术意外、麻醉意外及发生意外后的抢救程序、可能使用血液和血液制品的情况、家属应配合的工作、术中或术后可能出现的并发症及其他风险等。存在几种治疗方法时，应告知各种治疗方法的优劣利弊，并说明哪种疗法最适合患者及选择该疗法的理由、预后情况、可能发生的费用等。

随着医疗保险覆盖面的扩大，各地对诊疗项目、药品范围、报销比例均制定了详细规定，涉及医疗费用报销的纠纷也日渐增多。由于患者平时可能不关心医保政策，对相关规定了解有限，医师在制定诊疗计划时，必须告知患者相关的政策规定。使用报销比例少或需自费的诊疗项目及药物时，必须事先告知患者，征得其同意，并签字认可。

4. 实施诊治后的告知　手术患者最关心的是治疗效果，手术医师应在术后将手术的基本情况、术中所见的特殊情况、术后可能出现的并发症、下一步治疗计划及时告知患者或其家属。手术治疗的效果不仅取决于手术质量本身，还与术后的治疗和护理密切相关，为了使患者得到更好的康复，一般术后需要制动、导尿、引流、心电监测、定期换药等，实施了重大手术或生命体征不稳定的患者，往往要转入重症监护室。后续的观察及治疗与疾病的恢复密切相关，医师有必要告知患者或其家属予以配合，并在病历中予以记载，由患者或其家属签字确认。

5. 出院告知　由于费用控制、病床紧张等原因，或是疾病本身的特殊性，患者一般在临床治愈或好转后，就必须办理出院手续，有时不能等到完全康复才出院。有些疾病虽然暂时好转，一旦不注意保养，又会复发或加重。因此，出院时的告知非常重要，现实中因为出院告知存在缺陷而引发医疗纠纷的案例屡见不鲜，应当引起医师及医学生的高度重视。如出院小结由医学生完成，带教老师应细心检查，可避免告知不到位的情况发生；如果带教老师审查不严，就会导致患者因不知道需要注意的事项而使治疗效果大打折扣，甚至发生不良后果。

出院告知的内容，根据患者所患疾病的不同而有所区别。对于需要复查和后续治疗的患者，出院告知的内容应包括：出院诊断、治疗经过、治疗效果、伤口愈合情况、复查时间、后续治疗要求、服药和药物反应情况、饮食和运动要求等。对外科疾病患者，要告知卧床休息时间、局部制动、伤口控制感染、可能出现的情况及处理方法等。对出院后需继续或长期服药的患者，要告诉患者服药的剂量、可能出现的药物反应、出现异常反应该遵医嘱调整药物的剂量等。有些疾病在饮食、运动等方面有特殊要求，如糖尿病患者的饮食应少糖、少盐，高血压患者应禁酒、禁烟，心脏病患者应禁止剧烈运动，对产妇应告知产褥期的护理、婴儿喂养、洗澡、换洗衣服和尿片等。

对治疗效果不好，需转上级医院进一步治疗的患者，要告知患者或其家属转院的理由，并详细记载患者在本院治疗的经过，办理相关转院手续。

出院告知的方式为口头告知与书面告知相结合，一般事项以口头告知为主，重要事项或需要患者严格遵守的事项以书面告知为主。书面告知一般以出院小结的形式体现。出院小结一式三份，一份作为病历资料保存，一份交医疗保险机构，一份交给患者本人。

二、告知对象

法律规定的医疗告知的对象一般应为患者本人。但对于特殊对象，或患者处于特殊情况下，医疗告知的对象则为其法定代理人、近亲戚、关系人，具体情况如下。

（一）对不具备完全民事行为能力患者的告知

不具备完全民事行为能力人，即限制民事行为能力人，一是指 8 周岁以上的未成年人，二是指不能完全辨认自己行为的精神病患者，三是指不能完全辨认自己行为的呆傻等智力不全者。对不具备完全民事行为能力或无民事行为能力的患者履行告知义务时，其知情同意权由其法定代理人代为行使。

有些患者在患病期间无民事行为能力或限制民事行为能力，当疾病好转可能就恢复为完全民事行为能力人。如患者入院时年龄不满 18 岁，入院后不久满 18 岁，其后续治疗就应当首先征得患者本人的同意。再如，一个身心健康的人，在生活中受到不幸事件的打击，一时失去记忆和知觉，成为一个不具备完全民事行为能力人，当病情好转，恢复了记忆和知觉后，他就是一个具有完全民事行为能力人，其后续治疗措施、医疗风险应由其本人决定。临床大量可见的情况是，患者由于疾病导致不省人事，经治疗恢复了神志，医师在治疗前履行告知义务时，其对象当是患者的法定代理人、近亲戚或关系人，患者清醒后，其本人就具有了知情同意权。上述情况发生时，医师应及时调整告知对象。

（二）对危重患者抢救时的告知

当患者的生命受到威胁，如不实施某一治疗，将导致其受到严重或长期的损害时，允许医生在没有得到患者知情同意的情况下，对患者进行挽救生命的治疗，视为患者"默示同意"，其法律依据是紧急避险理论。《医疗事故处理条例》第 33 条第 1 款规定："在紧急情况下为抢救垂危患者生命而采取紧急医疗措施造成不良后果的，不属于医疗事故。"《病历书写基本规范》第 10 条规定，为抢救患者，在法定代理人或近亲属、关系人无法及时签字的情况下，可由医疗机构负责人或者被授权的负责人签字。这就要求医师在抢救危重患者时，一方面要让其他人积极联系患者家属，另一方面要及时向单位负责人汇报，在患者家属无法联系或无法及时到场的情况下，要征得单位负责人或被授权的负责人的书面同意。

（三）对特殊疾病患者的告知

我国法律规定，医疗机构及其医务人员应当如实将病情、医疗措施、医疗风险告知患者，但要避免对患者造成伤害。这就要求医师在对患有特殊疾病的患者进行告知时要权衡利弊，不能为了规避法律风险而对患者造成不良后果。如恶性肿瘤明确诊断后，如果将病情、不良预后如实告知患者本人，可能会使患者产生不安、忧虑，丧失与疾病做斗争的信心，甚至导致自杀等。当患者明确诊断为癌症后，许多家属首先要说的一句话是："您千万不要把实情告诉他（她）本人。"虽然当今社会信息化程度和患者文化素质不断提高，向患者完全隐瞒实情难以做到，从配合医疗的角度讲也没有必要，但按照我国国情，对这类患者的病情，医师一般应向患者家属直言相告，根据患者家属的意见和要求，采取适当的方式告诉患者本人。

在告知患者本人时，要根据其情绪、心理采取不同的方式。对情感正常的患者，应理性表达，如"您的病情不像您想的那么简单，可也没有我们预料的那么糟，希望您积极配合，做好进一步的检查和治疗"，从而使其放松情绪，消除恐惧；对情感脆弱的患者，应选择适当的时机和方式，暂缓或委婉告知；对文化程度不高的患者，可以轻描淡写，让他们"难得糊涂"；对一向不注意身体，得了肺癌、肝癌还不听劝告，大量吸烟、饮酒的患者，向他们如实告知就显得十分必要。

对患特殊疾病患者的告知，关键是要给患者战胜病魔的信心。医生的一句话，可以使患者在疾病面前重拾信心，也可能导致患者在疾病的攻击下精神完全崩溃。医生要尽量帮助患者树立正确的疾病观和生死观，使患者能在医学及自身力所能及的范围内，得到尽可能多的帮助和慰藉。

第十章
接诊流程

学习目标

1. 能够概述接诊流程。
2. 能够说明接诊各个环节的内容。
3. 能够运用所学的知识结合临床实践，将接诊流程熟练应用于临床实践。

案例导学

"请你看我一眼"

患者王某，女性，43岁，因腹痛3日到当地某中医院就诊。在整个接诊过程中，医生始终没有抬头看过王某一眼，就把处方开出来交给患者去划价买药。王某觉得很奇怪，就问医生："你怎么连一眼都没看我，就给我开药了？"医生不耐烦地说："你是医生，还是我是医生？你这种病我一天不知道看多少，一听你说就知道怎么回事了，根本不用看。你要是不相信我，就上别人那儿看去。"王某听完就火了："每个人的病各有不同，你连舌脉都没看就开药，你是什么医生啊。"拿着处方就到门诊办公室投诉了这位医生。

案例解析

该案例中，患者对中医的望闻问切有一定的了解，认为医生应该完成一定的接诊流程才可诊断开药。而该医生在接诊前没有确认患者的基本信息，没有对患者进行望诊，也没有正确的语言沟通，使得患者产生了不满的就诊感受。

接诊工作是医患之间建立直接联系的重要环节。完整、规范、有序的接诊流程是医患沟通的重要组成部分。医生在接诊中，必须按照一定的程序完成规定的接诊流程，这既是确保准确收集患者信息后进行正确诊断与治疗疾病的基础，也是建立医患良好关系的重要手段与方法，不完整或无序的接诊除了难以正确诊察疾病之外，还会因为程序缺乏规范而为医患纠纷埋下隐患。因此，医生尤其是初期接诊的医生必须建立流程的概念，完整、有序地按照接诊流程诊察疾病。

接诊流程主要包括接诊前的准备、接诊初期的导入、接诊中期完整病史的收集及规范流畅的查体、接诊后期的结束方式等。

第一节　接诊前的准备

一、对患者基本信息的了解

患者是接诊实施的对象，认识患者，对患者进行一定的了解，采用恰当的称谓，并结合患者的沟通习惯选用恰当的语言，就能更好地为患者服务。因此，接诊前应对患者的姓名、性别、年龄、住址、联系电话、职业、工作单位等内容进行基本的了解。幼儿及无行为能力的患者还需要了解其监护人情况。要了解患者的自然状况、受教育程度、科学文化素质、对疾病的认识程度，注意观察患者的性格特点、心理承受能力及意志品质状况等。对患者基本信息的清晰了解能促进良好的医患沟通，营造和谐的医患关系，为即将开展的诊疗过程奠定基础。

二、接诊要素的准备

接诊要素即指在接诊过程中能够影响医患双方思绪的主要因素，包括医务人员和患者的仪表、姿态、语言及环境等，接诊要素贯穿于接诊全过程，它对接诊的成败起重要作用。就医疗环境及医务人员而言，做好接诊要素的准备是接诊顺利进行的前提。

（一）诊室环境

诊室是患者接受医疗服务的主要场所，就诊环境对医患的良好沟通有着重要的影响。随着人们生活水平的日益提高，医疗模式的转变，患者对就诊的环境、舒适程度等要求也越来越高。相对私密、卫生清洁、光线明亮，可以给患者以安全、舒适的感觉。在良好的环境中开展接诊活动，对患者的情绪和信任度有着很大的影响。诊室环境的准备包括视觉环境、嗅觉环境、听觉环境。研究表明，人接受外在信息的80%来自视觉，因此就诊环境的视觉感受对患者有着直观的影响。首先是布局协调，如门诊大厅明亮、清洁，摆放生机盎然、令人身心愉悦的花木及装饰，淡雅简易，使患者及家属产生舒心的感觉。其次是颜色搭配，选择可消除疲劳、控制情绪的颜色，使人恬静、舒适，如淡蓝色、淡绿色等。

保持空气的新鲜度，配置通风设施，以保证就诊过程中诊室的嗅觉环境相对适宜，对于患者的就诊体验及对医生的信任度有很大的影响。如果当患者因为咳嗽、呼吸困难来到呼吸科接诊室，闻到的是污浊的空气，看到诊室内烟雾缭绕，就可能会加重患者的症状，自然也会大大减低患者对医生的信任度。

在接诊过程中，保持室内的相对安静、营造良好的听觉环境也是必不可少的一个要素。例如，在医院应严格控制噪音，做到走路轻、说话轻、开关门轻、动作轻等，避免由于声音对患者造成不良影响。此外，对于经常需要进行患者私密部位检查的妇产科、肛肠科、皮肤科等科室，患者、家属可以随意进出，而对检查的患者又没有相应的遮挡，患者的隐私得不到保护，这很容易使患者情绪焦躁，对医生合理的要求给予抵触，终止刚刚建立的医患关系，甚至引发医患矛盾和冲突。因此，保证相对私密的接诊环境也是接诊前的必备条件。

（二）诊疗工具

做好接诊前的各项准备工作，如备齐听诊器、叩诊锤、体温计、针灸针、各种检查工具、化验单据等，检查电脑、打印机的运行状态，必要时还应准备演示挂图、资料和模型，让患者从外部条件上感觉到医生已经为其做好了准备。虽然现在许多综合医院已实行电子病历，全院的医疗资料和信息可以网上共享，但还有部分化验和检查单据需要医生手写。如果患者需要开具纸质检查单据时，医生在各种单据中反复翻找；需要测体温时，发现没有体温计；进行体格检查时，发现相应的检查器械如手电筒缺少电池；物品摆放混乱等。诸如此类的情况都会使患者对医生的信任程度大大降低，甚至激化矛盾，产生医疗纠纷。

（三）医生必备的条件

1. 调整心态、稳定情绪　心态的调整、情绪的稳定应包括两方面，即医生自身及患者的心态、情绪。

医生在接诊前应及时调整自身心态，保持稳定的情绪是顺利完成接诊流程的必备要素。例如，对于刚开始工作，特别是第一次接触患者的医生，常因紧张或缺乏临床经验而出现慌乱或自我感觉过于良好，从而对接诊工作产生不良的影响。

患者的情况复杂多样，在临床接诊中，医生应注意患者的不良情绪与心态。例如，面对具有恐惧心理的患者，应对其进行支持和安慰，并通过告知与说明来帮助患者放松，调适患者的心态与情绪，有利于接诊的顺利进行。

2. 态度和蔼、仪表规范　对待患者态度和蔼，可显示出医生的自身修养和对待患者的尊重，医务人员在医疗服务中应遵循一定的行为准则和礼仪规范，树立良好的职业形象有利于接诊的顺利进行。眼睛是人类心灵的窗口，主动迎视患者的目光，恰恰是医生自信、具有亲和力的表现。调整、保持与患者恰当的距离，传递的是医生对患者的友好与关爱。接诊前医师要着装整洁，给患者留下良好的"第一印象"。医生的举止可直接影响患者对医务人员的信任感和治疗疾病的信心。只有得到患者及其家属的信赖，才能令其积极配合诊疗，完成接诊过程。

3. 科学规划诊疗时间　由于医生工作量较大，医生与患者接触时间较短，患者候诊时间较长，医生接诊的时间往往只有几分钟，所以"候诊时间长，诊疗时间短"是患者普遍的心理感受。因此，医生需保证必要的诊疗时间，以满足患者与医生沟通的心理需求。患者怀着要求治病、治好病的强烈的迫切愿望来到医院就诊，尽管某些医院对各科门诊诊治患者的时间做出原则性要求以提高接诊质量，但是医师每天要接待大量的患者，有时很难妥善解决数量与质量的矛盾，尤其在患者人数的高峰时刻或高峰季节，这种矛盾就比较突出。要解决"治疗时间短"的矛盾，关键还是要加强科学管理，这是当前医院管理工作中最亟待解决的问题。

因此接诊医生完成接诊前的准备，有利于创造和谐的接诊氛围，有利于减少不必要的医疗纠纷，有利于接诊的顺利进行。

第二节　接诊初期的导入

一、认识患者及陪同人员

为了使医患之间相互认识与了解，消除陌生感、距离感，初次接诊时，医护人员要主动向患者打招呼。虽然目前医院普遍实行"患者选医生"的制度，但是患者还是对医生的专业特点不甚了解，仅仅简单地从宣传栏或者网络中获得部分信息，因此，在第一次接诊时自我介绍并作出必要的说明，将对以后的沟通及和谐医患关系的建立非常有益。例如，"你好，我是某医生，请坐"。并根据患者的身份、职业、年龄等具体情况，使用恰当的称谓，避免直呼其名，使患者有被尊重的感觉，为建立良好的医患关系奠定基础。

许多患者就诊是在家人或者朋友的陪同下进行的。无论是出于患者自己的心理和生理需求或者是家人、友人的关心，当患者有人陪同时，医生需要认识患者的陪同人员并确认关系。这样便于以后更准确地称呼患者及陪同人员，减少医患之间的距离感，为接诊中信息采集、体格检查和治疗等过程的信息交流创造条件。有时，患者可能需要有人陪同，但是患者并不希望他人完全了解自己疾病的相关信息，对于这点医生在接诊初期就需要确认，使患者的隐私得到保护，也使患者对医师的信任度大大增加。

二、合理的开场白，确认就诊理由

医务人员必须了解患者此次就诊的心理及需求，才能恰当地运用接诊方法，达到满意的接诊效果。通过与患者的接触，合理的利用开场白，询问患者一个开放式问题，鼓励患者列出他们此次就诊想要解决的问题。例如，"我能帮您吗？""我能为您做什么？"接诊咨询开始，医生必须清楚，这样的交谈对医生而言，可能只是每天诸多常规性接诊咨询中的一次，但是对于心理顾虑较大的患者来说，却可能是救命稻草。患者通常会全神贯注于即将到来的谈话，因此，应该让患者感受到医生对自己的关心和能够帮助自己解决不适的信心，因此有些行为、语言在接诊导入期就应注意。例如，不要背对着患者说话；不要只关注化验单据或在电脑上进行记录，如果需要记录，停止谈话再记录信息；保证注意力不分散，不被电话和其他人干扰；对患者个体化的需求，给予积极的回复。

三、正确引导会谈方向

接诊导入过程中，医生要善于引导会谈方向，使会谈过程自然流畅。应在仔细倾听患者诉说的基础上，不时提出问题，以进一步深入了解情况。如果患者言语过多，滔滔不绝，且讲述大量与病情无关的情况，医生则应等待恰当的时机，坚定而有礼貌地作出提醒，用与病情相关的提问来控制会谈的方向，但务必注意不要伤害患者的自尊心，不要让患者有突然被中断的感觉，从而使整个交流过程重点突出，层次分明，并在与患者的交谈中掌握对患者疾病诊断有利的信息。

第三节　接诊中期的信息采集

一、接诊中期的询问

询问习惯上称为问诊，是临床诊疗的基础之一，是每个临床医生必须掌握的基本功。有丰富医学知识和临床经验的医师，仅经过问诊就能对许多疾病作出相当正确的诊断，或找出重要的检查方向和线索。医生的服务对象是人，医生要会诊治疾病，更要会交流和平等待人。如果不能顺畅、有效地与患者交流，诊断治疗就无法进行。医生应有友善的举止，恰当地给予患者以鼓励，医生要了解患者对自己疾病的看法及前来看病的期望等。问诊中要注意患者的个性和心理，根据患者的心理和个性决定询问病史的方法。

二、询问的技巧

（一）精心安排

问诊过程中应严把问诊进度，组织安排整个信息采集过程的结构，医生应逐一按项目的序列系统地询问病史，对交谈的目的、进程、预期结果心中有数。医生应问清主诉和现病史中症状或体征出现的先后次序和症状开始的确切时间。按照疾病的演变过程，根据时间顺序追溯症状的演进，可避免遗漏重要的资料。可用以下方式提问，例如，"以后怎么样？然后又……"，这样在核实所得资料的同时，可以了解事件发展的先后顺序。如几个症状同时出现，有必要确定其先后顺序。

（二）正确提问

开放性问题用于问诊开始，易获得全面的资料，让患者详尽地叙述他的病情。可以在现病史、过去史、个人史等开始时使用。如"你今天来有什么不舒服吗？"或"你过去身体好吗？"待获得一定信息后再询问一些重点问题。有时为了核实资料，同样的问题需要多问几次，将信息核实准确。但要区别必要与盲目重复的提问，提问时应避免无计划地重复提问，这样可能会失去患者的信任。例如，在问诊开始的一般项目时，医生已询问过患者的婚姻状况，在个人史中又重复提问，表明医生没注意倾听。

为了系统有效地获得准确的资料，医生应遵循从一般到特殊的提问进程。采集病史时，可有目的、有计划地提出一些问题，以引导患者提供正确且有助于诊断的资料。但必须防止暗示性套问或有意识地诱导患者提供符合医生主观印象所要求的材料。例如，对腹痛的患者不应直问："你腹痛时疼痛向右肩放射吗？"而应变换一种方式提问："腹痛时，疼痛对其他部位有影响吗？"这样获取的病史就比较客观、真实。

采用开放式的问题，可使患者陈述的病史客观、全面。如先问"您哪儿不舒服？""您为什么来看病？"患者常能讲出就诊的主要症状，即主诉。在患者陈述的间隙，医生可适当提问，然后根据患者的回答再提问，直到取得满意的病史。如患者的主诉是"上腹痛"，就可提出针对性的问题，如"您的腹痛在哪个部位？"之后根据患者的回答，提出开放式问题，如"您在腹痛时还有什么其他不适？"一般不用要求患者回答"是"或"不是"的问题。注意不要使用责怪患者的问题，如"您为什么不早一点来就诊呢？""你为什么要喝那么多的酒呢？"患者很难回答这类问题，且可能因此产生抵触心理。

（三）合理使用过渡语言

过渡语言是医生在信息采集中用于两个项目之间转换的语言。例如，"我们一直在谈论你今天来看病的目的，现在我想问你过去的病情，以便了解它与你目前的疾病有何关系"，"你小时候的健康情况如何"，用了这种过渡性语言，患者就不会困惑你为什么要改变话题，以及为什么要询问这些情况。过渡到家族史时，可问"现在我想和你谈谈你的家庭成员的一些情况，因为有些疾病有遗传倾向，你的父母都健在吗？"合理的过渡给患者留有缓冲的时间，能够帮助患者理清思路，给医生全面、准确的答复。

（四）尽量避免使用患者难懂的医学术语

医学是学术性很强的学科，对于一些专业名词、术语和疾病名称，大多数患者难以理解。医生在专业背景下，用简单易懂的语言与患者或患者家属沟通与交流，并作出合理的解释，让患者对自己的身体状态和疾病有一定的认识，或者通过医生的解释和说明，排除患者的担忧、疑虑，有利于日后的治疗。尽量避免使用有特定意义的医学术语，如发绀、里急后重、尿频、尿急等。即使是文化程度较高的患者对这些医学术语也难免理解错误，以致病史资料不确切。如对心脏病患者问诊时，可问："你在夜间睡眠时，有无突然憋醒的情况？"而不能问："你有阵发性夜间呼吸困难吗？"在临床上患者的语言习惯不同，有时会使用某些俗语或方言，对此医生在日常生活、临床实践中应注意积累，了解患者表达的意思；患者使用医学术语时要问清具体含义，患者使用诊断名词时，记录要冠以引号。自然、坦诚的医患交流，便于获得真实、可靠的资料，真正做到医患共识，有效沟通。

（五）询问中常见的错误

如急于发问导致病史采集时倾听不够；问诊语言不恰当，大量运用医学术语；先入为主，暗示性提问；将重复、高强度、不间断的工作带来的疲倦、不满等消极情绪展示给患者；对症状理解片面，不能充分采集主要症状的特点；对慢性病情的发展与演变问不清；问诊时观察患者、思考问题不够全面等。

三、接诊中期的倾听

倾听是人与人沟通最基本的技巧，如果一个人耐心听别人讲话，可以给对方满足感。美国著名心理学家罗杰斯说："聆听别人说话是一件非常困难的活动，它首先需要我们对说话者怀有敬意并由衷地关心……我们在聆听别人说话时不仅需要用耳朵，还需要用眼神、思想乃至想象。"世界卫生组织曾做过一项调查：当患者诉说症状时，平均19秒就会被医生打断。因此在接诊中医生应耐心、专心倾听患者的叙述，使患者能够感受到重视，对患者的心理亦是一种安慰。患者向医生敞开心扉，把自己的感受向医生倾诉，医生才可能了解到患者的病史和要求，故倾听是发展医患关系非常重要的一步。

（一）学会倾听

倾听患者开始阶段的陈述，这个阶段的倾听是达成有效、准确接诊的关键步骤。此时需要倾听而不是询问。医生全神贯注的倾听表明对患者的重视、尊重，对患者有重要的意义。对医生来说，听清患者对病情描述的内容，可避免作出不成熟的假设，能减少访谈后期出现的主诉，搜集患者对"疾病"的看法，测定患者的情绪状态。

（二）注意聆听

不要轻易打断患者讲话，让他有足够的时间回答问题。根据产生的具体效果，聆听包括听而不闻、假装聆听、选择性聆听、专注地聆听、设身处地的聆听五个层次。如果医生不做任何努力去聆听、假装聆听或只听感兴趣的内容，就会影响疾病信息的完整与全面，从而影响以后诊疗计划的开展。只有认真地聆听讲话，同时与自己的亲身经历作比较，用心和脑来倾听并做出反应，才能理解讲话的内容、目的和情感。在下列情况时一定要通知患者：没有听清楚、没有理解患者所说的内容；想得到更多的信息；想澄清患者表述含糊的概念和内容；想要患者重复或者改述；自己已经理解患者所说的内容。如患者叙述与病史无关的话题，可客气地把患者引导到病史线索上来，如"您的那些问题我都理解，现在请再谈谈您当时头痛的情况吧。"谨记为了理解去倾听，而不是为了评价去倾听。

（三）鼓励患者提问

医患沟通时，关注患者的看法、让患者有时间提问是非常重要的，因为患者常有些疑问需要医生给予解释，同时，也会想起一些在医生提问前不曾想到的新问题、新情况。医生应明确地给患者机会，鼓励他提问或讨论问题。应对患者说明，如有疑问或还能提供与现在正讨论的问题有关的更多信息，鼓励患者大胆地谈，通常是在每个主要项目交谈结束时进行，包括患者对自己疾病的看法，患者对病因、临床症状、诊断、治疗、预后及其他患者关心的问题。医生应为患者提供适当的信息或指导，解决患者疑虑，安慰患者，明白患者期望，了解患者就诊的确切目的和要求。

（四）善于换位思考

所谓换位思考，即双方角色互换，各自以对方的思维角度和价值取向为出发点，充分挖掘其共同之处，互补差异之处。作为一名合格的医务人员，要将换位思考作为一种职业操守、一种职业习惯，避免态度强硬、语言偏激。设身处地地为患者着想，真正从患者的立场看待问题，尊重和理解患者，这样才能从根本上改善医患关系，形成良性循环，改善医疗环境。

四、体格检查与辅助检查

体格检查、辅助检查与询问、倾听都是医生获取患者疾病信息的重要手段，是接诊流程中的重要环节。

体格检查是接诊的重要内容之一，查体前应向患者解释查体的目的、可能引起的不适等。查体过程中应避免患者受凉，保护患者个人隐私，要思想端正、态度和蔼，对患者查体时应全面细致，操作轻柔，准确规范。

辅助检查，是明确诊断的重要手段。检查前应详细向患者介绍检查的目的、主要形式、需要的时间、检查中的注意事项、可能引起的不适、需要的费用、可能产生的意外情况等，以避免产生医疗纠纷。

第四节　接诊后期的结束方式

一、接诊后期的意义

接诊后期在整个接诊过程中具有很重要的意义。首先，在接诊结束之前，医生会给患者做一次全面性的总结，综合所得资料，做结论性的解释。如此，患者将有机会得到对自己疾病和健康更清楚的认识。其次，在接诊后期，医生会渐渐退出主导的地位，因为有些患者是带着较强的不确定性前来就诊的，所以医生如果能让患者顺利理解自己的病情和治疗方案，以及医生的诊疗步骤，就会增强患者和疾病抗争的信心，配合医生进行规范的治疗，才意味着本次就诊的有效结束。

二、结束接诊的技巧

（一）让患者充分了解诊疗的信息

接诊初中期，医生处于主导地位，在医生正确规范的引导下，完成问诊及体格检查等过程。在接诊结束前，医生必须给患者留有足够的时间，让患者理清思路，对自身疾病、医生的诊断及治疗有正确的理解，明确地提出疑惑之处，医生应给予合理的解释，也充分体现了对患者的尊重。切忌医患双方正热烈讨论某一问题时，就匆匆忙忙地结束会谈，使患者情绪受到干扰，影响患者对医生的信任度。要把时间掌握得恰到好处，在气氛缓和的情况下结束会谈。

（二）再次确认患者需求、达成共识

接诊医生的主要任务就是要通过患者对自身不适症状的描述，真正了解患者生理、心理问题。在接诊后期，医生应对患者的不适症状作出合理的解释，不断对患者的病情进行分析总结，从而对患者所患的疾病作出初步的诊断、确定进一步的治疗方案，并反馈给患者，避免使用专业术语，帮助患者准确地理解治疗方案，对患者的知情程度进行确认，明确医患双方的理解是否一致。同时，医务人员应准确地评估患者对病情的了解程度和接受程度、患者的合理需求是否得到满足。尝试了解患者此次就诊是否达到了期望值，如未达到，应详细地解释。同时打消患者服药期间对药物安全性及疗效的顾虑，提高患者服药的依从性。特别是在接诊即将结束时，再次确认患者的就诊需求并达成共识，这对于建立良好的医患关系及提高患者的依从性有非常重要的意义。

（三）预约下次复诊的时间

就诊结束时，医生一是要提醒患者遵照医嘱配合治疗。二是要交代治疗中应注意的问题，如服用某些利水作用的药物后会出现尿量增多；服用活血类药物会出现轻微的口渴；口服的降压药物、降糖药物一定要定时定量服用，切不可随意加减用量等；告知患有严重心脏病或手术后康复治疗期的患者及家属，如在服用药物过程中出现问题时应采取的措施。三是要礼貌送别，留下联系方式，预约下次就诊或复诊时间。

学习目标

1. 能够理解医生与患者家属沟通的重要意义。
2. 能够说明患者家属的心理和行为特点。
3. 能够说明医生与患者家属沟通技能的主要内容，并能在实践中灵活运用。

案例导学

请让我陪伴家属最后一程

一对老夫妻，妻子患上了肺癌住院，丈夫向王医生提出了一个要求，"能否24小时陪伴老伴，调住单间"。但是，王医生表示单间病房紧张，无法满足家属要求，并比较生硬地对家属说有护士24小时值班，家属不必要陪伴。丈夫难以接受，情绪日渐烦躁，对医务人员的诊疗工作表现出抗拒，配合度低，稍有不如意即到医政部门投诉。最终患者因医治无效死亡，情绪激动的丈夫认为妻子的去世是医护人员护理不周而又不让自己照顾造成的，遂电话召来家属10余人对医护人员拳打脚踢。冲突造成多名人员受伤，王医生鼻骨骨折，并出现抽搐、昏迷等不适症状。

案例反思

这是一起由于医生不懂得与患者家属沟通的重要性，忽视家属的诉求而导致的医患冲突。当前，医疗资源与需求之间仍然存在着较大差距，表现为医疗卫生资源总量不足，每万人口拥有床位数、卫生技术人员数与发达国家相比明显偏低，特别是优质资源短缺的问题短期内仍无法彻底解决。上述案例在表面上看似由于单间病房紧张造成，但实际上是由于医生不了解患者家属心理，没有掌握医生与患者家属沟通的技巧而造成的。医院的病房条件差强人意，医生又简单生硬地认为家属不需要陪同患者，完全忽略了一对老夫妻相濡以沫一辈子，在老伴即将走到人生终点的时候，家属希望陪伴她度过人生最后一段时光的心理感受。院方即使不能解决硬件条件问题，也应该重视家属的心理感受，在态度上使家属感到温暖和宽慰，告知其一定想方设法解决单间病房问题，同时承诺医生和护士完全可以做好患者的治疗与护理工作。相信这种情况下，大部分患者家属是完全可以理解医生并接受院方安排的。

生物-心理-社会医学模式的建立，进一步凸显了患者是一个社会人的概念。在这一模式中，医患关系不仅仅是医生与患者的关系，还包括医生与患者家属的关系。因此，在临床接诊中，医生不仅要重视与患者的沟通，也要重视与患者家属的沟通。同医生与患者的沟通一样，医生与患者家属的沟通也是建立医患和谐、互信关系的重要途径。

接诊医生与患者家属的沟通主要是围绕患者疾病情况、诊疗方式、预后转归、健康指导、康复方式、经济状况、服务评价等方面进行的语言和非语言交流。这种交流是医疗实践中不可缺少的重要环节。在很多疾病尤其是儿科、危重疑难病、慢性病的接诊中，与患者家属沟通的重要性甚至超过了与患者本人的沟通。在临床实践中，有很多医患矛盾和纠纷都是由于没有和家属做好沟通造成的。因此，作为即将从事临床工作的医学院校学生，应掌握与患者家属沟通所需的技能。

第一节　患者家属的心理与行为特点

一、患者家属的心理特点

研究表明，在患者病情恶化期间，家属存在悲伤欲绝、四处求医和尽可能解除患者病痛心理的达 95% 以上。部分受疾病折磨的患者，会将身体和心理上的不适向家属发泄。家属虽无端受责，深感委屈，但唯恐争辩后导致患者情绪更差，加速病情恶化，故只好委曲求全。此外，亲人患病后，往往给家属的生活、工作与学习带来不同程度的影响，家属面临着既需照顾患者，又要解决各种问题的多重压力。心理上的压力以及长期对患者的忍让，经常使家属处于焦虑与烦恼之中不能自拔。

患者家属的情绪和情感活动在上述负性心理影响下，经常出现以下反应。

（一）敏感冲动

当家属得知自己的亲人患上疾病后，通常会带着患者四处求医，这不仅会给患者家属造成经济上的损失，也会打乱他们正常的生活和工作节奏，给他们带来心理上的负担和精神上的疲惫。家属在既要照顾患者又要解决各种问题的多重压力下，心理应激普遍增强，容易出现焦虑、愤怒、厌恶等不愉快的情绪，从而理智减弱，遇事冲动，易与医务人员发生冲突。特别是在治疗遭遇挫折或家属病逝时，更容易表现出过激行为。

（二）焦虑恐惧

焦虑是预期将面临不良处境时的一种紧张情绪，恐惧是因不可预料的因素而导致的无所适从的心理反应。它们都属于人的防御反应，是与危险有关而又不知所措的不愉快体验。当患者家属对涉及患者利害的事物失去控制能力的时候，焦虑与恐惧就是对潜在危险的反馈。患者家属对患者的生存希望、病情变化、预后转归没有把握，对就医的环境因素、医生的诊疗水平和服务态度、自身医疗知识的欠缺过分担忧，均可导致其产生焦虑和恐惧情绪。

（三）消极悲观

现代社会竞争不断加剧，要求人们必须紧跟时代发展的步伐，但是疾病却严重影响着人们的正常生活，甚至会把患者从社会生活中排斥出去。此外，患者家属也不得不把更多的精力投入到为患者求医问药或照顾患者中去，从而导致在其他方面落后于别人，甚至影响到应有的社会地位和作用。不仅如此，家人的疾病还加重了患者家属的经济负担，甚至使小康之家一夜之间债台高筑，从而导致家庭生活难以为继而失去希望。在这种情况下，患者家属难免会悲从中来，产生消极厌世之情。

（四）冷漠疏离

对于长期卧床、久治不愈的患者，个别患者家属逐渐失去信心和耐心，他们不愿意亲自照顾患者，甚至不愿意给患者以情感或物质的支持。临床见到一些老年患者，自入院到出院，很少或甚至没有家属来探望。有的家属会请护工料理患者的日常生活，有的甚至连护工也没有，直至患者病危或去世时家属方才出现。他们对患者在情感和心理上自觉、不自觉的抛弃，不但严重影响着患者战胜疾病的信心，也影响着医生对疾病的治疗，同时对社会风气也造成了极其不利的负面影响。

（五）缺乏信任

医院推向市场之后，在引入了市场竞争机制从而提高医务人员工作效率的同时，也接受了市场经济利润最大化的思想。而我国目前尚处在社会主义初期阶段，医疗资源的配置尚不均衡，基层医院人才和资金不到位，基础差、水平差、信誉差，导致群众不愿意到基层医院看病，而集中涌入医疗设备成本较高而数量有限的大医院，从而产生了"看病难、看病贵"的问题。与此同时，个别医生缺乏医学人文精神，为了一己之私而做出损害患者利益的事情。上述原因综合起来，共同导致了患者及其家属对医生缺乏信任。我们在一些媒体上，看到患者家属要求对诊疗过程进行录音的报道，即是缺乏信任的具体表现。

二、患者家属的行为特点

亲人患病后，家属都希望用较低的医疗费用帮助他们尽快恢复健康。在上述心理的作用下，患者家属常常会做出干预医生诊疗的行为。患者家属干预诊疗的行为主要包括以下几种。

（一）缺乏医学常识，要求精简诊疗措施，降低医疗费用

目前，由于医学知识的高度专业化及医疗收费不够透明等原因，患者及其家属在就医的过程中与医护人员处在信息不对称状态。同时，由于部分医务工作者缺乏医德及一些媒体对医患纠纷的片面报道，使公众对医疗行业和医务人员产生了信任危机。于是，一些缺乏医学常识且经济条件较差的患者家属，常常会误以为与患者疾病看似不相关的诊疗措施是医院为了"创收"而实施的，对患者并无益处。他们常要求医生减少上述诊疗措施，并降低医疗费用。

（二）稍懂医学知识，根据片面理解要求更改诊疗方案

患者家属陪同患者到医院就诊，都希望能够遇到一个医术高超、医德高尚的医生，用最少的开支帮助家人恢复健康。但是，现实情况是，大多数患者家属对接诊医生并不了解，于是不免产生各种各样的担心，如医生给出的诊疗方案是否合理、医疗费用是否过高等。他们中一些稍懂医学知识的人，甚至会根据自己对病情的片面理解，认为医生给出的医疗方案不够合理而要求更改。

（三）敏感冲动，治疗过程稍有不顺即产生过激行为

随着经济和社会的不断发展，人们的生活节奏逐渐加快，社会竞争日趋激烈，以往宁静祥和的生活方式被打破，人们的心理冲突不断增多。亲人的患病，无疑使患者家属又平添了一重心理负担。患者家属中，以下两类人群更易与医护人员发生冲突。一类是患儿家属，现代家庭独生子

女居多，长辈爱子心切，难以容忍诊疗过程中不顺利的事情发生。另一类是危重及慢性病患者家属，这类患者所需的医疗费用较多，一旦患者病情加重甚或死亡，患者家属常会把花了钱也没把病治好的压力转嫁到医生头上，从而产生医患冲突。

患者家属的行为干预在很大程度上会对医患关系与疾病的治疗产生影响。接诊医生和医院应该充分了解患者家属的文化背景、职业、修养等，时刻关注患者家属的心理变化及提出的各种诉求，采用灵活多样的方式与患者家属进行沟通，引导家属的行为向有利于疾病治疗和医患和谐的方向发展。

第二节　医生与患者家属的沟通技能

医生与患者家属的良好沟通是消除医患纠纷、构建和谐医患关系的重要途径，掌握必要的沟通技能有利于提高沟通的效果。接诊医生与患者家属沟通的技能主要包括以下四个方面。

一、换位思考，尊重患者家属

（一）重视患者家属的心理感受，及早做好心理疏导

接诊医生不仅需要了解患者的心理状况，做好患者的心理疏导，还需要重视患者家属的心理感受，及时做好他们的心理疏导。在临床中，很多医患矛盾或纠纷都是由于没有充分重视患者家属的心理感受或没有及时做好他们的心理疏导而造成的。

患者家属普遍存在着对医生的依赖和对患者疾病焦虑的心理。他们一方面寄希望于医生快速治愈自己的亲人，一方面又因病情恶化或久治不愈而出现烦躁情绪。此时，医生要重视患者家属的上述不良心理和情绪，在救治患者的同时主动与家属沟通。医生应及时向家属告知、解释病情变化，以及目前的治疗方案、预期结果、估计需要的治疗费用等，消除家属不必要的顾虑，以缓解他们的心理压力。

医生在疏导患者家属心理压力时要有足够的耐心。对于患者的直系亲属，医生更应该宽容，要理解和包容他们在不良心理作用下的各种不当言行，多与他们接触和交流，对他们担心或烦恼的问题要耐心解释，如检查治疗的必要性、可靠性和安全性等，使其内心的压力得到疏解。此外，医生还应该指导家属以积极的心态去鼓励和支持自己的患病亲属，增强患者战胜疾病的信心。

（二）尊重患者家属的知情权利，及时告知病情及诊疗方案

患者家属陪同患者找医生看病，都想了解患者得了什么病、怎么治、效果如何，这是人之常情，也是法律赋予他们的权利。医生应尊重患者家属的这一权利，及时准确地告知家属患者的病情及诊疗方案。对于门诊患者的家属，医生应详询病情，与他们进行充分的沟通和交流，及时告知他们诊疗方案和注意事项，而不应只追求单位时间内所看病号的数量。对于住院患者的家属，医生应注意积极进行如下环节的沟通。

1. 首次床旁沟通　主治医师在患者入院 24 小时内的查房结束时，及时将病情、初步诊断、治疗措施，以及下一步的诊疗方案等与患者家属沟通交流。

2. 术前沟通　应告知患者家属手术时间、方式及常见并发症等情况，并明确告知手术风险及术中病情变化的预防措施。

3. 术中沟通　将术中的突发情况或新发现的情况告知患者家属，讲明需要采取的措施，征得家属的同意。

4. 术后沟通　将术中的情况、预后、下一步的诊治、检查、用药、饮食等情况及时告知患者家属，以便他们积极配合后续治疗。

5. 出院时的沟通　在患者出院前一天，主治医生要将此次住院的治疗、恢复情况及出院后的注意事项详细与患者家属沟通，并及时解答患者家属的疑问。

对于没有家属陪护的患者，应留下家属的联系电话，当病情有重大变化时要及时通知家属。

对患者的病情进行详细、细致的分析，找出患者的发病特点，有条理、有层次、有依据地进行谈话，显示出对患者病情的深入了解，能争取家属的最大信任。同时，尽可能地向家属介绍疾病的相关知识，如新进展、新技术、新疗法等，展示专业知识水平，可增加患者家属对医生的信任，进而提高依从性。最后，交代病情和诊疗方案要实事求是，要充分尊重、理解患者和家属的选择，竭尽全力地提供帮助。

二、知己知彼，注意语言艺术

（一）了解患者家属背景，选择恰当的语言沟通

语言是人际沟通最为主要的媒介，根据不同对象选择合适的语言进行沟通有利于避免分歧，促成共识，从而提高沟通的效果。在与患者家属进行沟通时，应首先了解患者家属的背景，针对家属的文化层次、职业特点和理解能力，选择合适的语言进行交流。对于文化水平较低的患者家属，沟通时要做到通俗易懂，少用一些专业术语；对于一些知识水平较高且懂得医学知识的患者家属，可用较多的医学专业术语来进行交流。如果对对方的知识水平并不了解，医生可以适当询问，比如"我讲的内容听明白了吗？""治疗的风险能理解吗？""你知道如何配合治疗效果更好吗？"等，以了解患者家属对诊断、治疗和预后的理解和把握，并根据对方的反馈适时调整谈话的语言深度。此外，沟通中还应避免容易产生歧义的语言，以免使对方产生误解而引起纠纷。

（二）善用比喻、假设和举例，着力提升沟通效果

在医患沟通中，比喻、假设和举例能够加强谈话的说服力，可以帮助患者及其家属更好地理解病情、诊疗措施和预后，不但有助于诊疗方案的顺利实施，也有助于减少医疗纠纷的产生。比如医生给患者家属解释病情和治疗的关系时，可以说："病情和治疗是在赛跑，如果病情跑得快，就会死亡。"解释肺气肿时，可以说："肺气肿就像一个吹大了的气球，吹到最后，气球没有弹性了，就缩不回来了！"家属问："手术失败率有多高？"医生可以回答："不好说，比如说只有1%，但如果这1%发生在你身上就是100%。"家属问："手术或治疗有风险吗？"医生可以说："这就像马路上的行人，有的平安无事，有的可能发生车祸意外。"如果家属质疑之前的治疗效果，医生可以这样说："这就像吃饭，吃一个馒头不饱，吃两个饱了，不能由此认为第一个馒头就白吃了。"除了上述比喻和假设，还可以用举例的方法，将患者的病情与著名人物的病情对比，这样容易获得患者及其家属的理解和支持。比如脑梗死超早期溶栓治疗是对患者负责，但面临很大的出血风险，怎么办？医生可以举日本前首相小渊惠三的病例，即溶栓后出血而死亡，让家属权衡后再签字。老年痴呆，可以举美国前总统里根的病例。举例能让患者家属更好地理解病情的发展而减少医患摩擦。

三、医者仁心，术高还需医德

（一）优化治疗方案，争取家属的理解支持

医生还要学会站在患者家属的角度体会他们的心情，考虑他们的难处。亲人患病，除了会增加患者家属的心理压力之外，还会给家属带来经济上的负担，从而影响他们的生活质量。因此，医生在选择诊疗方案时，不仅应考虑治疗效果，还应考虑患者家庭的经济承受能力。在对患者进行诊疗时，要尽可能把患者及其家属想象成自己的亲人，以真诚的态度对待他们，认真倾听他们的意见，设身处地为他们着想，认真设计和优化诊疗方案，及时与患者家属进行沟通，详细告知各种诊疗手段的优缺点和所需费用，尽可能在征得患者家属同意的情况下选择安全高效而又价格合理的诊疗方案。

（二）严格执行操作规范，耐心做好沟通交流

作为医务人员，工作中必须严格执行医疗技术操作规范，但与此同时，也要耐心与患者家属做好沟通，因为这样有利于消除潜在的矛盾，争取得到患者家属的支持。

按照医学操作规程诊疗疾病是医生的职责和权力，但不能因自己的所有操作都符合规程而忽视与患者家属的沟通。特别是在临床上有一些家属会从亲情角度提出一些不符合医学规范的要求，医生应该耐心地对家属进行解释，使其明白遵守操作规范的重要性与合理性，以取得患者家属的理解和配合。

（三）树立良好医德医风，正确处理送礼问题

目前，患者家属给医生送礼的问题已经成为社会普遍关注的问题。作为医生，不收受患者及其家属的礼品礼金是必须遵守的基本原则之一。面对因不同原因前来送礼的患者或家属，医生也应该使用不同的沟通策略，妥善处理好这一敏感问题。

患者或家属送礼主要有以下三种原因。

1. 特殊需求　患者及患者的家属为选择医术较高的医生而送礼。一些患者来院就诊或住院，希望由医疗技术水平高、在当地有知名度的医生为自己治疗，往往在入院后或手术前送礼给一些医疗技术水平较高的医务人员，以求得到他们的特别关照。

2. 心理寄托　表现为患者为保持"良好的"医患关系而送礼。患者住院期间，最根本的心理需求是安全，即不出意外事故，早日康复。因此，很多患者及患者家属把这种"安全"寄托在医生身上，为了建立"良好"的医患关系，主动送礼给医生，以期在就诊或住院治疗中，医生能尽职尽责，全力以赴为他们诊疗疾病。

3. 表达感激　表现为患者及患者家属为表示对医务人员的感激之情而送礼。医务人员以精湛的医疗技术将一些濒临死亡的患者挽救过来，或患者在就诊、住院期间受到医务人员良好的医疗服务，往往以送礼的形式表达他们对医务人员的尊敬、爱戴和感激之情。

针对上述情况，医生应该在遵守原则的前提下妥善处理。首先，不能暗示或直接向患者家属索取礼物，让患者家属被动送礼是医生缺乏医德的表现，这种行为会在社会上被不断放大，加剧医患关系的紧张和对立。对于有特殊需求或表达感激而送礼的家属，应该在理解他们心情的基础上婉言谢绝。对于因心理寄托而送礼的患者家属，在婉言谢绝无效的情况下，为了使患者家属安心，可以采取"缓兵之计"，在暂时收下礼物的同时，向上级汇报，待患者治疗结束后退还患者家属。

四、谈话人员，分清主次轻重

（一）分清主要家属和次要家属，找出关键的谈话对象

谈话前，要明确患者家属中每个成员在家庭中的地位、与患者的关系远近等，找出掌舵人，他就是你的主谈对象。面对患者，特别是病情危重的患者，由于性格、经济情况等的差异，不同家属会产生不同的想法和意见，有时难以达成统一，此时抓住"管事的"主要家属来谈病情就显得尤为重要。特别是在家属众多，并对于诊疗方案产生争议的情况下，首先应解决家属之间的争议，与主要家属沟通，如患者配偶、儿女等，由其负责协调家属之间矛盾，统一意见，可以起到提纲挈领、以点带面的效果。针对涉及患者病情以及治疗决策等问题时，建议与家属中最关键的人沟通，儿童患者只与监护人沟通。尽量避免与患者的亲戚、朋友、邻居等不起决定性作用又影响患者家属的人过多交流。

（二）根据需要，选择合适的医生出面沟通

需要反复与患者家属沟通时，最好由同一位医生去沟通，如果必须由不同的医生去沟通时，各位医生在一些关键问题上要尽量保持一致。当面对棘手情况时，请上级医师以及资历较深的专家共同与患者沟通，往往能够收到较好的效果。

第十二章
医疗团队间的沟通

学习目标

1. 能够理解正确处理好医疗团队间关系的重要性。
2. 能够概述医疗团队间沟通的原则及技能。
3. 能够运用所学的知识结合临床实践不断提高沟通技巧。

案例导学

医嘱不完整，护士"惹祸"

患者赵某，女，56岁，因脑出血入住脑外科，行脑室钻孔引流术，患者意识模糊，双侧瞳孔等大，对光反射存在。患者既往有糖尿病史，给予胰岛素治疗。术后第3天，夜班护士接班后，核对医嘱，为患者皮下注射优泌林12U，20分钟后患者大汗淋漓，面色苍白，立即查血糖，血糖值为3.0mmol/L。立即予以葡萄糖水口服，送入监护室，家属对治疗有异议。事后医生对护士说优泌林应在餐前15分钟注射，护士没有在这个时间注射，而在餐后1小时注射。因为医生没有和护士交代，护士没有及时询问清楚，造成了严重的后果。

案例解析

该案例中，医生并未在医嘱中注明餐前15分钟注射，而是早8U，晚12U，皮下注射。护士在注射前核对医嘱时也并未向医生提出疑问，亦没有再向医生核对，而是凭借自身的工作经验考虑应该可以这样注射，因而出现了这样的结果。这种情况平时在所难免，护士在执行医嘱时不仅要认真核对药物的名称、使用方法、使用时间，而且对特殊患者，如糖尿病患者胰岛素的注射量、注射时间等要特别注意，在夜间要和值班医生沟通好，将医嘱理解清楚后再执行，以避免发生医疗纠纷。

交流是人类具备的重要功能，从远古时代到现代文明，在人类进步的脚印里，交流起到举足轻重的作用。社会的发展、人类的进步都离不开人际之间的沟通与交流，在医学领域里更是如此。医疗团队间的交流，不仅是维持和谐医际关系的前提，更是维持和谐医患关系的基础。

医医沟通主要指医生与医生、医生与护士、医生与医技人员、医生与行政管理人员、医生与后勤保障人员之间的沟通。只有一个富于团队协作精神、配合默契的医疗团队，才能给患者提供高效、有质量的服务。从这个角度讲，医疗团队之间的沟通技能也是医患沟通技能的组成部分，是医学生应该掌握的技能之一。

第一节　医生与医生的沟通

一、医生和医生沟通的重要性

医生是医疗工作中的主体，也是医疗工作的核心。医生之间的沟通效果将直接影响到医疗工作本身，且对医院的运行及发展起到重要的作用。医生与医生沟通的内容主要表现在以下两方面。一是与医疗工作相关的沟通，如对患者病情的讨论，对科室常见病及治疗方案的研究等。二是与医疗工作无关的沟通，如医生之间在工作之外或与工作无关的事情中的交流，从而产生的与工作无关的情绪。

在医疗工作中，医生与医生之间若产生矛盾，无法平和正常地沟通，或产生"互不服输""互相抵触"的现象，则易出现较为不和善的评论或言辞，从而导致医生和医院的名誉受到损害，也会影响患者的情绪和正常的就诊过程。在医疗工作以外，医生之间是同事或朋友，若出现了矛盾，则易将个人情绪带入工作之中，导致彼此之间出现不合作、不协调的情况，除了影响个人的诊疗工作外，还影响了科室的氛围，一旦彼此在不愉快的环境中进行高强度的工作，势必会对其工作效率产生消极的影响。

孙思邈在其"大医精诚"篇中论述了医生与同行之间的关系："为医之法，不得多语调笑，谈谑喧哗，道说是非，议论人物，炫耀声名，訾毁诸医，自矜己德，偶然治瘥一病，则昂头戴面，而有自许之貌，谓天下无双，此医人之膏肓也。"这也要求每个医生都应具备尊重同道的谦虚品德。

二、医生与医生沟通的原则

在医疗工作过程中，医生与医生之间的沟通，常常遵循以下三个原则。

（一）以患者健康利益为核心的原则

在处理医医关系时，要以患者的健康利益和经济利益为出发点。例如，医生面对患者复杂病情超出自己的能力范围时，由于自尊心强，不让患者寻求其他治疗，这样的情况会使患者因不能得到及时的诊治而造成病情恶化，不当的治疗不仅不能治好病，还使患者花了不少冤枉钱，损害了患者的健康利益和经济利益。有时又相反，医生之间相互推诿，让患者这边一个会诊，那边一个会诊，这样的情况易使患者对康复失去信心，也造成了不必要的经济损失。

（二）相互尊重、相互学习的原则

在人才济济的当今社会，人和人间的竞争很激烈，医疗行业也不例外。这需要医生具备一种平和心，对别人高于自己的地方，要虚心请教，更要不耻下问；对高于别人的地方，要继续努力，友好地给人以帮助。由于每个人获取知识的渠道不同，能力有限，所以各有优点，各有所长，要积极与同行进行交流，取长补短，不能相互不理不睬，内心排斥比自己优秀的同行。

（三）相互配合、相互监督的原则

医疗工作讲究团队精神，需要齐心协力。医生经常要与其他医生密切合作，来实现自身价值。当遇到特殊情况时，应共同商量，解决难题。比如，对于某个重症患者，靠管床医生一人之力远远不够，要靠整个科室的共同努力，一起讨论患者的病情，各自提出治疗方案，补充不足，讨论期间避免纠纷，重要的是使患者尽快能转危为安。众人的力量是强大的，众人的智慧是无穷的。在团队合作过程中，其实也存在监督，不仅是上级对下级的监督，还有平级医生的补充和下级医生的帮助，以确保诊疗工作的顺利完成。

三、医生与医生沟通的技能

医生与医生的沟通，因工作的需求，针对不同的沟通对象，沟通的内容、方式、方法也不尽相同。

（一）与上级医生的沟通

在工作中，领导和被领导的关系始终存在，下级医生要尊重上级医生的意见，服从上级医生的管理，尤其是涉及集体利益的决策，要执行，不能搞特殊。如果有不满之处，或对上级的决策有异议的，应寻找适当的时机和上级进行沟通，可以采取书面表达的形式或者口头表达自己的观点。既不能盲目服从，也不能不理不睬。

（二）与同级医生的沟通

同级医生之间，因年龄经历相似、业务能力相当，容易相互竞争、相互嫉妒，在工作中就会出现不和谐的一面，例如处处为难与自己不合的人。如果进行有效的沟通，可以避免矛盾的产生。和同级医生多找找相同点，保持竞争和互助的关系，保持平静心态和互相尊重是沟通的前提，患者利益第一是沟通的准则。对某个医治过的疾病，相互谈谈诊治看法，在谈话中多使用"我们"，而非"你""我"两个词，这样可以拉近彼此的距离，避免批评、责难及抱怨的语言交谈。

（三）与下级医生的沟通

作为科室领导，承担桥梁和纽带的作用，既要把医院领导的方针政策传达给下级，也要接纳科室成员的意见，将意见汇总给院领导。作为科主任，有不同的角色，与科室成员间既是同事关系，又是上下级关系。所以，科主任对待下级医生的态度也就不同，既要有领导的严肃性，又要有同事间的平等性。在和下级沟通时，注意语态、行为、声音等，以达到良好的沟通效果。此外，与下级医生关系紧密的还有高年资的医生，高年资医生的工作经验相对低年资的丰富，因而担负着帮助下级医生排除疑难问题、指导他们工作的责任。

（四）与实习医生的沟通

医生和实习医生之间是师徒关系，也是同事关系。实习医生在实习阶段主要和书本知识做一个结合，也为今后参加工作打好基础。医生应耐心教导，尽量帮助实习生克服困难，了解医疗环境，熟悉医疗规范。对待实习生态度要统一，不能对一些接受能力强、勤奋好学的实习生很热情，不断地给予指导，而对接受能力较差的实习生冷眼相对、不闻不问，这样会挫伤他们求学的积极性。所以要与他们多沟通，指导他们的薄弱环节，帮助实习医生克服不喜欢或不敢大胆向其他医生指教的弱点，鼓励实习医生在病案讨论中发言。

（五）与进修医生的沟通

有些规模实力雄厚的医院经常会有外院进修的医生，他们刚开始进入新环境，不熟悉进修医院的规范及用药，需要本院医生给予指导。特别是对于新入院的患者，和进修医生一起分析病情、鉴别诊断及治疗原则等，尽量给予他们更多的实践操作机会，不因他们来自乡镇医院或是下级医院而轻视他们。对进修医生要保持尊重、热情、真诚相待的态度。

第二节　医生与护士的沟通

一、医护沟通的重要性

医护关系是医疗人际关系中的重要组成部分。医疗和护理工作是医院工作中两个相对独立而又彼此密不可分的系统，服务对象虽然都是患者，但工作侧重点不同。医护关系是否融洽，很大程度上取决于医护沟通的效果，而沟通技巧是影响沟通效果的一个因素。因此，医护双方在尊重对方职业的基础上学会正确的沟通技能是很有必要的。有效沟通和团队合作是改善医疗质量和保证患者安全的关键因素。建立有效的沟通机制，增进医护团队间的沟通已成为国际、国内医院评审标准中患者安全目标的重要内容。背景和经历不同，医护人员的沟通方式也不尽相同。根据国际医疗卫生机构认证联合委员会（The Joint Commission of Accreditation of Healthcare Organizations，JCAHO）的研究，沟通障碍已成为60%以上警讯事件的主要原因之一。因此，在临床工作中创造一个开放的、相互支持的沟通氛围，能有效促进医护团队间的合作。

（一）保证医疗工作的顺利进行

医疗工作是医护之间不断交流的过程，是治疗信息的传递和反馈不断循环的过程。两者不存在孰轻孰重的关系，而是相互配合、相互补充的一种良性循环过程。医护间的良性沟通不仅能够提高医疗护理质量和工作效率，更好地为患者的健康服务，而且能够增加双方配合的默契程度，减少差错事故的发生，规避医疗行为中的风险。

（二）营造和谐氛围，增加工作热情

医护之间的工作环境一方面靠自己创造，另一方面也要靠周围的同事一起创造，只有营造出和谐的工作环境，工作起来才能热情洋溢，全身心投入到诊治疾病中去，不被其他因素所干扰。

二、医护沟通的原则

医生与护士是医疗工作中的重要搭档，医疗工作需要两者的紧密配合与协调才得以推进。在医疗工作中，医护之间的沟通主要遵循以下四个原则。

（一）平等合作原则

医生和护士在医疗服务中，只是分工职责不同，没有高低之分，两者相互不能替代，缺一不可。通常认为医生负责开医嘱，护士负责执行医嘱，其实不然。在医疗工作中，护士虽然不从事诊治疾病的工作，但是护士需要从医生的诊断治疗方案及患者的生活能力等出发，制订出完整的护理方案，这也是促进疾病恢复的重要一部分，有助于患者的早日康复。在以患者为核心的医疗

工作中，医护的平等合作是前提。

（二）互相监督原则

医护应该互相监督对方的医疗行为，以便及时发现和预防，减少医疗差错、事故的发生。如果医生的医嘱错误，而护士也未能认真查对就执行，对此发生的不良后果，医生负主要责任，护士也要负次要责任。当发现医嘱出现错误时，护理人员不能盲目执行医嘱，应及时与医生沟通，协助医生修改、调整医嘱。当护理人员在执行医嘱的过程中出现经验不足、操作不熟练等问题时，医生应该给予指导，帮助对方改进。

（三）互相支持原则

医护这两个并列因素，犹如一台机器上的两个相互咬合的齿轮，有机地结合在一起，互相协调，使机器正常运转。医护工作是互相衔接的，以共同完成医疗救治任务、最终促进患者的康复为目的。在遇到特殊情况时，如患者对彼方有意见，向此方诉说抱怨，此方应在耐心倾听患者诉说的同时，疏导患者对彼方的负面情绪，使患者配合医生或护士，共同努力，顺利完成治疗过程。

（四）互相尊重原则

医护双方要充分认识对方的作用，承认对方的独立性和重要性，支持对方工作。护士要尊重医生，主动协助医生，认真执行医嘱。医生要理解护理人员的工作职责，尊重护理工作，重视护理人员提供的患者情况，及时修正治疗方案。医护双方的互相尊重能使患者对整个医疗护理过程充满信心。

三、医护沟通的技能

医生对护士的角色期望：医生期望护士能具有良好的医学、护理学、人文科学知识；具有娴熟的护理操作技术；理解医生的医嘱，并熟练迅速地执行医嘱；对患者进行科学的护理，及时发现患者的病情变化；对医生的工作能提出治疗意见和建议。

护士对医生的角色期望：护士期望医生要精通专业业务，具有高度的责任心；诊断准确，医嘱明确清晰；支持和配合护士工作，认识到护士工作的重要作用；尊重护士的工作，维护其工作尊严；医嘱执行过程中遇到特殊问题能给予帮助，指导护士提高专业水平。

（一）建立理想的医护关系模式

理想的医护关系模式是"交流－协作－互补"模式，这种模式要求医护之间及时互相交流患者的信息；对工作采取配合、支持、协作的态度，尤其在患者病情突变或急救时，能相互代替应急处理日常工作，注意满足彼此的角色期待；切实按尊重、配合、监督、平等等医护沟通原则处事。医护双方如果均朝着建立这种模式的方向努力，将有助于医疗工作的正常有序进行。

（二）创造医护之间互相学习的机会

医护虽是两个独立的系统，但有共同的工作目标，那就是"患者健康第一""患者生命为先"，所以医护双方要对彼此的专业有所了解，这种学习途径不仅局限在书本，还可以融入彼此的工作环境。如医生在空闲的时候和护士交流一下自己医治的患者的病情、目前情况如何、具体需要什么样的护理方案，反之，护士要及时了解各个所负责患者的一般情况，随时和主管医生交流，使双方对患者的情况了然于心，更好地医治患者。

（三）定期组织科室工作会议

科室主任每周召开一次会议，全科医护人员均参加。在会上，大家畅所欲言，对科室目前存在的问题进行分析讨论，指出工作中的不足和存在的困难，共同商讨解决的途径和方法。如护士抱怨医生医嘱更改频繁、医嘱开出过晚，医生常常抱怨护士给患者解释病情不到位、观察病情不仔细等。座谈会上科主任、护士长应认真倾听、记录。让医生和护士各自说出自己工作中的苦衷，必要时科主任、护士长给予疏导，使医护相互理解，相互支持，消除工作中不必要的误会。由科主任、护士长总结本周科室的工作情况，对医护做得好的地方给予肯定并提出表扬，同时安排下周工作重点，强调需要重点观察患者的情况，包括患者病情、心理活动、人文关怀等，对医生和护士的努力工作表示感谢。

（四）建立医护联合查房制度

医生对护理工作的理解和支持可以提高患者对护士的信任，通过医护联合查房，护士可以及时了解医生对病情的分析、对护理的建议、更改医嘱的情况，同时可以从医生查房和交流中学到更多的知识。在相互沟通中，随时请教医生，提高了护士分析问题和判断问题的能力，有助于全面改进患者的护理问题，做出正确的护理诊断，达到满意的护理效果。

总之，医疗和护理是医疗工作不可缺少的两个主要组成部分，医生的正确诊治与护士的优质护理互相配合是取得最佳医疗效果的保证。在医疗过程中互相学习、取长补短，形成相互体谅、相互尊重、相互理解、相互支持的氛围，可以使医护关系更加默契，不断提高互相合作的层次。只有建立了和谐的医护关系，才能充分调动医生和护理人员的积极性，发挥医院的整体效应，提高医疗质量和服务质量。

第三节　医生和医技人员的沟通

一、医生和医技人员沟通的重要性

随着医学科学技术的发展，辅助检查在临床医学中的运用越来越广泛，为提高临床诊疗水平、为患者制订更合理的治疗方案、提高临床医生的诊断和治疗水平提供了很好的支持，对一些疾病诊疗的水平的提升已从参考和辅助上升到确诊和治疗的更高层次。一般综合性医院的辅助诊断科室主要分为检验科和影像科等，这些科室都与临床科室密不可分，缺一不可。在诊断疾病时，医生根据自身对疾病的判断，结合患者的主观症状及客观体征，进行鉴别判断，进而作出初步诊断，这个过程也有辅助科室的参与，例如在第一时间取得可靠的实验室检查结果，既有助于疾病的评估，又为制订合理的治疗方案提供参考。面对临床日新月异的变化形势，医学检验人员自身要不断加强学习，迎接新知识、新技术的挑战，临床医护人员同样也需要知识更新。因此，"医技科室"与"临床"的沟通就显得十分迫切和必要。

导致医技沟通障碍的因素：

1. 角色差异　无论是临床科室人员还是医技科室人员，往往会因自我价值、定位等原因产生心理隔阂，造成人际关系的障碍。

2. 客体不同 临床医师面对的是患者及患者疾病的诊断治疗，医技师面对的是仪器设备在检测患者某一部位或脏器时的数据和信息，他们各自的工作环境不同，研究的客体不同。

3. 知识面差异 临床科室与医技师的知识面侧重点不同，学科间相互了解不足可导致交流障碍。

二、医生与医技人员沟通的原则

（一）及时沟通原则

在临床工作中，有时会出现检验结果与医生初步诊断不符合的情况，这个时候，双方要进行及时沟通。首先确定患者的基本信息是否正确，所送样本是否吻合；其次与医技人员要共同分析患者的目前情况，医生向医技人员描述患者的临床症状，检验科说明可能造成误差的原因，尽快找出解决方法。对于影像检查也一样，当医生对给出的检查结果有疑义时，应及时和影像科取得联系，或者亲自去影像科和科室人员一起读片，分析病情。

（二）相互尊重、信任原则

有时临床医师不了解检验过程中的影响因素，当检验结果与临床不符合时，常常只是怀疑检验者的操作技术水平，按自己的判断治疗，若处理不当，可能增加医患纠纷的风险。不同的专业知识和技术水平，使得双方不能完全互相了解，各有各的工作范围，但每个人都应有主人翁精神，在涉及相关科室时要为对方着想，尊重、信任对方。当临床症状和体征与检验结果不完全相符时，临床医师应该对检验结果进行客观、科学的分析，使患者得到早期诊断及有效治疗。

（三）相互学习的原则

临床医师不但要掌握系统的临床医学知识，还要全面了解实验室的工作特点、开展项目、临床意义、注意事项、标本的影响因素等。临床医生、护士对标本采集的要求不甚了解，如果标本采集不合格，即使最好的仪器设备也难以弥补在采集标本时引入的误差和错误。临床医生不熟悉实验室的工作流程，不了解实验项目的干扰因素，过多地相信经验诊断，对结果有疑问时很少主动和检验科进行沟通。检验技术人员不熟悉临床知识，不能对有悖于临床的检测结果及时给予复查，不太懂得合理地与临床医生进行结果讨论分析。

（四）相互配合原则

从医生开出检验申请单，安排患者在怎样的状态下接受标本采集，到护理人员是否能正确采集合格的标本，再到实验室的检测分析，科学地审核分析检测结果，最后发出报告单，这一连续的过程是临床医生与检验科共同参与完成的。有些影响因素是与医护人员关系密切而检验人员不易了解且无法防止的。各种各样的标本需要患者、护士、医生和检验人员互相协作采集，采集是否规范直接影响标本质量，标本质量又直接影响检验结果的准确性，准确性与诊断治疗的正确性密切相关。因此，检验技师与临床医生互相沟通，形成共同认识，遵守共同的技术操作规范，才能真正实现从患者标本采集、送检、检测到报告结果提供临床应用全过程的质量保证。为提高检验结果在临床应用的价值，就需得到临床医师的配合和支持，须长期不断加强检验科与临床科室的交流与沟通，更好地为患者服务。

三、医生与医技人员沟通的技能

长期以来，临床科室和辅助科室之间总是欠缺一些长效机制以形成制度化的交流，而且由于知识背景、研究客体的不同，医技之间的良性沟通存在着一定障碍。若想消除与医技人员的沟通障碍，则需要临床医师掌握在医疗活动中与医技人员沟通的沟通技巧和注意事项，建立良性的互动，从而减少误解及矛盾，提高医疗工作的质量和效率。

（一）解除医技沟通障碍的途径

1. 临床医师方面　临床医师作为检测信息的发出者，如果表达的信息不完整、不清晰、不规范，一个存在偏倚的申请单将直接影响到检测方向，这是引起医患纠纷和导致医技矛盾尖锐化最关键的原因。因此临床医师在申请各种特殊检查时，需要与医技科室充分沟通已经获取的病史资料、体格检查结果、特殊问题、申请检查的目的等。

2. 医技师方面　医技师准确认知自己的职责范围，给临床医师所提供的服务仅限于检查结果准确的保证，以及对结果普遍意义的解释；不可试图替代临床医师为某一具体病例作出最终诊断；对于临床医师提出的疑问及时作出合理的解释；对于患者提出的问题，尽可能不要做过多的解释，对于其病情和处置应由临床医师来详细解答；将存疑或可能引起歧义的结果及时、主动反馈给临床医师，促进医技沟通。

（二）与检验科的沟通

检验科和医护人员的合作与正确配合是保证检验质量的前提。因为影响检验结果的因素较多，如饮食或输液后、临床用药后以及取样后标本的放置时间、所测项目在一天内的生理变化等都是要考虑到的因素。因此，质量问题是双方产生分歧的主要来源。所以，可以让检验科主管检验师以上的人员定期或不定期地轮流参与临床查房，以帮助他们解释临床测定结果，或者检验人员与临床医生定期交流、交换意见，将他们的建议和涉及自己专业的问题共同进行深入探讨，提出自己的看法供临床参考。检验科应加强与临床的联系和沟通，增进相互理解，建立与临床科室的信息反馈系统。同时临床医生（主要指工作不久的低年资人员）轮转到检验科，应了解标本留取、前处理、测定过程、测定方法、正常参考范围的由来等。

（三）与影像科的沟通

影像学诊断往往先有检查操作，才有片子和检查结果，耗时较长。此外，还存在这种情况，如胃镜室、超声室的检查，均为全院各临床科室提供服务，就诊患者有住院的还有门诊的，患者候诊时间较长，有时会耽误患者的救治。为了应对这种情况，临床科室就要和相应科室做好沟通，使特定患者能尽快得到检查。另外，还会出现患者检查的部位在检查申请单上未出现的情况。临床医生应当在申请单上重点描述要检查的部位，必要时与影像科电话联系，通报患者目前的情况，希望对方能重点检查。如果是急诊患者，需要行 CT 等检查，在未将报告单给临床医生的时候，CT 室须第一时间电话联系临床医生，紧急救治，以确保患者生命安全。

总之，医学的发展，要求医技人员不断与临床医护人员进行学术交流和信息沟通，把有限的实验数据变为高效的诊断信息，更多、更直接地参与到临床诊断和治疗之中。另外，要想更好地把检验与临床结合起来，真正融为一体服务于广大患者，光靠任何一方的单向努力是远远不够的，这还需要医院管理层大力的支持，为这种交流合作提供更好的平台；也需要临床医护人员更深刻地意识到这种沟通的重要性，变被动为主动，共同协作，和医技人员一起共同促进学科的发展。

案例一

王阿姨腹痛并黄疸1个月，当地县医院建议她来省城医院看看。她和老伴坐了10个小时的火车，早上6点就赶到了医院，终于有幸看上了专家门诊。

接诊的杨医生详细询问了患者的病史，说：您以前有胆囊结石，当地医院的检查结果我看到了，您先去做个腹部CT吧。

老两口交完费用，在CT室外等了2个小时才被叫到。

负责做CT的技师一看患者的申请单，不解地嘀咕道：胆囊结石平扫最清楚，为什么要做强化呢？

这句话被老两口听到了，非常不高兴，立即回去找杨医生：你为什么直接给我们开强化CT，人家CT室的人都说没有必要，你让我们多花钱，是不是有什么好处？不好好给我们看病，只知道开检查。

候诊的患者都来看热闹，杨医生特别尴尬，解释道：根据你的症状，你需要做一个强化CT，平扫CT并不能明确诊断。如果平扫后再强化的话，多花钱、多吸收放射线不说，还浪费时间，今天就出不了结果了。我给CT室打个电话。

杨医生：请问是CT室吗？我是消化内科门诊，您记得刚刚有个黄疸的患者去做腹部平扫+强化CT吗？因为患者既往有胆囊结石病史，我便在申请单诊断一栏里写胆囊结石，但这次我怀疑是胆总管占位，让您误会了。

CT室刘技师：噢，不好意思，我不应该嘀咕那句话，造成不必要的麻烦。您让患者过来吧，我待会先给她检查。

可是老两口并不听从杨医生的解释，无奈，只能给她先开平扫CT。

结果下午4点拿报告时，放射科的医生怀疑王阿姨患有胆管肿瘤，需要强化才能下结论。老两口只能再次去找杨医生开平扫后强化申请单，不仅多花了钱，而且第二天才能做。

【思考】

1.提出案例中存在的问题。

2.如果你是这位临床医师，会采取怎样的方法与医技师沟通？

【解析】

临床医师和医技师间由于专业背景、关注角度的差异，在诊疗过程中难免产生分歧，只有通过积极有效的沟通，增进合作，才能消除分歧，共同提高。本案例中，刘技师在对医嘱存在质疑时，应主动将自己的疑惑反馈给临床医师，进行有效的沟通，而不是在患者面前表达对临床医师的质疑，以至于引发患者与临床医师间的矛盾。杨医生在受到质疑后，积极地向医技师和患者解释其医嘱的必要性，有效地解除了与医技师间的误解。

在临床工作中，医技师和临床医师必须明确自己的责任范围。医技师给临床所提供的一切服务仅限于检查结果准确的保证，以及对于该检查项目或者检查结果普遍意义的解释，而不可试图替代临床医师为某一具体病例作出最终诊断。医师作为检测信息的发出者，在填写申请单时应该完整、清晰、规范地表达信息。由于临床医师面对的是患者及患者疾病的诊断治疗，医技师面对的是仪器设备在检测患者某一部位或脏器时的数据和信息，他们各自工作环境不同，研究的客体不同，有时候得出的判断有些差异在所难免。因此临床医师在申请各种特殊检查时，应该与医技科室充分沟通已经获取的病史资料、体格检查结果、特殊问题、申请检查的目的等，减少分歧的产生。

案例二

范医生每天下午上班的第一件事就是查看今日化验单，当查到 6 床刘大爷 24 小时尿蛋白为"0"的时候，范医生很困惑，便去病房找到刘大爷：刘大爷，您昨天留的 24 小时尿，是按照护士给您说的方法留取的，对吧？

刘大爷：是啊，我都留过很多次了，都知道该怎么留。怎么了，范医生？

范医生：没什么，您昨天 24 小时尿蛋白结果有点疑惑，我再跟化验室沟通一下。

刘大爷：好的。

范医生来到办公室，拨通检验科的电话：您好，请问是检验科吗？我是泌尿内科范××。我们 6 床刘×× 的 24 小时尿蛋白结果是"0"吗？

检验科：稍等，我查一下……您好，刘×× 今天 24 小时尿蛋白是"0"。

范医生：这位患者是肾病综合征，4 天前 24 小时尿蛋白还是 4.5g，按理说尿蛋白不应该为阴性。我刚才问过患者了，他说留标本过程也没有问题。

检验科：这样啊！那我再查查我们检测的标本，一会儿给您回过去。

10 分钟后，检验科打来电话：请问范医生在吗？我是检验科。

范医生：您好，我是。

检验科：实在不好意思，是我们把患者刘×× 的 24 小时尿蛋白标本弄错了，已经给患者重新检测了，一会发到您的电脑上。

范医生：好的，谢谢您。

【思考】

1. 本案例中体现了哪些沟通技巧？

2. 作为临床医师，如何有效地与医技师沟通？

【解析】

在医疗工作中，医技师的工作出现一些纰漏是在所难免的。当面对这些差错时，重点在于如何及时地弥补纰漏，将患者的损失降到最低，而不是不负责任地一味指责医技师。在本案例中，范医生在发现化验结果与临床情况不符时，能够主动地与医技师沟通，提出疑问；医技师对于临床医师提出的疑问也及时采取了应对措施。在两者的相互配合下，将患者的损失降到了最低。

无论是临床医师还是医技师，工作的目的都是为患者服务，都应紧紧遵循以患者为中心的原则。面对一些与病情不符的检验报告以及与历史结果差异大的检验报告，临床医师应该及时与医技师进行沟通，找出问题的根源，得出最准确的诊断结果。

扫一扫，查阅本
章数字资源，含
PPT、音视频、
图片等

学习目标

1. 了解社区医患沟通的优势及其不利因素，理解社区医患沟通的特点及重要性。
2. 掌握社区医患沟通的基本内容，了解社区医患沟通的应诊模型和基本形式。

案例导学

王某，男，58 岁，机关干部，高血压病史 20 年，经药物控制后血压一直在正常范围，但近两个月血压控制不佳。体格检查和各项实验室检查后，无阳性结果发现。在开放式问题的引导下，患者述说近期已开始准备退休，在单位与世无争，然而每天回家时发现长期温顺的妻子变得脾气暴躁，食欲大增却没有力气，晚上睡觉时若自己打呼噜，妻子也无法入睡，因而自己也不能安心入睡，致使白天工作无精打采，经常头昏，几次检查发现血压变得难以控制。

案例反思

如果单凭各项检查，有时会忽略患者得病的真正原因，仅靠药物治疗效果并不理想，尤其是对常见慢性病，往往是通过开放式问诊，才能找到疾病的真正原因，从而使治疗更加综合，更加有的放矢。

第一节　社区医患沟通的特色

社区医患沟通是指在社区这一特定的卫生服务环境中，卫生服务人员与社区居民在沟通中所建立的医患沟通关系，而社区服务对象、目标和内容的不同，使得社区医患沟通表现出独有的特色，呈现出新的内容和特点，并对社区卫生服务向更细致、更深入、更广阔层面的开展，发挥着越来越重要的作用，成为提高社区卫生服务质量重要的环节。

一、社区医患沟通的优势

社区是以地理界限划分的、有组织的社会实体，是社会生活的基本单位，是国家经济社会发展的基础平台。一般来说，现代社区的构成有五个要素，分别是人群和地域、特有的文化背景、生活方式和认同意识、公共的生活服务设施、共同的管理组织和机构。所以，在一个成熟的社区，人群之间有着共同的地域环境和文化背景，有认同的利益和信念，有共同的服务体系，存在着类同的问题，有相同的卫生服务需要。从医患沟通的角度讲，社区中卫生服务人员和居民之间、居民相互之间联系密切，便于信息交流传递，易产生口碑传播；同时，社区中文化传播的媒介较多，沟通稳定而有效，易营造良好的人际关系氛围，这些都决定了在社区范围内开展医患沟通存在着明显的优势。

（一）医生沟通素养好

在社区，医生需要主动服务于社区居民，为居民提供全方位、全周期的健康照顾。与上级医院不同，在社区卫生服务机构的诊室里，医生会以开放式问诊的方式，以朋友般的关怀，对居民开展近似"唠叨"的沟通，在拉家常中实现健康教育的目的。通过长期稳定的健康照顾，医生能了解大部分应诊患者的健康状况及日常用药情况，会细心地提醒他们维护身体健康所需注意的各种细节，为他们提供有针对性、可行性强的健康维护方案。良好和谐的医患关系，是社区医生高水平的职业人文素养、认真负责精神的自然体现。

（二）居民信任感强

社区卫生服务机构的普及、家庭医生签约制度的实施，使居民对社区卫生机构和社区医生产生独有的亲切感，认为这是"自家"的保健医生。医生的服务内容不再限于疾病的诊治，而是成为居民健康代理人。社区卫生服务机构能为居民提供经济、方便、快捷、优质的卫生保健服务，社区卫生服务机构合理布点，使居民不用出社区就可以解决大多数健康问题；医保政策的倾斜，在社区就诊报销比例更高，让居民得到更多的实惠；分级诊疗模式的实施，使专家到社区会诊及社区卫生服务机构与上级医院实行双向转诊，切实提高了社区的健康服务水平。这些措施让居民更信赖社区卫生服务机构，从而更有利于建立良好的医患关系。

（三）沟通时间充足

从某种程度上讲，患者获得就诊时间的长短已经成为影响医患沟通的重要因素，许多医患之间的矛盾，都是由于没有时间进行充分的沟通引起的。社区卫生服务机构相对于上级医院来说，工作计划性强、门诊量相对较少，还可以通过预约和入户服务等办法，合理安排每位患者的就诊时间，从而最大限度地保证与患者沟通的时间。在社区就诊时，每位患者有更充分的时间向医生阐述自己的病情，医生也有更多的时间和耐心去接诊每一位患者。除此之外，医生还可根据需要多次安排时间与患者进行连续性沟通，沟通交流的时间更加充足。

（四）沟通基础充分

与上级医院服务人群宽且流动性大相比，社区卫生服务人群大多局限在社区内部。社区中健康档案的建立和家庭医生签约制度的实施，使医患之间的沟通有着充分的基础。健康档案是社区卫生服务机构为居民提供医疗卫生服务过程中的规范记录，是以居民个人健康为核心、贯穿整个生命过程、涵盖各种健康相关因素的文档记录。社区医生作为健康档案的主要建立者和使用者，在诊疗过程中可以较为全面地了解患者的健康状况，使得诊疗更精确、服务更到位、沟通更充分。家庭医生签约制度的建立，让医生可以相对固定地为某一家庭或个人提供全面、连续、高效、可及、个体化的卫生保健服务和健康照顾，从而对患者健康状态有着实时动态的了解，主动上门提供预防性的保健，就如医生是家庭成员的组成部分一样，良好的医患关系便于产生和维持。

二、社区医患沟通的不利因素

（一）服务人群复杂

在社区，医生服务的对象是全体居民，包括了妇女、儿童、老人，存在着各类疾病，需要不同的沟通技巧和策略。尤其是在当前情况下，社区患者多为老年慢性病患者。老年患者与年轻医护人员在沟通交流的时候往往存在很多障碍，比如说语言障碍、行为障碍、理解障碍等。部分老年人思维比较保守，其健康信念模式和疾病因果观存在着一定偏差，对医护人员提出的意见看法不会轻易接受。空巢家庭的日益增多，使老年人没有子女在身边陪伴，容易滋生不良情绪，在就诊中与医护人员发生争执。

（二）服务环境有待改善

我国的社区卫生服务还处在快速发展阶段，大部分社区卫生机构面积偏小，没有充足的地方容纳很多的患者，就诊环境不够宽松。患者就诊时，相互之间影响大，环境嘈杂，医护人员之间的有效沟通易被打断，容易引起医患关系的不和谐。社区卫生机构的诊疗内容和水平还有待提高，目前还不能很好地满足社区居民的健康需要，居民在就诊时仍有着较强的"大医院"情结，一定要去"大医院"，找"大专家"，从而形成了对上级医院的心理依赖，初期到社区就诊时，会带着挑剔的眼光，也容易产生医患之间的冲突。

三、社区医患沟通的特点

（一）社区医患沟通的丰富性

社区医患关系是广义的医患关系。首先，医患关系的主体、客体范围在扩大，医患关系的主体不仅仅是社区卫生服务中的社区医生，更多的是全体社区卫生服务的提供者；医患关系的客体也不仅仅指前来就诊的患者，而是包括社区全体居民。其次，医患关系本身的内容也不断扩大，从社区的角度来看，影响健康的因素是多元的，服务内容也扩展到预防、治疗、保健、康复、健康教育等方方面面，使得医患关系除涉及生理、心理外，还包括政治、经济、法律、伦理、道德、文化、宗教、价值取向、管理等社会各个方面的内容。

（二）社区医患沟通的互动性

在社区卫生服务中，医生与社区居民长期生活、工作在一起，彼此了解，相互信任。一方面，医生了解和理解居民的健康状况，立足于家庭和社区层面帮助提高居民生活质量，满足居民、社区的基本卫生服务需求。另一方面，居民更加信赖社区医生，不断改善自身的就医和从医行为，更加愿意为个人健康和社区环境的改善而努力。这种相互信任、相互尊重、平等互助的医患关系，使他们彼此影响、互动，并形成良性循环，成为推动社区卫生服务发展的基石。

（三）社区医患沟通的整体性

在社区卫生服务中，一名医生不仅是与前来就诊的患者接触、联系，还经常面向社区全体居民。其工作态度、方式方法、技术能力都会影响到社区的每个居民，而社区居民由此产生的评价、是否配合不仅影响医生的卫生服务工作，更重要的是影响社区居民对整个社区卫生服务中心

（站）的认识和评价。因此，社区医患关系不再是几名卫生服务人员和少数居民的事情，而是社区卫生服务机构与全体居民之间的关系。

（四）社区医患沟通的连续性

卫生服务人员与社区居民联系密切，长期工作、生活在一个社区，建立了一种朋友、伙伴式的关系。一方面，医生与居民因医疗或预防、保健等问题而建立医患关系，这种医患关系不会在这些问题解决后就解除，相反，在社区卫生服务中，通过社区医生不断的随访、咨询所形成的这种医患关系得到了长时间的维持和延续；另一方面，医生也会因在社区中不断进行的健康教育、入户访视、家庭护理、康复锻炼等活动，对社区居民进行全方位、全生命周期的健康照顾，从而与居民建立长期的医患关系。

四、社区医患沟通的重要性

全科医学的基本性质与全科医疗的基本特点决定了社区医生与患者、家庭和社区之间必须具有良好的医患关系。在信任基础上的良好社区医患关系是全科医生最大的优势，也是开展各类健康服务工作的基石。

1. 在社区，医生对患者进行持续性的医疗保健服务，对患者的健康维护不受时间、空间的限制。在社区中有大量的慢性疾病患者得到医生长期的、稳定的、亲友式的照顾，有时这种照顾甚至伴随患者终生，良好的医患沟通可提高患者的依从性，改善从医和就医行为，从而使持续性的关系得以有效维护。

2. 社区卫生服务机构的服务对象是人，是社区的全体居民，其中既有患者，也有健康人。对患者实行个体化的医疗保健服务，服务内容也更为宽泛，其关注点不再单纯是疾病本身，而是从健康照顾的角度，立足于与居民健康关系更为密切的家庭和社区，为其提供全面的健康服务，满足健康需要。在生物 – 心理 – 社会医学模式下，医生除了关心居民的身体健康外，还要充分借助医患沟通技能，注重其心理、社会等方面的健康。

3. 社区医生给予患者的应该是可亲、可及的卫生保健服务。可亲是指服务态度的融洽，可及是指服务内容的适宜。为患者选择更为合适的健康照顾，是建立在充分沟通基础上的。医生以社区为范围开展对居民的健康照顾，这种地理上的接近、实施上的方便、关系上的密切、结果上的有效及经济上的可接受等一系列优势，使得社区卫生服务成为人人可以享有的、体现社会公平、具有最大可及性的卫生保健服务。社区医生提供的医疗保健服务毋需过多地利用昂贵的器械检查，而是用自己的知识和技能、细心和爱心进行诊断，尽可能地选用价廉质优的药物和利用非药物疗法进行治疗，所以全科医疗保健方法简易、花费较低，患者易于接受。

4. 随着社会经济的发展和人们生活水平的提高，到社区卫生服务机构就诊不再是单纯的接受医疗服务，患者在接受针对性的医疗服务的同时，还关心与此相关的预防、保健、心理、医疗安全性等健康相关的知识与技能，单纯的医疗服务已不再能完全满足患者对医疗服务的需求。医院主要提供医疗服务，而社区卫生服务则是多位一体的服务，除了基本医疗外，还包括预防、保健、康复、健康教育及计划生育技术指导等，是一种综合性服务方式。社区医生为患者治疗固然需要技术，但良好的医患关系使其在进行综合性服务时游刃有余。

5. 社区医生处于整个医疗保健服务体系的"枢纽"位置，不仅掌握着各类医疗机构和专家的信息，也熟知家庭和社区支持服务系统的状况，成为整合和协调各种资源、为社区居民提供健康服务的"健康代理人"。服务内容包括调动医疗保健资源和社会力量，为社区居民提供医疗、预防、护理、心理等多方面的帮助。社区沟通的协调作用通常表现在通过会诊、会谈和转诊等措施，积极协调专科医生、患者家庭之间的关系，提供专业医疗建议，共同解决患者的问题，从而确保其获得准确、高效和优质的健康服务。

在社区卫生服务中，良好的医患关系对服务质量有着至关重要的影响。相同的疾病、相同的治疗方法，但医患之间的信任度不同、关系密切的程度不同，治疗的效果也可以完全不同。因此，医患沟通成为社区医生最基础、最重要的核心能力。

第二节　社区医患沟通的模式

社区医患沟通是以人为中心的健康照顾，是在生物－心理－社会医学模式指导下开展的健康服务。社区环境的特殊性、服务内容的全面性、服务需求的综合性，决定了社区医患沟通在模式上与大医院有着明显的区别。

一、社区医患沟通的内容

（一）对现患问题的沟通

确认并处理现患问题是临床医生应诊时的主要任务。但从社区的角度，社区医生在处理这个问题时与大医院医生有着明显的区别。在社区里，医生不单纯追求生物学意义上的诊断，还要从心理、社会层面对患者进行全方位的关怀和照顾。因此，在医患沟通上，要了解患者的就医背景是什么、患者的主要问题是什么、患者对医生的期望是什么、患者的健康信念是什么，并通过沟通，主动理解患者的患病体验和痛苦。弄清以上问题以后，社区医生的任务不仅仅是针对存在的生物学问题开一张处方，而是要从生物、心理、社会的三维角度，全方位地对患者目前存在的问题进行关怀和照顾，语言成为获得患者信任、了解患者痛苦和诊治患者病痛的重要手段。首先要与患者就其存在的问题达成共识，制订处理方案，并鼓励患者参与到对问题的决策中来。通过沟通，让患者充分了解处理方案的优点与不足，并针对这些做好思想准备，从而有利于调动患者维护健康的潜在力量，提高患者的满意度和依从性。社区医师在处理现患问题时要有效沟通，从人和疾病两个角度着手，真正高质量地解决健康问题，体现全科医疗以患者为中心的鲜明特色。

（二）对慢性疾患的沟通

慢性疾患的长期性、复杂性，决定了医患关系应是相互参与的模式。医生和患者处在一个类似于工作团队的关系中，具有大体同等的主动性和权力，他们相互依存、共同参与医疗保健的决策和实施。由于慢性病的管理往往涉及生活习惯、生活方式、人际关系等因素的改变或调整，这种相互参与进行医疗措施的决策与实施就变得十分必要。通过医患沟通，医生作为一个健康教育者，有责任把慢性病管理的有关知识教给患者，提高患者的自我保健意识和自我管理能力，充分调动患者的主观能动性，帮助患者自我保健和家庭保健。

在社区，医生对患者的健康负有长期、全面的责任，沟通的内容就要按照社区诊疗特点进行延伸。即使患者没有提出任何要求，医生也不应忘记自己在这方面的责任，利用每次与患者接触的时机，对其慢性问题进行适当的检查与评价，并给予合适的指导。这种管理将会有效地提高患者对医生的信任与配合程度，并改善慢性病患者的自我管理状况。

（三）基于疾病预防的沟通

在社区，医生提供的是沿着生命周期和疾病周期对患者进行长期负责式的健康照顾，本着这一原则，对任何一个来诊者都应该根据其特定年龄、遗传等，对可能存在的特定健康问题，提供以预防为导向的服务，这也成为社区医患沟通的重要内容。如一名患者就诊时虽然还没有高血压的相关表现，但存在着遗传等患高血压的高危因素，就可以提醒其关注自己的血压，并有针对性地开展健康教育。

社区医生的服务内容具有综合性，具体体现就是临床预防知识与医疗实践相结合。医生接诊每一位患者时必须有预防观念，利用各种与患者接触的机会提供预防服务。医生可以在处理现患问题的同时，根据三级预防的要求适时地向患者，特别是存在某种健康危险因素的患者提供预防保健服务。

（四）改善就医从医行为的沟通

改善患者的就医从医行为指的是社区医生应诊时，应加强对患者的健康教育。主要包括两个方面：一是引导患者恰当利用医疗服务行为，二是提高患者的从医行为。

在医疗服务的利用方面，患者往往表现出就医过少或者过多这种不适当的行为，也就是说，不是所有应治疗的患者都来就诊，也不是来就诊的患者就是应该诊治的。一般来说，医疗服务可以分为四个层次：①自我服务。②家庭和朋友的帮助。③基层医生的处理。④专业医生处理。实际生活中，大多的健康问题是在前两个层次上解决的。就医过多反映了患者过于敏感紧张的情绪或对医疗服务的依赖心理，就医过少表现了患者的健康信念和健康价值观存在问题。因此，社区医患沟通的重要任务是教育患者在什么情况下应该就医，什么情况下不应该就医，什么情况下到什么级别或什么层次的医疗机构就医。这样既可以避免患者对医疗服务资源的不必要占用，减少浪费，也可以避免患者有病不就医而延误病情。

从医行为是指患者对医疗建议遵守的程度，它包括服药、按预约复诊、执行推荐的预防措施等的态度和行为。从医行为在社区卫生服务中是一个十分关键的指标和管理环节。如果患者不遵医嘱，再高明的医生对治疗他的疾病也毫无办法，尤其是在慢性病的管理过程中，依从性成为管理有效的关键。不遵从医嘱的原因很多，其中一个很重要的原因是医生与患者的沟通不够。如开具中医处方后，对处方的煎服方法、饮食忌宜都讲解不够，会直接导致患者无所适从，疗效也就很难保证。

二、以人为中心的社区接诊模式

开展社区卫生服务依据的是生物－心理－社会医学模式，这就要求在医患沟通时要善于走进患者的世界。1984年，McWhinney提出了"以患者为中心的临床应诊"模式，这一方法的基本点是医生要进入患者的世界，并用患者的眼光看待其疾患。而传统的以医生为中心的方法则是医生试图把患者的疾患拿到医生们自己的世界中来，并以他们自己的病理学参照框架去解释患者的疾患。具体来说，医生在收集到患者所陈述的问题后，要从疾病本身和患者本人两个方向开始探究。一方面，社区医生要通过症状、体征和辅助检查等考虑疾病的诊断和鉴别诊断，即生物学诊断；另一方面，要从心理、社会的多角度和多层面分析患者的问题，注意心理、社会因素对人类健康的影响。然后，综合这两方面的发现，用患者能够理解和接受的语言向患者解释病情，说明处理方案，了解患者的看法，与其达成共识、协商、调整处理计划的细节，并鼓励患者对实施处理计划承担适当的责任，成为医生的"搭档"，承担起自我管理的责任。在社区，面对大量的常见健康问题，医生所面临的不仅仅是复杂难以判断的疾病，而且更需要患者的支持和配合。这种模型对社区医患沟通尤其适用。

这个模型使医生从关注病，而转移到关注人，通过沟通去了解患者的背景和情感。其具体的实现途径是：

1. 了解患者的想法、关注点和期望 例如，在提出患者诊治方案或对一段时间的诊治进行小结时，可以问："您认为我们目前的治疗怎么样？"通过这类平等、开放式的询问，可以实现：①缓解患者就医的紧张，强化医患之间的友好关系，让患者有更多的话语权和知情权。②让医生更好地明白患者担心什么，因为患者的担心可能不是来自疾病本身。③能够更准确地了解患者求医的原因，明白患者的期望在哪里，可以更好地有的放矢。④实现医患双方对待处理健康问题的对焦，更加明确已解决的问题和未解决的问题及相互之间的关系。⑤让患者更加明确医疗方案的目的、步骤及注意事项，从而改善患者对医疗方案的配合程度，主动接受治疗。

2. 引出患者想法、关注点和感受的常用语 首先总结患者的不适，然后感同身受地走进患者的世界，去听取患者的感受。"您最关心的是什么？""您有没有特别关心的问题？""您可以说说您认为问题是什么？""认为这个问题的原因是什么？""您认为这个问题可能会很严重吗？""您有什么想法吗？""我对您关于……的看法非常感兴趣，您可以详细地说说原因是什么？"在真实的接诊场景中，这些常用语中很多都可能得到患者否定的答复。躯体语言表现出的关注和兴趣可能比实际的谈话更容易让患者觉得安全，从而说出他最担忧的事情。患者对医生在他们所讲述特殊感受时的态度是敏感且在意的，他们很担心医生会认为他们这些看法和担忧是愚蠢的。

3. 引导患者说出期望的意愿 患者对自身疾患多有着自己的理解，虽然这些理解在很多时候并不清晰，但其渴望着表达，并希望在沟通中得到肯定和理解。医生应积极地引导患者说出自己期望的意愿，从而了解患者的真实需求所在。如"您认为我们怎么做会更好？""您希望我们对此做些什么？""在我提出建议之前，我很想知道您的看法。""您是否希望我们采取一些特别的措施？""很显然您对这个问题有些自己的主见，告诉我您期望会怎样？"

4. 提出多个策略供患者选择 充分利用医生的经验，根据患者的切实需要，针对患者的健康问题，提出多个策略，并一一讲明这些策略之间的优势与不足，和患者一起去找出最合适的方案。

5. 理解疾患对患者的影响 患者的痛苦多来自于疾病对患者的影响，而不是疾病本身。医生要通过沟通去询问并理解健康问题会对患者生理、心理和社会适应上产生哪些影响。如"您的身体上的这个问题给您带来了很多麻烦，我想知道它是怎样影响您的？"

三、社区接诊的常用形式

社区应诊时较多使用的是开放式的问诊，这种问诊形式可使患者充分地表达自己，能较为全面地描述其对疾病的印象、感觉、体验和担心，从而使社区医生可以全面把握健康问题。具体来讲，社区医患沟通常用的形式有 BATHE 和 SOAP 两种。

（一）BATHE 问诊形式

B（background）：背景，即了解患者的就医背景、患者的心理状况和社会因素等。医生最常问的问题是"有些日子不见了，最近好吗？""最近家里情况怎么样？""从你觉得不舒服到现在，你的生活有所变化吗？"等。

A（affect）：情感，即了解患者的情绪、情感及其变化。医生常问的问题是"最近心情怎么样？""最近工作、学习都还顺利吧？"等。

T（trouble）：烦恼，即了解现患问题对患者的影响。医生常问的问题是"为什么这件事会让您这么烦呢？""您最担忧的是什么？"等。

H（handing）：处理，即了解患者的自我解决健康问题的资源和能力。医生常问的问题是"您现在对您的这个问题是怎么打算的？""您是怎样处理这一问题的？""您的家人在处理这一问题时能给您怎样的支持？""您的同事能给您哪些帮助？"等。

E（empathy）：换位体验，即共情，也就是对患者的痛苦和不幸表示理解和同情，从而使患者感受到医生对他的理解、支持和关心。医生常对患者表示真心同情和理解，常使用的表述是"是的，您可真不容易啊！""是的，换了谁都会这样""是的，要那样做的确很难"等。

（二）SOAP 问诊形式

SOAP 问诊形式主要用来缓解患者的心理压力和社会压力，使问诊更体现出以人为中心的照顾模式的优点。

S（support）：支持，即医生把患者的问题尽量普通化、正常化，以免引起患者的过分恐惧或对解决问题丧失信心。医生常会对患者说"其实您的病也算不了什么大问题""好多人都曾遇到像您这样的麻烦"等。

O（objectivity）：客观，即医生科学地、客观地看待患者的问题，医生须保持适当的职业界限，鼓励患者认清问题的现实性，引导患者客观地对待现实问题，并充分了解他们对问题的担忧，最终医生要给予患者解决问题的希望。医生常会对患者说"不要紧，我们一起想办法，问题总会解决的""别担心，会有解决办法的"等。

A（acceptance）：接受，即鼓励患者接受现患问题和其他现实，对这些现患问题或其他问题不作出判断，但医生要帮助患者树立起对自身、对家人的乐观态度。医生常说的话是"在我接触的患者中，你已经做得够好的了""我们对此完全可以理解""没什么大不了的，办法总比困难多"等。

P（present focus）：关注现在，即鼓励患者关注眼前，不要一味悲叹过去，也不要担心将来，要做好现在应该做的每一件事。医生常会说"如果坚持下去，会有收获的""如果换个方式，结果会不会更好些呢？"等。

第十四章

医患沟通与医疗保险知识

扫一扫，查阅本章数字资源，含PPT、音视频、图片等

学习目标

1. 能够概述医疗保险的概念。
2. 熟悉医疗保险的分类和待遇。
3. 能够说明医疗保险与医患沟通的关系。
4. 能够说明医生熟悉医保政策的意义。

案例导学

"谁叫你给我吃进口药的"

患者李某因胃溃病住院治疗。主治医师唐某由于不大了解医保的相关知识，为其开了一种进口药物，并且在此之后未将药物名称、用药意图及是否报销等事项告知李某。在吃药一个阶段后，李某从护士口中了解了此药的名称和性质，并得知这种药物不属基本医疗保险（以下简称"医保"）报销范围，当时也未提出不同意见，继续服用此药，并保持沉默。到出院结账时，李某提出要检查住院期间的费用，对此种进口药物的费用不认可，说："谁叫你给我吃进口药的？我从来不吃进口药！"

案例分析

每个患者都想花最少的钱把病治好，李某的上述做法固然是不对的，但医生也有一定的责任，由于医生不熟悉医保目录药品，给患者开了医保不报销的药品，并且在为李某开药的时候，并没有同患者沟通好是否同意用此药物，在开药之后也没有告知患者，引起了一些不必要的医疗纠纷。因此医生学习熟悉医疗保险知识，并及时和患者沟通是非常必要的。

随着我国人口老龄化及经济社会的不断发展，医患矛盾比以往更加突出。其中享受医疗保险患者的基本医疗和医疗需要之间的矛盾逐渐成为纠纷的焦点，因医保原因引起的医疗纠纷呈逐年递增趋势。医生和患者缺乏医保知识引起的费用纠纷成为影响医患关系的重要原因之一。近年来，我国的医疗保障制度不断完善，但是对于基本医疗保险来说，面对异常活跃的医疗市场，如何更好地维护医院、医保基金、医疗需求三者间的关系，以及医疗保险改革制度能否顺利实施等问题，均需要在医疗机构开展实施。医生作为与患者直接沟通的主要人员，熟悉医保工作就显得尤为重要。

第一节 医疗保险概述

一、医疗保险的概念

（一）定义

医疗保险指通过国家立法，按照强制性社会保险原则，应由用人单位和职工个人或国家财政和非就业人员，按时足额缴纳费用，用于补偿参保人员因疾病风险造成的经济损失的一种社会保险制度，又称基本医疗保险。不按时足额缴纳的，基本医疗保险统筹基金不予支付其医疗费用。参保人员因疾病、负伤、生育时，由社会或企业提供必要的医疗服务或物质帮助的社会保险，如中国的公费医疗、劳保医疗。中国职工的医疗费用由国家、单位和个人共同负担，以减轻企业负担，避免浪费。另外，发生保险责任事故需要进行治疗是按比例付保险金的。以北京市医疗保险缴费比例为例：用人单位每月按照其缴费总基数的10%缴纳，职工按照本人工资的2%+120元的大病统筹缴纳。

医疗保险，传统意义上就是指由特定的组织或机构经办，通过带强制执行的政策法规或自愿缔结的契约，在一定区域的一定参保人群中筹集的医疗保险基金。

医疗保险起源于西欧，可追溯到中世纪。随着资产阶级革命的成功，家庭作坊被大工业所取代，出现了近现代产业工人队伍。由于工作环境的恶劣，流行疾病、工伤事故的频发使工人不得不要求相应的医疗照顾。可是他们的工资较低，个人难以支付巨额的医疗费用。于是许多地方的工人便自发地组织起来，筹集一部分资金，用于生病时的开支，但这种形式并不是很稳定，而且是小范围的，抵御风险的能力很低。18世纪末19世纪初，民间保险在西欧发展起来，并逐步成为国家筹集医疗经费的重要途径。

医疗保险具有社会保险的强制性、互济性、社会性等基本特征。因此，医疗保险制度通常由国家立法，强制实施，费用由用人单位和个人共同缴纳，统一由医疗保险机构支付，以解决劳动者因患病或受伤害带来的医疗风险。

医疗保险制度是指一个国家或地区按照保险原则为解决居民防病治病问题而筹集、分配和使用医疗保险基金的制度。它是居民医疗保健事业的有效筹资机制，是构成社会保险制度的一种比较进步的制度，也是目前世界上应用相当普遍的一种卫生费用管理模式。

（二）四种法律和三种纠纷

1. 四种法律关系 基本医疗保险领域的法律主体有四类：参保人（劳动者）、用人单位、经办机构、医疗机构，由此形成了四种社会医疗保险法律关系：经办机构和医疗机构基于服务协议形成了法律关系，参保人与医疗机构基于待遇给付形成了法律关系，参保人、用人单位与经办机构基于经办机构行为形成了法律关系，参保人、用人单位与经办机构基于用人单位行为形成了法律关系。

我国目前的医保社保经办机构被视为医保社保行政机关职能的延伸，作为社会保险领域的公权力机关拥有费用征缴等执法权（现已逐步转移到税务部门管理），因此，第一种法律关系是典型的行政法律关系，相关的纠纷按照行政纠纷来处理。第二种法律关系尽管产生于法定的医疗待遇给付项目和给付标准，但是其产生与私人主体之间，系受民法强制缔约规则规制的私法关系，相关的纠纷按照一般民事纠纷处理即可。第三种法律关系产生的纠纷一般由经办机构的错误处置产生，如经办机构错误登记或未履行信息公开义务等，属于典型的行政争议，按照行政纠纷处理亦无异议，此三种法律关系产生的纠纷并无过多的研讨价值。第四种法律关系涉及作为劳动关系的私法关系与作为社保行政关系的公法关系，法律性质比较复杂，由此产生的纠纷也比较棘手，应当作为基本医保纠纷研究领域重点关注的对象。

2. 三种纠纷　社会保险法律制度的核心问题是缴费和待遇给付，劳动者、用人单位和经办机构在基本医保领域产生的纠纷也大多集中在这两个方面。具体而言，纠纷包括三种：

第一种是没有参加社会保险统筹的社会保险待遇纠纷。此种又可分为两类情况：用人单位未为劳动者办理社保手续，且社保经办机构不能补办，要求用人单位赔偿损失的；劳动者退休后，与尚未参加社保统筹的原用人单位因追索医保社保待遇发生的纠纷。第二种是参加社会保险统筹之后，用人单位仍需要承担部分待遇给付义务的纠纷，主要是工伤保险中，用人单位参加了社会保险统筹之后，仍有部分工伤保险待遇项目，如停工留薪期待遇需要用人单位支付的纠纷。第三种是参加社会保险统筹之后，用人单位未足额按时缴纳社会保险费，导致劳动者不能享受社保待遇给付产生的纠纷。

根据《最高人民法院关于审理劳动争议案件适用法律若干问题的解释（三）》的相关规定，第一种纠纷的第一种情况，系"不能补办社会保险而使劳动者遭受社会保险待遇损害所引发的赔偿纠纷"，其责任在用人单位，因此应当纳入到劳动争议案件的受案范围，按照"一裁两审"的程序处理。第一种纠纷的第二种情况也按照劳动争议处理，虽然退休人员已经不属于劳动者，但是考虑到为职工办理社保手续并非基于合同的约定，而是作为企业的法定义务，具有强制性，因此可以不受一年的仲裁诉讼时效的限制，按照劳动争议处理更有利于保护作为社保待遇领取人的退休人员。

根据《最高人民法院关于审理劳动争议案件适用法律若干问题的解释（二）》的相关规定，第二种纠纷也属于劳动争议案件受案范围，原因在于工伤保险的待遇并非全部由统筹基金支付，停工留薪期待遇仍然由企业支付，由于劳动者暨用人单位要求经办机构发放社保待遇产生的纠纷显然不属于劳动争议，因此工伤保险中要求用人单位支付待遇的纠纷应当作为劳动争议。

根据社会保险法、《劳动争议调解仲裁法》的相关规定，第三种纠纷也属于社会保险争议，但是其系"征收与缴纳之间的纠纷，属于行政管理的范畴，带有社会管理的性质，不是单一的劳动者与用人单位之间的社保争议"，因此不能直接作为劳动争议处理，劳动者应当向有关职能部门投诉、举报，由社会保险费征收机构责令用人单位限期缴纳或者补足；若执法部门不作为，劳动者还可以申请行政复议或提起行政诉讼，从而最终实现补缴社会保险费的目的。

二、医疗保险的基本要求

（一）医疗保险的分类

1. 城镇职工基本医疗保险　城镇职工基本医疗保险是我国医疗保险的组成部分（城镇职工医疗保险、城镇居民医疗保险、新型农村合作医疗保险）之一，是为补偿劳动者因疾病风险遭受经济损失而建立的一项社会保险制度。通过用人单位和个人缴费，建立医疗保险基金，参保人员患病就诊发生医疗费用后，医疗保险经办机构给予一定的经济补偿，以避免或减轻劳动者因患病、治疗等所承受的经济风险。

2. 新型农村合作医疗保险　新型农村合作医疗保险简称"新农合"，是指由政府组织、引导、支持，农民自愿参加，个人、集体和政府多方筹资，以大病统筹为主的农民医疗互助共济制度。采取个人缴费、集体扶持和政府资助的方式筹集资金。

2002年10月，中国明确提出各级政府要积极引导农民建立以大病统筹为主的新型农村合作医疗制度。2009年，中国作出深化医药卫生体制改革的重要战略部署，确立新农合作为农村基本医疗保障制度的地位。2015年1月29日，国家卫生和计划生育委员会、财政部印发的《关于做好2015年新型农村合作医疗工作的通知》提出，各级财政对新农合的人均补助标准在2014年的基础上提高60元，达到380元。

3. 城镇居民医疗保险　城镇居民医疗保险是以没有参加城镇职工医疗保险的城镇未成年人和没有工作的居民为主要参保对象的医疗保险制度。它是继城镇职工基本医疗保险制度和新型农村合作医疗制度推行后，党中央、国务院进一步解决广大人民群众医疗保障问题、不断完善医疗保障制度的重大举措，主要是对城镇非从业居民医疗保险做了制度安排。这一制度的出现在中国社会保险制度改革的历程中具有重大意义，指明了中国社会保险制度改革的方向。

1998年，我国开始建立城镇职工基本医疗保险制度，为实现基本建立覆盖城乡全体居民的医疗保障体系的目标，国务院决定，从2007年起开展城镇居民基本医疗保险试点。2016年1月12日，国务院印发《关于整合城乡居民基本医疗保险制度的意见》，推进城镇居民医保和新农合制度整合，逐步在全国范围内建立起统一的城乡居民医保制度。2018年起，部分地区开始城镇居民医保和新型农村合作医疗整合，建立城乡居民基本医疗保险制度。

4. 补充性医疗保险　补充医疗保险是相对于基本医疗保险而言的，包括企业补充医疗保险、商业医疗保险、社会互助和社区医疗保险等多种形式，是基本医疗保险的有力补充，也是多层次医疗保障体系的重要组成部分。

（二）医疗保险的报销

不同地区医保政策有很多不同，报销流程、报销比例、门诊慢性病治疗管理等有所差异，现以北方某省会城市为例分类介绍。

1. 报销流程

门诊报销流程

携带的资料：

（1）身份证或社会保障卡（或电子医保凭证）的原件。

（2）定点医疗机构三级或二级医院的专科医生开具的疾病诊断证明书原件。

（3）门诊病历、检查、检验结果报告单等就医资料原件。

（4）财政、税务统一医疗机构门诊收费收据原件。

（5）医院电脑打印的门诊费用明细清单或医生开具处方的付方原件。

（6）定点药店：税务商品销售统一发票及电脑打印清单原件。

（7）如代办则提供代办人身份证原件。

带齐以上资料到当地社保经办相关部门申请办理，经审核，资料齐全、符合条件的，即时办理。申请人办理门诊医疗费用报销时，先扣除本医保年度内划入医疗保险个人账户的金额，再核定应报销金额。

住院报销流程

（1）入院或出院时都必须持社会保障卡（或电子医保凭证）到各定点医疗机构医疗保险管理窗口办理出入院登记手续，住院时个人应预交部分医疗费，出院结账后多退少补。未办理住院登记手续前发生的医疗费不得纳入基本医疗保险支付范围。因急诊住院未能及时办理住院登记手续的，应在入院后次日（节假日顺延）凭急诊证明到医疗保险管理窗口补办住院手续，超过时限的其医疗费自负。

（2）参保人员住院后统筹基金的起付线分为三档：三级医院1000元，二级医院600元，一级医院400元。在一个基本医疗保险结算年度内，多次住院的医疗费累计计算。（各地区具体金额不相同）

（3）参保人员因病情需转诊（院）的，须经确定的定点医疗机构（三级以上）副主任医师或科主任诊断后提出转诊（院）意见，经定点医疗机构医疗保险管理部门审核同意后办理转诊（院）手续，其费用先由本人垫付，治疗结束后再按本地规定计算可报销金额。现阶段已实现基本医疗保险全国联网异地就医直接结算，一般情况下可以持社会保障卡或电子医保凭证在就医医院直接结算。

（4）在定点医疗机构出院时，各定点医疗机构会通过医保信息系统按照相关政策计算报销金额和个人应该自付的金额，其报销金额由定点医疗机构和市区社会保险经办机构结算，个人应该自付的金额由定点医疗机构和参保人员本人结算。

2. 报销比例

（1）门、急诊医疗费用

参保人在门诊统筹定点医疗机构发生的门（急）诊医保政策范围内医药费用，起付线以上、最高支付限额以下部分由统筹基金按比例予以支付。

（2）结算比例

在职人员一级及以下基层医疗机构支付比例为70%，二级医疗机构支付比例为60%，三级医疗机构支付比例为50%，退休人员按照医疗机构级别支付比例相应提高5个百分点。

（3）参保人员必须持社会保障卡（或电子医保凭证）直接在定点医药机构结算。

（4）对于慢性病（高血压病合并症、糖尿病合并症等27个病种）的治疗管理、特殊疾病病种（如恶性肿瘤、尿毒症透析、器官移植术后抗排异治疗、血友病、系统性红斑狼疮、再生障碍性贫血等特殊疾病）管理，根据病情需要，依据当地医保政策，在定点医疗机构治疗，可获得一定比例的统筹金支付。

3. 门诊慢性病治疗管理 城镇职工和城乡居民门诊慢性病病种包括高血压病合并症、糖尿病合并症等27个病种。

待遇标准是：门诊慢性病患者在定点医疗机构或定点零售药店发生的政策范围内医疗费用纳入统筹金支付范围，统筹金支付实行季度限额管理，不设起付标准，不累计、不滚存、不结转，统一计入医疗保险年度最高支付限额内。城镇职工统筹金支付比例为90%，每人每季度最多支付不超过800元，每人每年最多支付不超过3200元。城乡居民统筹金支付比例为70%，每人每季度最多支付不超过400元，每人每年最多支付不超过1600元。同时患有两种或以上病种的，城镇职工每人每季度统筹金支付增加200元，城乡居民每人每季度统筹金支付增加100元。

4. 门诊特殊疾病病种管理 具体待遇标准是：门诊特殊疾病患者根据病情需要选定一所特殊疾病门诊定点医疗机构进行治疗，发生的与本人病情相关的政策范围内医疗费用纳入统筹金支付范围，不设起付标准，统筹金按相应病种支付比例予以支付，并统一计入医疗保险年度最高支付限额内。

恶性肿瘤患者在定点医疗机构门诊发生的放疗、化疗、免疫治疗、内分泌治疗、抗疼痛治疗以及与病情相关的一次性医用材料、检查检验、服务设施等费用，统筹金支付比例按城镇职工或城乡居民相应住院比例标准支付。

尿毒症透析患者在定点医疗机构门诊发生的治疗费用实行定额支付。具体支付项目见附件。

（1）血液透析 城镇职工：三级定点医疗机构血液透析门诊治疗费用每人每次 440 元，统筹金支付每人每次 420 元；二级及以下定点医疗机构血液透析门诊治疗费用每人每次 400 元，统筹金支付每人每次 390 元。城乡居民：三级定点医疗机构血液透析门诊治疗费用每人每次 440 元，统筹金支付每人每次 400 元；二级及以下定点医疗机构血液透析门诊治疗费用每人每次 400 元，统筹金支付每人每次 380 元。

（2）腹膜透析 定点医疗机构门诊治疗费用每人每日 160 元。城镇职工统筹金支付 95%，城乡居民统筹金支付 90%。

（3）血液滤过和血液灌流 透析患者因病情需要在定点医疗机构门诊进行血液滤过和血液灌流治疗时，年度内两项治疗合计不超过 12 次。三级定点医疗机构每人每次 800 元，二级及以下定点医疗机构每人每次 700 元，城镇职工统筹金支付 80%，城乡居民按定点医疗机构住院规定比例标准支付。

（4）根据病情需要，门诊血液透析患者在定点医疗机构可使用左卡尼汀、铁剂、钙剂、钙磷代谢异常调节药物，统筹金按城镇职工或城乡居民相应住院比例标准支付。

器官移植术后抗排异治疗（肝、肾、肺、心脏移植）。肝、肾、肺、心脏移植术后门诊抗排异治疗实行年度限额和定点管理，移植患者在定点医药机构发生的抗排异治疗费用以及与病情相关的治疗药品和检查检验费用，统筹金支付按季度结算，不累计、不滚存、不结转，并统一计入门诊年度最高支付限额内。具体标准如下：①城镇职工统筹金支付比例为 90%，术后两年以内（含两年），统筹金每人每季度最多支付不超过 22500 元，年度最多支付不超过 90000 元；术后两年以上，统筹金每人每季度最多支付不超过 17500 元，年度最多支付不超过 70000 元。享受公务员医疗补助的，在以上待遇标准基础上按支付比例 90%，由公务员医疗补助金每人每季度最多支付不超过 1250 元，年度最多支付不超过 5000 元。②城乡居民统筹金支付比例为 80%，术后两年以内（含两年），统筹金每人每季度最多支付不超过 15750 元，年度最多支付不超过 63000 元；术后两年以上，统筹金每人每季度最多支付不超过 12250 元，年度最多支付不超过 49000 元。同一患者进行多个（次）器官移植的，以最后一个（次）器官移植时间计算门诊年度最高支付限额，并执行单个器官移植抗排异治疗待遇标准。

血友病、系统性红斑狼疮、再生障碍性贫血患者在定点医疗机构门诊发生的治疗费用及与本人病情相关的检查检验费用，统筹金按城镇职工或城乡居民相应住院比例标准支付。

肺结核、重性精神病患者药物维持治疗患者在定点医疗机构门诊发生的治疗费用，统筹金按城镇职工或城乡居民相应专科定点医疗机构住院比例标准支付。

糖尿病胰岛素治疗患者在定点医疗机构门诊或凭医嘱在定点零售药店购买胰岛素发生的医疗费用统筹金实行年度限额管理，统筹金年度最多支付不超过 2400 元。在定点医疗机构门诊发生的费用统筹金按城镇职工或城乡居民相应住院比例标准支付，在定点零售药店发生的费用统筹金按城镇职工或城乡居民市属三级定点医疗机构相应住院比例标准支付。

城乡居民基本医疗保险患者特殊疾病门诊治疗发生的医疗费用，经基本医疗保险支付后，个人自付部分医疗费用超过大病保险起付标准以上的，按规定纳入大病保险支付范围（不含统筹基金支付限价及特殊疾病门诊治疗最高支付限额以上部分费用）。

（5）住院医疗 住院医疗及退休后的医保报销具体参见当地医保部门政策。

第二节　医疗保险与医患沟通技能

随着社会保障体系的逐步完善，医疗保险制度也在不断改革，目前大多数人均享有医保。在医疗市场快速发展的情况下，广大人民群众对医疗工作存在知识"盲点"，对治疗效果期望值过高，因而导致医疗纠纷。医生是最直接与患者沟通的人群，担负着解决患者困惑的重要职责，因而需要对相关医疗保险政策进行理解、运用以及适当的分析。

目前，我国基本医疗保险制度覆盖人数已经超过了13亿。作为一项国家福利，基本医疗保险降低了参保人的医疗费用负担。不过，部分公众对于医保报销流程及相关知识缺乏了解，导致自身无法充分享受这一福利，也容易因此带来医患矛盾。这就需要医生充分发挥医疗保险沟通技能，使患者能更加透彻地了解医保政策，从而减少因此而引发的医患纠纷。

发生医保相关纠纷的原因有以下三个方面。

1. 政策因素的纠纷和投诉

（1）现阶段医保政策的覆盖盲点。因政策规定的不报销、不补贴因素引发的纠纷，如一些患者因为对政策的不了解而与医院发生误解，从而引发投诉。

（2）医生在接诊患者时没有认真履行医保、新农合政策的告知义务或者没有把握好政策的规定，出现了患者在治疗过程中提出享用医保，却因时间已超过政策规定导致其要求不能满足而致投诉发生。

2. 患者医保知识缺乏　在医疗消费市场中，患者被称作消费者，但是在医保知识方面，他们常常处于信息劣势及被动消费的地位。其原因，一是由于医保相关机构的宣传力度不够，二是由于患者对医保知识的缺乏造成的。参保患者常常是通过一次次的住院报销经历获得有限的医保知识。若患者对医保知识的理解存在偏差及对医方期望过高，一旦医疗效果或费用与患者预期相差甚远，就很容易发生医患纠纷。

3. 医生医保沟通技能的不足　有些医生本身对医疗保险知识的了解就不够充分，在患者咨询的时候，不能够很好地解决患者的疑惑，或者含糊其词，态度生硬，缺乏耐心，以上均是医患纠纷的主要因素。加之医保机构常常会盲目控制医疗费用，影响诊疗过程，造成医生片面地理解医保政策，甚至要求参保患者在住院期间办理医保出院结算后，重新办理医保入院登记，把参保患者一次连续的住院过程人为地分解，影响了患者的利益。

一、医生在医保政策实施中的作用

（一）决定了医保信用度

一个医院是否具备医保定点资格是需要进行考核的，其中对医生的考核是最主要的部分。医生考核的内容非常广泛，包括医生的医德、医风，患者对医生的满意度，医生首诊负责制度的执行情况，医生对患者住院标准的把握，书写医疗文书的规范程度，合理控制用药和费用的程度，以及是否能熟练使用大型仪器检查设备等。医生考核结果的好坏决定了医保管理机构对医院信用评价的高低，信用低的医院将被取消医保定点资格。

（二）决定了医保考评

任何政策的执行都要有相应的处罚措施做后盾。在推行医保政策的过程中，医保管理机构会定期或者不定期地对医院的病历、费用单、医生开具的病情诊断、检查报告单和医嘱等进行抽查暗访，检查是否存在滥用药、乱收费等违规行为，以此作为医保处罚的依据。

（三）宣传医保政策

患者看病，最直接接触到的就是医生，可以说医生的话语会在很大程度上影响到患者的看法和选择。患者经常会就医保报销的比例、范围、一日清单收费等问题向医生进行咨询，这个时候医生就要充分发挥其影响力，耐心为患者解答其提出的疑问，及时和患者沟通，对某些患者可能提出的违规要求予以否定，并积极宣传和讲解医保政策，从而让参保者明白、合理、合法消费。

二、熟知医疗保险的意义

每个患者都想花最少的钱看好病，这个时候医生就要向患者介绍医疗保险及最新出台的政策，以此来给患者带来最大化的利益，使医院在满足医保政策的前提下，更好地为医保患者提供医疗服务。而这个前提是医生必须要了解医保政策是什么，了解透彻了才能避免一些医患矛盾。比如某市的某一社区医院，在住院报销时，必须是住满 3 天才能报销，如果这期间患者出院或者转院，那么患者这两天的花销都是全额付款并没有优惠的。如果没有介绍清楚这一点很容易发生医疗纠纷。因此，医生熟知医疗保险具有重大的意义，能使医院在满足医保政策的前提下，更好地为医保患者提供医疗服务。

随着我国医疗保障制度改革的加快，我国的医疗保险体制改革也逐渐成为目前政府和国民最关心的问题。虽然在改革过程中取得了明显的效果，得到了广大人民群众的支持和拥护，但同时也出现了一些突出问题。我国现行的医保政策过于繁多复杂，不同地区、不同级别的医院报销政策都不统一，且随着社会的发展，医保政策还在不断地完善，若医生不能很好地解决患者的一些困惑，医患之间很容易因此而产生矛盾。因此，医生只有熟知医疗保险的各种相关知识，才能更好地向患者讲解，避免不必要的冲突。

扫一扫，查阅本章数字资源，含PPT、音视频、图片等

学习目标

1. 能够概述医患沟通考核、评价的功能与作用。
2. 能够说明 OSCE 多站式考试的基本模式及其主要特征。
3. 能够说明迷你临床演练评估（Mini-CEX）的主要模式及其主要特征。
4. 能够说明 SEGUE 量表的主要结构和用法。

第一节　医患沟通技能考核与评价的功能及作用

一、医患沟通能力考核与评价的功能

（一）教育功能

沟通能力评价的教育功能主要体现在两大方面：一方面是教育检测和评定功能，另一方面是医学人力资源开发的功能。前者是指该评价能够评定医学生所掌握和具备沟通的知识、技能和能力水平是否能满足他们将来从事临床的需求。后者是指该评价通过测量并分析学生临床沟通能力的实际水平，能够促进医学生和医学院校教师认识自己的不足，不断提高个人能力和素养。首先是通过评价医学生在沟通知识和沟通技巧掌握上的不足与问题所在，促使每位教师不断补充新知识、新理论来丰富自己的阅历，提高自己的理论知识和水平，从而提出改进教学的措施，提高教学质量。其次是鞭策医学生积极努力学习，帮助学生认识到自身在沟通方面存在的差距，分析其原因，而后及时调整学习内容和方法，最终得出好的学习方法和效果，使每个医学生都能在原有基础上得到充分的发展。

（二）研究功能

研究功能是指沟通能力评价能探讨和证明 PBL（Problem-Based Learning 项目式学习）教学效果和预测医学生临床工作中的交流能力。前者是指通过分析医学生实施 PBL 教学沟通能力前后的变化，或通过分析实施 PBL 教学和未实施 PBL 教学学生与标准化病人（standardized patient，SP）沟通能力评价的不同，评价 PBL 教学效果；通过分析不同性格学生的临床沟通能力，评价 PBL 教学是否适合所有的医学生。后者通过医学生沟通能力的评价，鉴定医学生临床

沟通能力的水平。良好的临床沟通能力对提高患者对医生的满意度、增加患者对医生的信任、缓解医患矛盾具有不可代替的作用。

二、医患沟通能力考核与评价的作用

严格考核，建立一套系统、科学、客观的符合我国国情的临床沟通能力评价指标体系，有助于有的放矢地培养医学生和促进医学生学习沟通技巧，是提高医学生培养质量的重要环节和基本保证。

（一）导向、激励和促进发展作用

激励发展作用是指通过对医学生沟通能力的评价，提高医学院校领导对医学生沟通能力培养的重视，促使医学教育资源向医患沟通教学的分配；促进教师学习沟通理论和沟通技巧，提高教学质量；启发和激励学生有目的地进行沟通知识、技能的学习。

（二）提高医疗服务水平作用

患者就诊时，特别渴望医护人员的关爱、温馨和体贴，因而对医护人员的语言、表情、动作姿态、行为方式更为关注、更加敏感。如果医护人员稍有疏忽，就会引起误解，甚至诱发医患纠纷。所以，具有良好临床沟通能力的医生和医学生能吸引患者前来就诊，对提高医院的服务水平和声誉具有重大意义。

知识链接

美国医生执照考试（USMLE）中的医患沟通

美国医生执照考试（United States Medical Licensing Examination，USMLE）的第二步SetpII 是以疾病为主贯通基础与临床医学知识，其中 Step II CS 是考核考生将医学知识与具体患者相结合的能力，其核心是特别重视临床医患沟通，包括与患者的沟通能力、采集病史、询问病情和对疾病的诊断交流及信息处理能力。这一部分规定了 20 个基本要点，成为美国医学教育医患沟通能力培养的基本方针。这 20 条分别是：

（1）患者是第一位的，永远把患者利益放在首位。

（2）永远回应患者。

（3）告诉患者一切，即使他或她没有问。

（4）致力于与患者保持长期关系，而不仅仅是解决短期问题。

（5）听比说好。

（6）协商优于命令。

（7）信赖必须被建立，不是假定的。

（8）如果犯错，就向患者承认。

（9）决不把患者"过继"给别的人。

（10）表达同情之心，然后控制："很遗憾，你想怎么做呢？"

（11）在准备解决之前，对问题达成一致。

（12）在你打断插入前要确定理解患者所谈。

（13）患者不要选择不恰当的治疗。

（14）确定你的患者是谁。

（15）永远不要撒谎。

（16）接受患者的健康信条。

（17）接受患者的宗教信仰并尽量参与。

（18）任何增进交流的方式都是好的。

（19）成为患者的支持者。

（20）关键不是你做的有多少，而是你怎么做。

［资料来源：临床药师网美国医生执照考试（USMLE）专栏］

第二节　OSCE 与医患沟通技能考核

一、OSCE 的基本模式及特征

1975 年，英国邓迪大学 R.M.Harden 博士开发了客观结构化临床考试（objective structured clinical examination，OSCE），考试中设置多个考站，学生在这些考站中轮转，测试学生不同方面的能力。美国许多医学院采用 OSCE 与标准化病人（standardized patient，SP）相结合的办法进行考核，教师通过直接观察或间接录像，观察学生与 SP 的沟通过程，评价学生的沟通能力。

OSCE 是一种以客观的方式评估临床能力的考核方法。即在模拟临床场景下，使用模型、标准化病人或真正的病人测试医学生的临床能力，其基本思想是"以操作为基础的测验（performance-based testing）"，其考核内容均与"实际临床相关"，同时，OSCE 也是一种知识、技能和态度并重的综合能力评价方法。与传统考试比较，OSCE 主要有以下两个方面的特点：它扩展了传统考试的范围，更加注重能力方面的考察；它增加了考核评估人员的数量。

目前，OSCE 方法已被国际医学教育组织（Institute for International Medical Education，IIME）、世界医学教育联合会（World Federation for Medical Education，WFME）、美国毕业后医学教育评鉴委员会（Accreditation Council for Graduate Medical Education，ACGME）等机构认定为评估医学生临床能力的重要形式。在我国，教育部、卫生和计划生育委员会也组织 8 所高等医学院校于 2002 年启动了"全球医学教育最基本要求（Global Minimum Essential Requirements，GMER）"试验性实施计划，并制定了《本科医学教育标准》，提出了推广实施 OSCE 的要求。近年来，中医院校也在临床技能考试中参考 OSCE 方式，建立了多种形式的"多站式"考核与评价体系。

（一）考站设置

标准化病人考试分为长站和短站两种。长站考试时间一般为 15～20 分钟，包括病史采集和体格检查，也可根据需要安排简要病史书写。体格检查应该有的放矢，当然如果时间充裕，可以做较为系统全面的检查。短站考试时间为 7.5～10 分钟（根据需要可以做调整），只需要询问病史，而不需要进行体格检查，因此多用于不便于体检的儿科、妇产科、精神科病例。

考站的数量可以灵活设置，可根据考生人数、考试时间进行统筹安排，从 2 站到 20 站不等。考站中包括长站和短站，考核内容涉及内、外、妇、儿、精神科等，也可以根据实际需要设置，增加如文献检索、读心电图或者 X 光片、外科操作、医患沟通等考站。考站设置要考虑到长站和短站考站数量的搭配，既要最大限度利用时间，又要确保安排一定的考生轮转间隔时间并保证考试流程的流畅性。

（二）考场布置

OSCE 考场由多个考站组成，每个考站应设立独立的房间作为病房或诊室。每个房间有一位 SP，代表一个病例。考场必须标识清楚，在考场醒目位置贴上考场分布示意图、考生须知考试流程，并在每个考站房间上进行编号标记，这样学生才能在很短的时间内熟悉考场。

教师根据事先的考生分组，让每组考生同时进入不同的考站（诊室），在完成一站考试后，按照考务人员的指示或准考证上的轮转顺序，依次进入下一个考站。在每个考站诊室的门上，贴有这个病例的简单介绍，称为"门贴"（如果安排 SP 轮转，也可以由 SP 携带呈给考生），介绍患者的临床特点与基本情况，如果已经告知患者的血压情况，在考核中就不需要测量血压。

考生应该充分利用门贴上的信息，并以此为线索进行病史的询问和体格检查。根据患者的类型不同，如住院患者、门诊患者、急诊患者，病史询问的方式也应该有所不同。住院患者应该进行较为详细的病史采集，门诊患者其次，而急诊患者在病史询问时应该针对性强，重点突出。

（三）考试过程

学生按照考试的次序依次进入不同的考站，完成病史询问，长站还需要进行体格检查。学生应该根据标准化病人的提问给予适当的答复和宣教。部分考站结束时，还需进行简单的书面测试，测试内容可以是诊断名称、诊断依据、鉴别诊断、下一步检查、治疗方案等与这个病例密切相关的问题，由于时间有限，一般只需简答即可。这部分内容同样记入最后的成绩。

（四）考试评分

针对每一个病例均设计有相应的问诊和体格检查的考核表。标准化病人如果经过一定的培训，可以为学生打分。SP 打分最大的优势是能够体会学生对患者的关心程度，操作是否到位、按压是否适度，是否给患者带来额外的痛苦，这种体验是旁人难以体会的。在室内的考官也可以为学生打分，往往比较准确和专业，但是教师缺乏 SP 的自身体验，有时考官在场会增加学生的紧张感，不利于其正常发挥。作为变通，考官可以通过监视系统在监控室实时或事后通过录像进行打分，但是信号传输、拍摄角度及保存质量对评分会有一定的影响。也有些学校采用 SP 和考官同时打分，两者互相补充。

（五）考试反馈

考试反馈包括 SP 对考生的反馈、考生对考试的反馈、SP 对考试的反馈及项目组对考生成绩的反馈，反馈多元化、多角度。SP 对考生的反馈可以在每站考试结束后安排 1～2 分钟时间，让 SP 对学生的表现进行现场点评、反馈和交流，考生也可及时了解自己的表现，以便后面的考站加以改进。考生对考试的反馈和 SP 对考试的反馈可以设计相应的调查问卷，在考试结束后发放给考生和 SP 进行填写。考试组织者对考生成绩的反馈，可以在考试结束后将成绩反馈给学生，使学生了解自己的差距与不足，在以后的学习和临床实习中及时予以弥补。

二、OSCE 与标准化病人

OSCE 与标准化病人是分不开的。标准化病人（standardized patient，SP）又称为模拟病人（simulated patients）或者是病人指导者（patient instructor），是一种新兴的教学模式，其定义为"经过培训的，能够准确模拟某种特定疾病特征的正常人或病人"，之所以要求标准化，是因为要提供给不同的学习者，必须保持其一致性。该概念最早由 Barrows 和 Abrahamson 在南加州大学提出，经过 40 余年的发展，目前标准化病人已广泛应用于发达国家的医学教育体系，并且 SP 作为 OSCE 可靠性和有效性的重要保证，在 OSCE 的考核体系中发挥了不可替代的作用。

三、OSCE 医患沟通站应试技巧

OSCE 考试设立医患沟通专题站的目的首先在于考查学生医患沟通实践能力、面对患者及（或）患者家属质疑时的应变能力和处理纠纷能力；其次是着重考查学生对中医诊疗策略的有效沟通运用、对中医诊疗中有关热点问题的处理能力；再次是考查学生运用所掌握的专业知识对患者进行健康宣教的能力。

（一）应试基本原则

医患沟通是医务人员日常诊疗过程中的基础环节，所以需要体现以下原则：

1. 与患者及家属就伤病、诊疗、健康及相关因素（如费用、服务等），主要以诊疗服务的方式进行沟通交流，解释问题条理清楚并交代清楚注意事项。

2. 礼貌接待，充分尊重患者的知情权、选择权，能使患者积极支持、配合医疗工作，对患者和家属进行安慰，减少不必要的医患纠纷。

3. 无论是由教师或者是标准化病人扮演患者家属角色，学生必须以接诊医生的身份进行接待沟通，耐心倾听患者家属讲述，随机应变，而所扮演的患者会根据学生的表现调整状态。

（二）应试注意事项

根据沟通表达项目，建立友好关系、了解患者和患者家属、沟通技巧、收集资料技巧、同情心、适当的医疗解释等几个方面在 OSCE 考试中需要特别注意。如表 15-1 所示。

表 15-1　OSCE 考试应试注意事项

沟通表达项目	注意事项
建立友好关系	自我介绍
	用名字及尊称称呼患者及家属
	有医疗之外的寒暄话语
	请对方坐
了解患者 / 患者家属	了解患者 / 患者家属来意
	有对患者 / 患者家属的立场分析
	探讨患者 / 患者家属的想法
沟通技巧	努力赢得患者 / 患者家属的信任与合作
	不打断对方讲话
	使用对方能了解的语言
	显示关心与诚恳
	眼睛看着对方
	仔细倾听 / 记住对方讲的话且有回应

续表

沟通表达项目	注意事项
收集资料技巧	使用开放式问题
	确定对方听懂
	询问的问题要适当
	问题有逻辑条理
	归纳总结收集的信息
同情心	了解患者之不适、患者处境与心境的话语与姿态
	鼓励患者问问题
	为患者提供身心支持
适当的医疗解释	强调病史叙述的真实重要性
	告知可采取的检查与治疗计划方案供选择
	说明可能出现的情况

四、OSCE 与医患沟通技能考核技巧

OSCE 考核的主要方式是让考生在刻意设计的环境中，接受日常医疗工作的考评，考生必须在规定的时间内，依据题目的要求向标准化患者采集病史，一般同时有两位主考官在场，与标准化患者一起为考生打分。不难设想，在这种刻意安排的场景中，考生往往会临场乱了手脚而表现失常，甚或出现严重的错误而导致考试失败，即所谓的 OSCE 考生连锁反应，即慌乱 – 错误 – 不及格。

（一）面对紧张而出现的常见错误

为了避免这些连锁反应导致的错误，考生可以在以下几个方面做出应对措施。
1. 考试前检查仪表仪态。
2. 考试前模拟训练。
3. 使用沉默、催促技能。
4. 使用重复技能。
5. 使用归纳与确认技能。

（二）面对刻意设计的不同类型的患者

在 OSCE 考试中，每个标准化患者都会接到一份来自主考官的指示。下面列举几个类型：

1. 生气发火的患者 临床中接诊生气发火的患者或家属是常见的情形，此时，有效的策略是：

（1）不要作为个人恩怨处理，要把这些当作临床中不可避免遇到的医患关系的一部分考虑。
（2）让其发泄，等待患者冷静下来。
（3）注意倾听。
（4）沉着自信。

2. 喋喋不休的女士 临床当中不乏诉说病情抓不住重点的患者，当然，患者认为每一句话都是重要的，标准化患者也会扮演这类角色。遇到这类患者，考生需要：

（1）倾听。

（2）不要太早打断患者诉说，让对话继续进行。

（3）适时使用闭合式的问诊技巧，如"您从什么时间开始头痛的？"以使患者回到正轨。

（4）适时使用归纳与确认技能，帮助患者理清思路并确认自己是否说得准确。

（5）适时告知患者，在必要时打断她并告诉她这是诊察的需要。

五、OSCE 与医学人文教育考核评价模式

评价模式是 OSCE 的另一个关键节点，直接决定了医学人文科目在 OSCE 中如何体现出较为理想的信度和效度。

客观结构化临床考试（OSCE）在学生实践能力的评价方面具有良好的效度和信度。医学人文学科有必要借助于 OSCE 的考核模式与临床实践有机融合。但现有 OSCE 缺少对于医学人文科目的有效评价。

第三节　迷你临床演练评估

迷你临床演练评估（Mini-Clinical Evaluation Exercise，Mini-CEX）是 1995 年美国内科学委员会（American Board of Internal Medicine，ABIM）发展的一种评价住院医师的临床能力测评工具，包括观察和评价住院医师的知识、技能、态度和主治医师的适时反馈。在门诊、急诊或住院工作中由一位主治医师直接观察住院医师对患者做重点式的临床诊疗工作，再通过结构式表格项目进行评分，并及时给予反馈。其特点是与临床常规工作同步进行，可行性高，而且住院医师经由不同的主治医师测评，其信度、效度皆较优良。

一、Mini-CEX 的测评内容

（一）医疗面谈技能

1. 合适地称呼患者并进行自我介绍。
2. 鼓励患者陈述病史。
3. 适当提问来获得所需的正确而足够的信息。
4. 对患者的情绪及肢体语言能做出适当的回应。

（二）体格检查技能

1. 告知患者检查目的与范围。
2. 依据病情进行全面而有重点的检查。
3. 正确的操作与实施步骤。
4. 适当且谨慎地处理患者的不适。

（三）专业态度

1. 表现尊重和关心。
2. 与患者建立良好的关系和信赖感。
3. 满足患者对舒适、受尊重、守密、渴望信息的需求。

（四）临床判断

1. 能够归纳病史和体检资料。
2. 能够判读相关检查结果。
3. 鉴别诊断的能力。
4. 合理的临床思维。
5. 能够判断治疗的益处、风险与费用。

（五）沟通技能

1. 解释检查和治疗的理由。
2. 解释检查结果和临床的相关性。
3. 给予相关治疗的健康宣教和咨询。

（六）组织效能

能够按合理顺序处理，及时且适时，历练而简洁。

（七）整体临床胜任能力

综合评价受试者的表现。

二、Mini-CEX 的操作程序

一次 Mini-CEX 测评通常需要 20～30 分钟。主治医师和住院医师可预先约定时间，在门诊、急诊或住院病房指定一位患者进行测评。首先，由住院医师填写主治医师和自己的身份、测评的时间及地点、患者的简单情况。其次，住院医师初步填好表格后交给主治医师，然后在主治医师的直接观察下，由住院医师执行诊疗工作，包括自我介绍、面谈、检查、解释、健康教育等一系列常规医疗工作（15～20 分钟）。最后，患者离开后主治医师就住院医师的表现给予评分和反馈。

Mini-CEX 评估采用 3 等级、9 分制评分。1～3 分为未符合要求，4～6 分为达到要求，7～9 分为优秀。虽然在美国此种评分是由主治医师当面给予，但考虑国情不同，评分工作可由主治医师自行决定是否当面给予。无论采用何种方式，主治医师均应给予住院医师建设性反馈，并简要记录于评语栏上（5～10 分钟）。最后请主治医师和住院医师分别勾选对本次评估的满意度，并分别签字。在住院医师的培养过程中，一般可以将 Mini-CEX 与 OSCE 或 SP 等其他测评工具相结合，以进一步提高评估的质量。

三、Mini-CEX 的考核要点

Mini-CEX 考核通常以依托临床二级学科知识运用与临床实践操作的形式出现，其内在目的是考查学生诊断学基础、中医相关临床学科基础理论知识的灵活运用与即兴思考判断能力，而对于医患沟通的考查则是融入临床实践操作的过程中，属于隐性的考察范畴。主要观察学生是否能系统而有针对性地问诊，是否具备理解患者的主诉、症状、体征的内在联系和临床意义的能力，以及医患沟通能力。

（一）应试基本原则

医患沟通与日常诊疗过程存在着非常紧密的联系，一般情况下医患沟通的行为与诊疗行为伴随出现，而在 Mini-CEX 考核中诊疗行为可以作为评价医患沟通的一个背景要素存在，所以需注意以下原则。

1. 临床思维与医患沟通相结合 学生临床诊治过程中需要正确地运用中医临床思维方法和实际动手操作能力。

2. 注重病史采集 病史采集是整个 Mini-CEX 医患沟通的起始部分，是医师诊治疾病的第一步，而且病史资料的完整性和正确性对疾病的诊断和处理是极其重要的，也是医学生必须掌握的临床技能。

3. 注重沟通顺序和礼仪 必须要在获得患者的预设信息后，根据考核要求回答，一般要包括相关查体、舌脉、相关诊断、做出相关治疗方案医嘱或进行操作、回答患者的相关提问。

（二）中医迷你临床演练医患沟通考核的注意事项

运用 Mini-CEX 考核医患沟通能力，首先要注意整体医患沟通技巧的正确使用，即利用具体诊疗过程与患者建立友好关系，进行资料的巧妙收集，有同情心，保护患者隐私，作出适当的医疗解释。同时，还需要结合中医临床具体专科的实际情况，在问诊流程的把握、查体与操作、诊断治疗三个具体环节方面给予重视（表 15-2）。

表 15-2　中医 Mini-CEX 重要环节与医患沟通考核注意事项

重要环节	医患沟通考核注意事项
问诊流程	合理采集患者一般信息
	全面听取患者发病经过
	适时提出问题
	诊疗经过询问完整
	能熟练运用中医"十问"收集信息
	问诊技巧熟练
	为患者归纳总结病史
查体与操作	操作前与过程中医患之间合理交流
	围绕主症，医患间就类证鉴别、望诊、触诊有讨论
	医患间有中医病机分析（辨证论治）
诊断治疗	告知中医治法、方药、煎服法
	其他应告知的注意事项

四、迷你临床演练评估量表

表 15-3　Mini-CEX 评价表（2001 年修订版）

评价人：　　　　　　　　　　　　　　　　　　　　日期：
被评人：　　　　　　　　　　　　　○住院医师　　　○实习医师　　　○其他
地点：○门诊　　　　○急诊　　　　○一般病房　　　　○监护病房
患者：○男　　　　○女　　　年龄：○新患者　　　　○老患者
诊断：
病情复杂程度：○低　　　　　○中　　　　○高
诊疗重点：○病情搜集　　　○诊断　　　○治疗　　　○沟通
1. 问诊技巧（○未观察） 劣：○1　　○2　　○3　　○4　　○5　　○6　　○7　　○8　　○9优
2. 体格检查技巧（○未观察） 劣：○1　　○2　　○3　　○4　　○5　　○6　　○7　　○8　　○9优
3. 专业态度（○未观察） 劣：○1　　○2　　○3　　○4　　○5　　○6　　○7　　○8　　○9优
4. 临床判断（○未观察） 劣：○1　　○2　　○3　　○4　　○5　　○6　　○7　　○8　　○9优
5. 沟通技巧（○未观察） 劣：○1　　○2　　○3　　○4　　○5　　○6　　○7　　○8　　○9优
6. 组织效能（○未观察） 劣：○1　　○2　　○3　　○4　　○5　　○6　　○7　　○8　　○9优
7. 整体临床胜任力（○未观察） 劣：○1　　○2　　○3　　○4　　○5　　○6　　○7　　○8　　○9优
直接观察时间：　　　　分钟　　　　　　　　回馈时间：　　　　分钟
本人对本次测评满意程度： 劣：○1　　○2　　○3　　○4　　○5　　○6　　○7　　○8　　○9优
被评人对本次测评满意程度： 劣：○1　　○2　　○3　　○4　　○5　　○6　　○7　　○8　　○9优
评语：
评价人签字：　　　　　　　　　　　　　　　　被评人签字：

附　Gregory Makoul 的 SEGUE 量表

　　Gregory Makoul 等人在 2001 年完成 SEGUE 量表的编制。SEGUE 量表共 5 个维度，其英文简写就是由 5 个维度的第一个字母组成，子项目的先后顺序基本上与病史采集过程一致，便于实施。该量表具有较高的信度、效度、区分度和精确度，评分标准简单，易于实施，近年来它已成为北美沟通技能培训和评价的最常用评价工具。国内已有研究旨在通过翻译和引进国际量表 SEGUE

Framework（表 15-4），进行现场观察测评，评价医学生的医患沟通能力水平，并将我国医学生沟通技能与美国的医学生相比较。该研究认为 SEGUE 量表适合于我国医学生医患沟通能力评价，而且不同研究者的评价结果基本相同，表明 SEGUE 量表（表 15-5）具有较高的信效度。

表 15-4　医患沟通技能评价量表

学生姓名＿＿＿＿＿＿＿　　班级＿＿＿＿＿＿＿＿　　　学号＿＿＿＿＿＿＿

准　备	是	否
1. 有礼貌地称呼患者		
2. 说明此次问诊的理由（了解情况 / 进一步诊断治疗 / 汇报上级医师）		
3. 介绍问诊和查体的过程（如问诊的内容、先后顺序等）		
4. 建立个人信任关系（如适当的作自我介绍 / 讨论一些目前疾病以外的话题）		
5. 保护患者的隐私（如关门等）/ 尊重患者的选择权 / 隐私权		
信息收集	是	否
6. 让患者讲述对其健康问题和 / 或疾病发展过程的看法		
7. 系统询问影响疾病的物理 / 生理因素		
8. 系统询问影响疾病的社会、心理 / 情感因素（如生活水平、社会关系、生活压力等）		
9. 与患者讨论既往治疗经过（如自我保健措施、近期就诊情况、以前接受的其他医疗服务等）		
10. 与患者讨论目前疾病对其生活的影响（如生活质量）		
11. 与患者讨论健康的生活方式 / 疾病预防措施（如疾病危险因素）		
12. 避免诱导性提问 / 命令式提问		
13. 给患者说话的时间和机会（如不轻易打断患者的讲话）/ 无尴尬停顿		
14. 用心倾听（如面朝患者、肯定性的语言、非语言的意见反馈等）		
15. 核实澄清所获得的信息（如复述、询问具体的数量）		
信息给予	是	否
16. 解释诊断性操作的理论依据（如体格检查、实验室检查等）		
17. 告诉患者他（她）目前身体情况（如体格检查 / 实验室检查的结果，解剖学异常 / 诊断的结果）		
18. 鼓励患者提问 / 核实自己的理解 / 安慰、鼓励患者		
19. 根据患者的理解能力进行适当（语速、音量）调整（如避免使用 / 解释专业术语）		
理解患者		
20. 认同患者所付出的努力 / 所取得的成就 / 所需要克服的困难（如感谢患者的配合）		
21. 体察患者的暗示 / 配合默契		
22. 表达关心、关注、移情 / 使患者感到温暖 / 树立信心		
23. 始终保持尊重的语气		
结束问诊		
24. 问患者是否还有其他的问题需要探讨		
25. 进一步说明下一步的诊治方案		
总体评价		
评语		

日期＿＿＿＿＿＿＿＿＿　　　　　　　　　　　　　　　专家＿＿＿＿＿＿＿＿＿＿

表 15-5　SEGUE 量表

The SEGUE Framework   Patient_____ Physician_____

Set the Stag

			Yes	No
1.Greet pt appropriately				
2.Establish reason for visit				
3.Outline agenda for visit（e.g.，"anything else？"，issues，sequence）				
4.Make a personal connection during visit（e.g.，go beyond medical issues at hand）				
5.Maintain pt's privacy（e.g.，close door）				

Elicit Information	n/a	Yes	No
6.Elicit pt's view of health problem and/or progress			
7.Explore physical/physiological factors			
8.Explore psychosocial/emotional factors（e.g.，living situation，family relations，stress）			
9.Discuss antecedent treatments（e.g.，self-care，last visit，other medical care）			
10.Discuss how health problem affects pt's life（e.g.，quality-of-life）			
11.Discuss lifestyle issues/prevention strategies（e.g.，health risks）			
12.Avoid directive/leading questions			
13.Give pt opportunity/time to talk（e.g.，don't interrupt）			
14.Listen. Give pt undivided attention（e.g.，face pt，verbal acknowledgment，nv feedback）			
15.Check/clarify information（e.g.，recap，ask "how much"）			

Give Information	n/a	Yes	No
16.Explain rationale for diagnostic procedures（e.g.，exam，tests）			
17.Teach pt about his/her own body & situation（e.g.，provide feedback from exam/tests，explain anatomy/diagnosis）			
18.Encourage pt to ask questions/check understanding			
19.Adapt to pt's level of understanding（e.g.，avoid/explain jargon）			

Understand the Patient's perspective	n/a	Yes	No
20.Acknowledge pt's accomplishments/progress/challenges			
21.Acknowledge waiting time			
22.Express caring，concern，empathy			
23.Maintain a respectful tone			

End the encounter		Yes	No
24.Ask if there is anything else pt would like to discuss			
25.Review next steps with pt			

Comments：

主要参考书目

1. 邹正方. 公共关系概论［M］.2 版. 北京：中国人民大学出版社，2010.

2. 姚慧忠. 公共关系理论与实务［M］.2 版. 北京：北京大学出版社，2011.

3. 鲁为. 医疗损害责任纠纷诉讼指引与实务解答［M］. 北京：法律出版社，2014.

4. 王利明，杨立新，姚辉. 人格权法［M］. 北京：法律出版社，1997.

5. 王锦凡，尹梅. 医患沟通［M］. 北京：人民卫生出版社，2022.

6.（英）Jonathan Silverman，杨雪松译 .Skills for Communicating with Patients［M］. 北京：中国科学技术出版社，2018.

7. 李钧，邱悦群. 实用医患沟通学［M］. 北京：高等教育出版社，2015.

8. 李功迎. 医患行为与医患沟通技巧［M］. 北京：人民卫生出版社，2012.

全国中医药行业高等教育"十四五"规划教材

全国高等中医药院校规划教材（第十一版）

教材目录

注：凡标☆号者为"核心示范教材"。

（一）中医学类专业

序号	书 名	主 编		主编所在单位	
1	中国医学史	郭宏伟	徐江雁	黑龙江中医药大学	河南中医药大学
2	医古文	王育林	李亚军	北京中医药大学	陕西中医药大学
3	大学语文	黄作阵		北京中医药大学	
4	中医基础理论☆	郑洪新	杨 柱	辽宁中医药大学	贵州中医药大学
5	中医诊断学☆	李灿东	方朝义	福建中医药大学	河北中医药大学
6	中药学☆	钟赣生	杨柏灿	北京中医药大学	上海中医药大学
7	方剂学☆	李 冀	左铮云	黑龙江中医药大学	江西中医药大学
8	内经选读☆	翟双庆	黎敬波	北京中医药大学	广州中医药大学
9	伤寒论选读☆	王庆国	周春祥	北京中医药大学	南京中医药大学
10	金匮要略☆	范永升	姜德友	浙江中医药大学	黑龙江中医药大学
11	温病学☆	谷晓红	马 健	北京中医药大学	南京中医药大学
12	中医内科学☆	吴勉华	石 岩	南京中医药大学	辽宁中医药大学
13	中医外科学☆	陈红风		上海中医药大学	
14	中医妇科学☆	冯晓玲	张婷婷	黑龙江中医药大学	上海中医药大学
15	中医儿科学☆	赵 霞	李新民	南京中医药大学	天津中医药大学
16	中医骨伤科学☆	黄桂成	王拥军	南京中医药大学	上海中医药大学
17	中医眼科学	彭清华		湖南中医药大学	
18	中医耳鼻咽喉科学	刘 蓬		广州中医药大学	
19	中医急诊学☆	刘清泉	方邦江	首都医科大学	上海中医药大学
20	中医各家学说☆	尚 力	戴 铭	上海中医药大学	广西中医药大学
21	针灸学☆	梁繁荣	王 华	成都中医药大学	湖北中医药大学
22	推拿学☆	房 敏	王金贵	上海中医药大学	天津中医药大学
23	中医养生学	马烈光	章德林	成都中医药大学	江西中医药大学
24	中医药膳学	谢梦洲	朱天民	湖南中医药大学	成都中医药大学
25	中医食疗学	施洪飞	方 泓	南京中医药大学	上海中医药大学
26	中医气功学	章文春	魏玉龙	江西中医药大学	北京中医药大学
27	细胞生物学	赵宗江	高碧珍	北京中医药大学	福建中医药大学

序号	书 名	主 编		主编所在单位	
28	人体解剖学	邵水金		上海中医药大学	
29	组织学与胚胎学	周忠光	汪 涛	黑龙江中医药大学	天津中医药大学
30	生物化学	唐炳华		北京中医药大学	
31	生理学	赵铁建	朱大诚	广西中医药大学	江西中医药大学
32	病理学	刘春英	高维娟	辽宁中医药大学	河北中医药大学
33	免疫学基础与病原生物学	袁嘉丽	刘永琦	云南中医药大学	甘肃中医药大学
34	预防医学	史周华		山东中医药大学	
35	药理学	张硕峰	方晓艳	北京中医药大学	河南中医药大学
36	诊断学	詹华奎		成都中医药大学	
37	医学影像学	侯 健	许茂盛	成都中医药大学	浙江中医药大学
38	内科学	潘 涛	戴爱国	南京中医药大学	湖南中医药大学
39	外科学	谢建兴		广州中医药大学	
40	中西医文献检索	林丹红	孙 玲	福建中医药大学	湖北中医药大学
41	中医疫病学	张伯礼	吕文亮	天津中医药大学	湖北中医药大学
42	中医文化学	张其成	臧守虎	北京中医药大学	山东中医药大学
43	中医文献学	陈仁寿	宋咏梅	南京中医药大学	山东中医药大学
44	医学伦理学	崔瑞兰	赵 丽	山东中医药大学	北京中医药大学
45	医学生物学	詹秀琴	许 勇	南京中医药大学	成都中医药大学
46	中医全科医学概论	郭 栋	严小军	山东中医药大学	江西中医药大学
47	卫生统计学	魏高文	徐 刚	湖南中医药大学	江西中医药大学
48	中医老年病学	王 飞	张学智	成都中医药大学	北京大学医学部
49	医学遗传学	赵丕文	卫爱武	北京中医药大学	河南中医药大学
50	针刀医学	郭长青		北京中医药大学	
51	腧穴解剖学	邵水金		上海中医药大学	
52	神经解剖学	孙红梅	申国明	北京中医药大学	安徽中医药大学
53	医学免疫学	高永翔	刘永琦	成都中医药大学	甘肃中医药大学
54	神经定位诊断学	王东岩		黑龙江中医药大学	
55	中医运气学	苏 颖		长春中医药大学	
56	实验动物学	苗明三	王春田	河南中医药大学	辽宁中医药大学
57	中医医案学	姜德友	方祝元	黑龙江中医药大学	南京中医药大学
58	分子生物学	唐炳华	郑晓珂	北京中医药大学	河南中医药大学

（二）针灸推拿学专业

序号	书 名	主 编		主编所在单位	
59	局部解剖学	姜国华	李义凯	黑龙江中医药大学	南方医科大学
60	经络腧穴学☆	沈雪勇	刘存志	上海中医药大学	北京中医药大学
61	刺法灸法学☆	王富春	岳增辉	长春中医药大学	湖南中医药大学
62	针灸治疗学☆	高树中	冀来喜	山东中医药大学	山西中医药大学
63	各家针灸学说	高希言	王 威	河南中医药大学	辽宁中医药大学
64	针灸医籍选读	常小荣	张建斌	湖南中医药大学	南京中医药大学
65	实验针灸学	郭 义		天津中医药大学	

序号	书　名	主　编	主编所在单位	
66	推拿手法学☆	周运峰	河南中医药大学	
67	推拿功法学☆	吕立江	浙江中医药大学	
68	推拿治疗学☆	井夫杰　杨永刚	山东中医药大学	长春中医药大学
69	小儿推拿学	刘明军　邰先桃	长春中医药大学	云南中医药大学

（三）中西医临床医学专业

序号	书　名	主　编	主编所在单位	
70	中外医学史	王振国　徐建云	山东中医药大学	南京中医药大学
71	中西医结合内科学	陈志强　杨文明	河北中医药大学	安徽中医药大学
72	中西医结合外科学	何清湖	湖南中医药大学	
73	中西医结合妇产科学	杜惠兰	河北中医药大学	
74	中西医结合儿科学	王雪峰　郑　健	辽宁中医药大学	福建中医药大学
75	中西医结合骨伤科学	詹红生　刘　军	上海中医药大学	广州中医药大学
76	中西医结合眼科学	段俊国　毕宏生	成都中医药大学	山东中医药大学
77	中西医结合耳鼻咽喉科学	张勤修　陈文勇	成都中医药大学	广州中医药大学
78	中西医结合口腔科学	谭　劲	湖南中医药大学	
79	中药学	周祯祥　吴庆光	湖北中医药大学	广州中医药大学
80	中医基础理论	战丽彬　章文春	辽宁中医药大学	江西中医药大学
81	针灸推拿学	梁繁荣　刘明军	成都中医药大学	长春中医药大学
82	方剂学	李　冀　季旭明	黑龙江中医药大学	浙江中医药大学
83	医学心理学	李光英　张　斌	长春中医药大学	湖南中医药大学
84	中西医结合皮肤性病学	李　斌　陈达灿	上海中医药大学	广州中医药大学
85	诊断学	詹华奎　刘　潜	成都中医药大学	江西中医药大学
86	系统解剖学	武煜明　李新华	云南中医药大学	湖南中医药大学
87	生物化学	施　红　贾连群	福建中医药大学	辽宁中医药大学
88	中西医结合急救医学	方邦江　刘清泉	上海中医药大学	首都医科大学
89	中西医结合肛肠病学	何永恒	湖南中医药大学	
90	生理学	朱大诚　徐　颖	江西中医药大学	上海中医药大学
91	病理学	刘春英　姜希娟	辽宁中医药大学	天津中医药大学
92	中西医结合肿瘤学	程海波　贾立群	南京中医药大学	北京中医药大学
93	中西医结合传染病学	李素云　孙克伟	河南中医药大学	湖南中医药大学

（四）中药学类专业

序号	书　名	主　编	主编所在单位	
94	中医学基础	陈　晶　程海波	黑龙江中医药大学	南京中医药大学
95	高等数学	李秀昌　邵建华	长春中医药大学	上海中医药大学
96	中医药统计学	何　雁	江西中医药大学	
97	物理学	章新友　侯俊玲	江西中医药大学	北京中医药大学
98	无机化学	杨怀霞　吴培云	河南中医药大学	安徽中医药大学
99	有机化学	林　辉	广州中医药大学	
100	分析化学（上）（化学分析）	张　凌	江西中医药大学	

序号	书 名	主 编		主编所在单位	
101	分析化学（下）（仪器分析）	王淑美		广东药科大学	
102	物理化学	刘 雄	王颖莉	甘肃中医药大学	山西中医药大学
103	临床中药学☆	周祯祥	唐德才	湖北中医药大学	南京中医药大学
104	方剂学	贾 波	许二平	成都中医药大学	河南中医药大学
105	中药药剂学☆	杨 明		江西中医药大学	
106	中药鉴定学☆	康廷国	闫永红	辽宁中医药大学	北京中医药大学
107	中药药理学☆	彭 成		成都中医药大学	
108	中药拉丁语	李 峰	马 琳	山东中医药大学	天津中医药大学
109	药用植物学☆	刘春生	谷 巍	北京中医药大学	南京中医药大学
110	中药炮制学☆	钟凌云		江西中医药大学	
111	中药分析学☆	梁生旺	张 彤	广东药科大学	上海中医药大学
112	中药化学☆	匡海学	冯卫生	黑龙江中医药大学	河南中医药大学
113	中药制药工程原理与设备	周长征		山东中医药大学	
114	药事管理学☆	刘红宁		江西中医药大学	
115	本草典籍选读	彭代银	陈仁寿	安徽中医药大学	南京中医药大学
116	中药制药分离工程	朱卫丰		江西中医药大学	
117	中药制药设备与车间设计	李 正		天津中医药大学	
118	药用植物栽培学	张永清		山东中医药大学	
119	中药资源学	马云桐		成都中医药大学	
120	中药产品与开发	孟宪生		辽宁中医药大学	
121	中药加工与炮制学	王秋红		广东药科大学	
122	人体形态学	武煜明	游言文	云南中医药大学	河南中医药大学
123	生理学基础	于远望		陕西中医药大学	
124	病理学基础	王 谦		北京中医药大学	
125	解剖生理学	李新华	于远望	湖南中医药大学	陕西中医药大学
126	微生物学与免疫学	袁嘉丽	刘永琦	云南中医药大学	甘肃中医药大学
127	线性代数	李秀昌		长春中医药大学	
128	中药新药研发学	张永萍	王利胜	贵州中医药大学	广州中医药大学
129	中药安全与合理应用导论	张 冰		北京中医药大学	
130	中药商品学	闫永红	蒋桂华	北京中医药大学	成都中医药大学

（五）药学类专业

序号	书 名	主 编		主编所在单位	
131	药用高分子材料学	刘 文		贵州医科大学	
132	中成药学	张金莲	陈 军	江西中医药大学	南京中医药大学
133	制药工艺学	王 沛	赵 鹏	长春中医药大学	陕西中医药大学
134	生物药剂学与药物动力学	龚慕辛	贺福元	首都医科大学	湖南中医药大学
135	生药学	王喜军	陈随清	黑龙江中医药大学	河南中医药大学
136	药学文献检索	章新友	黄必胜	江西中医药大学	湖北中医药大学
137	天然药物化学	邱 峰	廖尚高	天津中医药大学	贵州医科大学
138	药物合成反应	李念光	方 方	南京中医药大学	安徽中医药大学

序号	书名	主编		主编所在单位	
139	分子生药学	刘春生	袁媛	北京中医药大学	中国中医科学院
140	药用辅料学	王世宇	关志宇	成都中医药大学	江西中医药大学
141	物理药剂学	吴清		北京中医药大学	
142	药剂学	李范珠	冯年平	浙江中医药大学	上海中医药大学
143	药物分析	俞捷	姚卫峰	云南中医药大学	南京中医药大学

（六）护理学专业

序号	书名	主编		主编所在单位	
144	中医护理学基础	徐桂华	胡慧	南京中医药大学	湖北中医药大学
145	护理学导论	穆欣	马小琴	黑龙江中医药大学	浙江中医药大学
146	护理学基础	杨巧菊		河南中医药大学	
147	护理专业英语	刘红霞	刘娅	北京中医药大学	湖北中医药大学
148	护理美学	余雨枫		成都中医药大学	
149	健康评估	阚丽君	张玉芳	黑龙江中医药大学	山东中医药大学
150	护理心理学	郝玉芳		北京中医药大学	
151	护理伦理学	崔瑞兰		山东中医药大学	
152	内科护理学	陈燕	孙志岭	湖南中医药大学	南京中医药大学
153	外科护理学	陆静波	蔡恩丽	上海中医药大学	云南中医药大学
154	妇产科护理学	冯进	王丽芹	湖南中医药大学	黑龙江中医药大学
155	儿科护理学	肖洪玲	陈偶英	安徽中医药大学	湖南中医药大学
156	五官科护理学	喻京生		湖南中医药大学	
157	老年护理学	王燕	高静	天津中医药大学	成都中医药大学
158	急救护理学	吕静	卢根娣	长春中医药大学	上海中医药大学
159	康复护理学	陈锦秀	汤继芹	福建中医药大学	山东中医药大学
160	社区护理学	沈翠珍	王诗源	浙江中医药大学	山东中医药大学
161	中医临床护理学	裘秀月	刘建军	浙江中医药大学	江西中医药大学
162	护理管理学	全小明	柏亚妹	广州中医药大学	南京中医药大学
163	医学营养学	聂宏	李艳玲	黑龙江中医药大学	天津中医药大学
164	安宁疗护	邸淑珍	陆静波	河北中医药大学	上海中医药大学
165	护理健康教育	王芳		成都中医药大学	
166	护理教育学	聂宏	杨巧菊	黑龙江中医药大学	河南中医药大学

（七）公共课

序号	书名	主编		主编所在单位	
167	中医学概论	储全根	胡志希	安徽中医药大学	湖南中医药大学
168	传统体育	吴志坤	邵玉萍	上海中医药大学	湖北中医药大学
169	科研思路与方法	刘涛	商洪才	南京中医药大学	北京中医药大学
170	大学生职业发展规划	石作荣	李玮	山东中医药大学	北京中医药大学
171	大学计算机基础教程	叶青		江西中医药大学	
172	大学生就业指导	曹世奎	张光霁	长春中医药大学	浙江中医药大学

序号	书名	主编		主编所在单位	
173	医患沟通技能	王自润 殷越		大同大学	黑龙江中医药大学
174	基础医学概论	刘黎青 朱大诚		山东中医药大学	江西中医药大学
175	国学经典导读	胡真 王明强		湖北中医药大学	南京中医药大学
176	临床医学概论	潘涛 付滨		南京中医药大学	天津中医药大学
177	Visual Basic 程序设计教程	闫朝升 曹慧		黑龙江中医药大学	山东中医药大学
178	SPSS 统计分析教程	刘仁权		北京中医药大学	
179	医学图形图像处理	章新友 孟昭鹏		江西中医药大学	天津中医药大学
180	医药数据库系统原理与应用	杜建强 胡孔法		江西中医药大学	南京中医药大学
181	医药数据管理与可视化分析	马星光		北京中医药大学	
182	中医药统计学与软件应用	史周华 何雁		山东中医药大学	江西中医药大学

（八）中医骨伤科学专业

序号	书名	主编		主编所在单位	
183	中医骨伤科学基础	李楠 李刚		福建中医药大学	山东中医药大学
184	骨伤解剖学	侯德才 姜国华		辽宁中医药大学	黑龙江中医药大学
185	骨伤影像学	栾金红 郭会利		黑龙江中医药大学	河南中医药大学洛阳平乐正骨学院
186	中医正骨学	冷向阳 马勇		长春中医药大学	南京中医药大学
187	中医筋伤学	周红海 于栋		广西中医药大学	北京中医药大学
188	中医骨病学	徐展望 郑福增		山东中医药大学	河南中医药大学
189	创伤急救学	毕荣修 李无阴		山东中医药大学	河南中医药大学洛阳平乐正骨学院
190	骨伤手术学	童培建 曾意荣		浙江中医药大学	广州中医药大学

（九）中医养生学专业

序号	书名	主编		主编所在单位	
191	中医养生文献学	蒋力生 王平		江西中医药大学	湖北中医药大学
192	中医治未病学概论	陈涤平		南京中医药大学	
193	中医饮食养生学	方泓		上海中医药大学	
194	中医养生方法技术学	顾一煌 王金贵		南京中医药大学	天津中医药大学
195	中医养生学导论	马烈光 樊旭		成都中医药大学	辽宁中医药大学
196	中医运动养生学	章文春 邬建卫		江西中医药大学	成都中医药大学

（十）管理学类专业

序号	书名	主编		主编所在单位	
197	卫生法学	田侃 冯秀云		南京中医药大学	山东中医药大学
198	社会医学	王素珍 杨义		江西中医药大学	成都中医药大学
199	管理学基础	徐爱军		南京中医药大学	
200	卫生经济学	陈永成 欧阳静		江西中医药大学	陕西中医药大学
201	医院管理学	王志伟 翟理祥		北京中医药大学	广东药科大学
202	医药人力资源管理	曹世奎		长春中医药大学	
203	公共关系学	关晓光		黑龙江中医药大学	

序号	书 名	主 编		主编所在单位	
204	卫生管理学	乔学斌	王长青	南京中医药大学	南京医科大学
205	管理心理学	刘鲁蓉	曾 智	成都中医药大学	南京中医药大学
206	医药商品学	徐 晶		辽宁中医药大学	

（十一）康复医学类专业

序号	书 名	主 编		主编所在单位	
207	中医康复学	王瑞辉	冯晓东	陕西中医药大学	河南中医药大学
208	康复评定学	张 泓	陶 静	湖南中医药大学	福建中医药大学
209	临床康复学	朱路文	公维军	黑龙江中医药大学	首都医科大学
210	康复医学导论	唐 强	严兴科	黑龙江中医药大学	甘肃中医药大学
211	言语治疗学	汤继芹		山东中医药大学	
212	康复医学	张 宏	苏友新	上海中医药大学	福建中医药大学
213	运动医学	潘华山	王 艳	广东潮州卫生健康职业学院	黑龙江中医药大学
214	作业治疗学	胡 军	艾 坤	上海中医药大学	湖南中医药大学
215	物理治疗学	金荣疆	王 磊	成都中医药大学	南京中医药大学